KB090634

왕의 한의학

낮은 한의사 이상곤과 조선 왕들의 내밀한 대화

왕의 한의학

이상곤

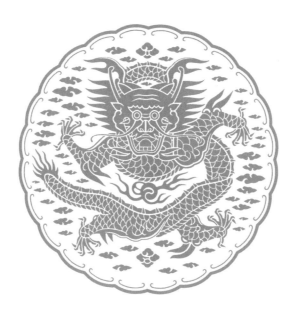

사이언스
SCIENCE
BOOKS 북스

사람에게 죽음에 이를 세 가지 경우가 있는데
이는 다 자초하는 것입니다.
잠들 때를 놓쳐 숙면의 시기를 놓치거나,
먹고 마시는 것을 조절하지 못하거나,
과로하거나 지나친 편안함에 젖는 것이
그것입니다.

―『공자가어』

人有三死,
而非其命也,
行己自取也.
夫寢處不時,
飮食不節,
逸勞過度者,
疾共殺之.

―『孔子家語』

조선 왕의 몸은 역사보다 정직하다

조선(朝鮮) 왕조는 우리 역사에서 마지막 왕조였다. 조선의 왕은 단순한 권력자가 아니라 조선의 하늘과 땅, 그리고 만백성을 연결하는 존재였다. 조선의 모든 변화는 왕에게 입력되었고 왕은 그 변화에 대응하는 결정을 해야 했으며 그 책임을 져야 했다. 조선의 왕은 정치, 경제, 사회, 문화의 모든 변화를 자신의 마음과 몸으로 견뎌 내야만 했다.

천재지변이 일어나 가뭄이라도 들면 조선의 왕들은 자신의 몸이 타 들어가는 것 같다고 아픔을 호소했고, 전염병으로 백성들이 죽어 가면 잠을 이루지 못하고 식사도 걸러 가면서 그 고통을 함께했다. 심할 경우에는 종묘, 사직과 천지, 산천에 제사를 지냈다. 무거운 예복으로 중무장하고 며칠씩 밤을 새우거나 땡볕 아래 엎드려 기도를 올려야 했다. 골수 성리학자들로 채워진 조정의 대소 신료들은 천재지변이 왕의 평소 잘못된 몸가짐과 마음가짐에서 비롯되었다고 트집을 잡았고, 왕에게 성리학적 수행을 요구했다. 그것도 아니면 반대 당파를 공격할 기회로 삼아 왕을 압박했다. 왕은 그때마다 신하들을 말로 달래고 권력으로 어르고 상과 벌로 다스렸다. 왕의 선택은 왕조의 운명을, 그리고 조선의 역사를 결정지었다.

유네스코가 지정한 세계 기록 유산인 『조선왕조실록』과 『승정원일기』는 매우 세밀하게 왕의 일상 생활과 약물 처방 및 투약 뒤의 증상 변화를 기록하고 있다. 조선 왕의 건강과 질병 치료는 무엇보다 중요한 국가 정책이었기 때문이다. 실록에서는 왕의 몸을 "천지의 신이 의탁하고 억조 신민이 받드는 바"라고 정의한다. (『인조 실록』 인조 21년 8월 9일 기사)

당연히 조선의 왕은 태어나서부터 죽을 때까지 국가적인 관리를 받았다. 먹고 싸는 것에서부터 시작해서 크고 작은 병까지 왕의 육체에서 벌어지는 온갖 일들 모두가 국가적인 관리 대상이었다. 당대 최고의 명의라 할 어의들과 당대 최고의 지식인이라 할 대소 신료들이 왕의 몸을 치밀하게 살폈고, 당시의 지식 패러다임이 제공할 수 있는 최상의 이론과 정보를 바탕으로 병을 진단하고 처방을 마련했다. 조선 왕의 몸은 당대 조선의 시대 정신과 과학, 그리고 제도와 정치가 응축되었다고 할 수 있다. 따라서 조선의 왕의 체질과 질병, 그리고 처방의 의미를 하나씩 되짚어보는 것은 역사적 진실에 접근할 수 있는 좋은 방법 가운데 하나일 터다.

정치적, 경제적 사건이나 시대 정신의 변화는 조선 왕의 몸과 마음에 흔적을 남겼다. 커다란 사건이나 심한 변화는 왕의 몸과 마음에 충격을 주었고, 이것은 바로 질병으로 이어졌다. 왕의 몸은 바로 조선 역사의 바로미터다. 사실 마음은 숨길 수 있지만 몸은 정확하게 반응한다. 왕의 몸은 너무나도 정직하기 때문이다. 왕의 몸과 그 몸을 괴롭힌 질병의 기록이 바로 조선 역사의 거울이 될 수밖에 없는 이유다.

예를 들어 세종을 보자. 그는 평생 수많은 질병 때문에 고생했다. 말 그대로 종합 병원이라고 할 정도다. 눈병, 요통 정도는 워낙 부지런히 서적을 읽고 서류를 처리하며 일한 왕이라 당연하다 할 수 있다. 그렇다면 세종의 말년에 그의 건강을 완전히 갉아먹은 소갈증(당뇨병)은 어떨까? 그는 즉위하자마자 큰아버지 정종과, 어머니 원경왕후 민 씨, 아버지 태종 이방원의 국상을 줄줄이 치러야 했다. 세종은 특히 어머니의 죽음 때문에 힘들어했다. 자신의 친정을 멸문시킨 지아비를 원망하며 살아야 했던 어머니에 대한 한없는 연민이 세종의 효성에 더해진 결과일 것이다. 이것은 어린 동생을 죽이고 아버지를 쫓아내고 개국 공신들을 도륙한 태종의 업을 지고 가는 길이기도 했다. 조선 왕조의 위대한 리더는 이런 인간적인 고뇌를 평생 떠안고 살아가야 했다. 여기다 세종은 타고난 성실성으로 워커홀릭처럼 일했다. 이러한 마음속 고뇌와 과로는 세종의 소갈증으로 폭발했다. 세종을 괴롭힌 소갈증, 눈병, 요통 등은 조선 개국 정치사의 산물인 셈이다.

임진왜란과 정유재란이라는 초유의 난리를 겪은 선조는 또 어떨까? 선조는 재위 초기에는 오랫동안 소화 불량과 발성 장애로 고생했다. 조선 최초의 방계 승통 서자 출신의 왕이라는 열등감과 퇴계부터 율곡까지 하나하나 가르치려 드는 사림 출신 신하들에게 받은 스트레스가 몸으로 표출된 결과였다. 왜란을 겪고 난 말년에는 소화 불량에서 유발된 편두통은 물론이고 이명과 신경성 질환에 시달렸다. 전쟁 수행의 스트레스와 전쟁 책임을 지고 물러나라는 명나라의 압박이 선조로 하여금 동서도 구별 못하고 크게 울부짖으며 인사불성이 되는 정신 질환으로 몰아넣었다. 선조의 병은 조선의 사대부 중심 정치 체제와 그것 때문에 문약(文弱)했던 조선의 국방 체계가 야기한 셈이다.

또 왕의 질병은 왕조의 운명을 바꾸기도 했다. 문종을 죽인 종기는 결국 계유정난(세조의 쿠데타)과 단종의 죽음으로 숨 가쁘게 이어졌다. 사도세자의 광증과 영조의 편집증은 임오화변이라는 조선 왕실 최대의 비극을 낳았고, 정조의 등에 난 종기는 결국 19세기라는 세계사적 대전환기에 조선 왕조의 대응 능력을 결정적으로 앗아 갔다. 그러므로 우리는 왕의 몸과 병에서 조선 당대의 정치적, 경제적 사회 구조와 문화와 시대 정신까지 읽어 낼 수 있는 것이다.

그리고 조선 왕의 몸과 병을 살피다 보면 기존의 역사관으로는 파악할 수 없었던 진실을 발견할 수 있다. 역사는 결국 승자의 기록이다. 아니면 기록을 남긴 자가 역사의 승자일지도 모른다. 역사를 기록한 자들의 당파성에 따라, 사상에 따라, 세계관에 따라 역사적 진실은 왜곡되거나 사실 속에 묻혀 버린다. 그러나 왕의 몸을 진단하고 그 병을 치료한 처방 기록에는 역사를 기록한 자들이 감출 수 없었던 진실이 숨어 있다.

조선 왕 독살설을 둘러싼 논쟁이 대표적이다. 예를 들어 정조 독살설 주장자들은 당시 정치적 상황, 조정의 권력 관계 등을 얼기설기 엮어 정조의 개혁을 반대하던 노론 벽파의 심환지가 친척인 심인을 시켜 정조를 수은으로 독살했다고 주장한다. 정조 독살설은 개혁 군주 정조의 이른 죽음을 아쉬워하는 현대 대중의 정서와 결합해 널리 확산되었다. 그러나 최근 심환지가 정조의 정치적 파트너였다는 사실을 보여 주는 정조 어찰 등이 발견되자 정조 독살설은 힘을 잃고 있다.

하지만 정조의 질병 진행 상황과 그때마다 이뤄진 처방을 꼼꼼하게 기록한 실록 등의 질병 기록을 한의사의 눈으로 응시하면 정조의 죽음은 정조 어찰까지 갈 것도 없이 정조의 등에 난 종기와 잘못된 인삼 약재 처방이 부른 약화(藥禍) 사고임을 알 수 있다. 독살설이 끼어들 자리가 없는 것이다. 물론 그 밑바탕에는 만기친람(萬機親覽)형 리더십을 가진 정조의 지독한 일중독증이 낳은 만성 피로와 스트레스가 있었을 것이다. 게다가 수은이 들었다는 연훈방이라는 처방은 정조를 급사시킬 만한 것도 아니었다.

필자는 이렇게 조선 역사의 거울이 될 수밖에 없는 왕의 몸과 질병의 기록을 한의사의 눈으로 응시하는 작업을 왕의 한의학이라고 부를 것이다. 우리는 이 왕의 한의학을 통해 왕의 몸과 병에 응축된 조선의 사회, 문화, 사상을 해독해 낼 수 있고, 역사 기록의 우물 속에 감춰진 진실을 퍼 올릴 수도 있다. 역사학자들의 엄밀한 연구 성과에 미치지는 못하겠지만 한의사의 눈으로 본 왕의 한의학은 역사 연구에 새로운 아이디어와 통찰을 제공할 수도 있을 것이다.

사실 조선 왕의 질병 치료 기록은 아직 연구되지 않은 무진장한 미개척 보고이기도 하다. 역사 기록으로서 가치를 가지고 있을 뿐만 아니라 그 처방들 중에는 지금의 한의사에게도 여전히 유효한 처방들이 가득하다. 그 처방들은 조선 최고의 어의들이 왕들의 생로병사를 종합적, 입체적으로 지근 거리에서 관찰하고 진단하고 처방한 성과의 축적물이기 때문이다. 21세기에도 보편적인 결과를 낳을 수 있는 비방인 셈이다. 우리는 왕의 한의학에서 한의학이 서양 의학의 대두에 밀려 예방 의학, 보약 장사로 전락하기 전에 당당한 치료 의학으로 가졌던 힘과 에너지, 그리고 그 심원한 지혜를 발견할 수 있다.

하지만 조선 한의학의 역사는 성리학의 관념론적 도덕론의 벽을 넘지 못하고 퇴행하는 역사이기도 했다. 전문 기술자인 어의들이 진단·처방을 하고, 성리학자인 대신들이 자문 역으로 참여해 토론하며 최선의 처방을 도출할 수 있도록 설계된 당시 조선의 내의원 시스템은 도리어 의학의 기술적, 이론적 발전을 가로막는 장벽이 되었다.

내의원의 삼제조로 왕의 진료와 치료에 참여한 성리학자 대신들은 거시적 총론에는 강했지만 미시적 각론에서는 예리한 기술적 진보에 오히려 걸림돌이 되기 일쑤였다. 현실적, 구체적, 의학적 대안보다는 마음을 맑히고 심리적 안정을 이루어야 한다는 유학적 도덕론만 소리 높여 외쳤을 뿐이다. 조선 사회나 의학 모두 성리학적 프레임에 갇혀 원래 가지고 있던 역동성을 잃고 퇴행했다. 우리는 실록 곳곳에서 도전적인 의학 실험들이 성리학적 명분론에 가로막혀 좌절하는 것을 볼 수 있다.

마지막으로 조선 왕들의 생로병사에서 우리는 건강의 비결이 먼 곳에 있지 않음을 배우게 된다. 실록 기록 곳곳에서 조선 왕들의 비명을 마주할 수 있다. 심지어 어떤 왕들은 왕 노릇 하다가 미칠 지경이니 제발 살려 달라는 애원을 신하들에게 하기도 한다. 만인지상(萬人之上)의 권세가 부럽다가도 자신의 생명 하나 건사하지 못하는 왕들의 질병 기록을 살피다 보면 건강의 소중함과 건강이라는 것은 자신이 지키는 것임을 퍼뜩 깨닫게 된다. 조선의 27명의 왕들 중 영조를 제외한다면 자신의 건강을 스스로 지켜 낸 왕은 전무하다고 해도 과언이 아닐 정도다.

이 책은 《신동아》와 다른 여러 매체에 연재한 원고들을 바탕으로 만들었다. 정조 독살설을 처음 제기해 발표했던 《주간동아》의 최영철 기자의 제안을 받고 연재를 결심했다. 연재 준비를 하며 참고 서적을 찾아 보니 '왕의 한의학'과 관련해 단편적인 논문은 많았지만 한의사의 입장 에서 구체적인 질병과 죽음까지를 일관성 있게 파헤친 책은 한 권도 없 었다. 오히려 신기할 정도였다.

매회 원고지 60매 내외의 원고를 써야 하다 보니 처음부터 진료 기록 이 많이 남아 있는 왕들을 중심으로 글을 쓸 수밖에 없었다. 태조 이성 계나 정종, 단종이나 예종의 경우 실록의 기록이 거의 남아 있지 않아 60매 내외의 원고로 작성하기 힘들어 제외했다. 순종의 경우도 기록이 빈약하여 추정으로만 일관할 수밖에 없어 제외했다. 조선 후기 왕들의 경우『승정원일기』의 도움을 많이 받았다.『승정원일기』는 실록보다 왕 의 질병과 처방에 대한 기록이 아주 풍부하고 상세하다. 하지만『승정원 일기』는 인조 이후 시대 것만 남아 있고 아직도 번역이 되지 않은 상태 로 원문(한자)으로만 검색이 가능해 아직은 살펴보기 불편하다. 부족한 부분은 조선 의학사 연구자들의 연구 성과를 참조해 보충했다. 정치적, 사회적 맥락을 먼저 파악하고 구체적 질병 및 처방 기록을 살폈다.

이 책 원고를 쓰면서 새롭게 발견한 사실과 통찰이 꽤 많다. 특히 숙 종이 간염을 앓았고 경종이 간질을 앓았으며 효종이 당뇨병을 앓았던 사실을 구체적으로 확인한 점은 나름의 성과였다. 부족한 부문이 많은 책이지만 우리 의학과 역사에 관심을 가진 분들에게도 새로운 통찰을 조금이나마 줄 수 있으면 좋겠다.

이 책이 나오기까지 애써 준 분들이 많다. 성긴 원고를 다듬어 준 《주간동아》의 최영철 기자와 옆에서 끊임없이 격려해 준 강양구《프레 시안》기자, 김진수《신동아》기자, 정혜윤 CBS 피디에게 감사 인사를 해야 할 것 같다. 그리고 논문을 찾고 자료를 정리해 준 임진호 선생도 잊지 못할 도움을 주었다. 또 이 원고를 책으로 펴내는 마무리 작업을 떠맡아 준 ㈜사이언스북스 박상준 대표 이사와 출판사 식구들에게도 고맙다는 말을 전한다. 마지막으로 언제나 나를 응원해 주는 집사람과 아이들에게 고맙다는 말을 하고 싶다.

2014년
겨울의 입구에서

차 례

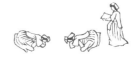

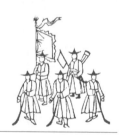

일러두기

1   1895년까지의 날짜 표기는 음력이지만 1896년 이후의 날짜 표기는 양력이다.

왕의 시대,
권력과 스트레스의
쳇바퀴에서

1장 세종

위대했던 리더의 너무나 슬픈 육체

조선 제4대 왕 세종(世宗, 1397~1450년, 재위 1418~1450년) 이도(李祹)는 너무나도 인간적인 임금이었다. 지금으로 치면 인권주의자였다. 죄를 짓고 감옥에 갇힌 죄수라도 인간적 처우를 받아야 한다고 여겼고, 겨울에는 죄수들이 얼어 죽을 것을 염려해 온옥(溫獄)을 만들라고 형조에 명을 내릴 정도였다. 또 노비라고 하더라도 아이를 낳으면 출산 전 1개월, 출산 후 100일 동안 휴가를 주도록 했다. 현대 직장인이 봐도 파격적이다.

형벌을 쓰는 데 있어서도 엄격하지 않고 조심스러웠다. 대표적인 예가 남자 39명과 간통한 유감동에 대한 판결이다. 당시 황희 등의 신하들은 성리학적 강상(綱常)을 문란하게 한 여인을 목 베라고 주장한다. 그러나 세종은 "남녀 사이의 정욕을 어찌 한갓 법령만으로 방지할 수 있겠는가."(세종 15년 12월 9일)라며 변방의 노비로 보내 버리는 데 그친다. 형벌이란 "덕으로 감화시키는 정치"의 보조 장치일 뿐이라는 세종의 평소 생각이 묻어난 판결이며, 남녀 사이의 정욕을 부정해야 할 것이 아니라 인정하고 받아들이며 약한 인간을 긍휼할 줄 아는 세종의 너무나도 인간적인 면모를 생생하게 보여 주는 조치다.

조선의 국가 이념인 성리학은 본질적으로 마음 공부다. 양심(養心)이나 수심(修心)을 통해 욕망을 억제하고 자신을 도야하는 도덕적인 이념 체계였다. 아무리 고통스러운 현실을 만나게 되더라도 이 모든 것이 자신으로 말미암아 벌어진 것이라고 자각하고, 자신의 내면을 성찰하고 수양을 함으로써 현실의 고통을 극복해야 한다. 이것이 바로 성리학의 핵심 메시지다.

따라서 성리학적으로 이상적인 인간에게는 틈이 있을 수 없다. 그는 고통스러운 현실조차 수양의 밑거름으로 삼을 뿐이다. 하지만 인간은 약하다. 질병, 재해 같은 불가항력적인 재앙 앞에서 고작 몇 십 년 쌓아 온 수양이니 공부니 하는 것은 삽시간에 무너져 버리고 만다. 이때 우리는 마음을 편하게 해 주는 위안을 필요로 한다. 바로 여기서 종교나 무속이 등장하는 것이다. 세종은 인간이, 그리고 자신마저도 약하다는 것을 알았다.

너무나도 인간적이었던, 성리학 나라의 위대한 리더

성리학의 나라 조선의 기초를 닦은 성군(聖君) 세종은 질병이라는 현실 앞에서는 인간적인, 너무도 인간적인 보통 사람이었다. 특히 질병 치료에서는 사대부들을 경악하게 만들었다. 사찰에 가서 약사불에 비는 것은 물론이고 도가의 기문둔갑술도 쓰고 점도 쳤으며 무당의 푸닥거리도 동원했다. 조선 과학 기술의 역사에서 가장 눈부신 업적을 남긴 왕의 행적이라고는 믿겨지지 않는다.

세종의 부모인 태종과 원경왕후 민 씨의 불화는 잘 알려진 사실이다. 세종의 외삼촌 민무구, 민무질, 민무휼, 민무회 사형제를 죽였고, 한술 더 떠 후궁들과 여성 편력을 일삼은 태종과 원경왕후의 대립은 젊은 세종의 마음에 어머니에 대한 연민을 더 깊게 했다. 이 연민 탓이었을 것이다. 세종은 원경왕후가 병에 걸리자 그 치료를 위해 수단 방법을 가리지 않는다.

세종 2년 5월 27일 원경왕후가 학질을 앓기 시작했다. 태종은 이 질병의 원인을 담담히 설명한다. "성녕대군(태종의 4남)이 죽은 뒤부터 상심하고 슬퍼하며 먹지를 않더니 오늘에 이르러 학질에 걸렸다." 그런데 이날 이후 세종이 실종된다. 개경사라는 절에 머물다 최전이라는 낮은 벼슬아치의 집에 머물기도 하고, 이궁 남쪽 교외의 풀밭에서 지내는가 하면, 갈마골 박고의 집, 송계원 냇가, 선암동 소문, 곽승우와 이맹유의 집, 태조 이성계가 묻혀 있는 건원릉 등으로 옮겨 다닌다. 그러나 세종은 궁궐 경비는 평상시와 같이 그대로 두고 자신이 있는 곳을 알리지 않아 궁궐 안팎에서는 세종이 사라졌다는 사실조차 모르고 있었다.

세종의 이런 이상한 행동을 설명해 주는 것이 '학을 뗀다.'는 옛말이다. 지금이야 괴로운 일 등에서 간신히 벗어났다는 뜻이지만 당시에는 학질(말라리아처럼 고열과 오한이 반복되는 질환을 가리킨다.)을 치료한다는 뜻이었다. 일종의 피병(避病)인 셈이다. 세종은 어머니 원경왕후의 학질을 떼기 위해 궁궐을 비우고 국정을 내팽개친 채 어머니를 모시고 절로, 산으로 옮겨 다니며 기도며 주술이며 무속적 치료를 한 것이다. 태종은 이것을 나중에서야 알고 이렇게 말한다.

"내가 대비와 주상의 간 곳을 몰랐더니 오늘에야 알고 보니 주상이 대비의 학질을 근심하여 몸소 필부의 행동을 친히 하여 단마(單馬)로써 환자(宦者, 환관) 두 사람만을 데리고 대비를 모시고 나가 피하여 병 떼기를 꾀하니 그 효성이 아름답다."

문제는 치료 방법이었다. 먼저 6월 1일의 실록 기록이다. "청평부원군 이백강을 개경사에 보내서 약사여래에 기도하게 하고, 길창군 권규를 소격전(昭格殿)에 보내서 북두칠성에 초제(醮祭)하고, 사알(司謁, 임금의 명을 전달하는 벼슬아치), 사약(司鑰, 궁궐 전각의 문 열쇠를 관리하는 벼슬아치)을 나누어 보내어 두루 송악, 백악, 감악, 양주 성황의 신에 기도하게 하고, 저녁에 눈 먼 중 7인을 불러 모아 삼십품도량(三十品道場)을 낙천정 안뜰에 배설하고, 임금이 수라도 진어(進御, 임금이 입고 먹는 일을 높여 이르는 말)하지 아니하고 침소에도 들지 아니하며 정성을 다하여 기도하였다."

이런 기록도 있다. "6월 6일 임금과 양녕, 효령이 대비를 모시고 개경사에서 피병할 때 술사둔갑법(術士遁甲法)을 써서 시위를 다 물리치고 밤에 환관 2인, 시녀 5인, 내노 14인만 데리고 대비를 견여(肩輿, 두 사람이 앞 뒤에서 메는 가마)로써 모시어 곧 개경사로 향하니 밤이 3경이라 절에 가까이 이르러 임금이 다만 한 사람만 데리고 먼저 본사에 가서 있을 방을 깨끗이 쓸고 돌아와 대비를 맞아 절에 머문 지 사흘이 되도록 사람들에게 알리지 않았다."

6월 11일에는 도류승(道流僧) 14인을 모아 도지정근(桃枝精勤)이라는 의식을 베풀었는데, 이것은 복숭아 가지를 잡고 기도하는 도교 의식이었다. 6월 14일에는 아예 무당을 시켜 성신(星辰)에게 제사를 지내면서 어머니의 학질이 낫기를 기원했다.

세종이 이토록 정성껏 병구완을 했지만 안타깝게 대비는 학질을 세

번 반복한 끝에 세종 2년 7월 10일 세상을 떠났다. 실록은 임금이 음식을 먹지 않은 지 수일이었으며, 머리 풀고 발 벗고 부르짖어 통곡했다고 그 슬픔을 기록했다. 어머니가 학질에 걸렸다는 절박한 현실 앞에서 무속에 집착한 세종은 인간적인, 너무나 인간적인 누군가의 아들이었고, 보통의 남자였다.

불교와 무속에 집착했던 해동요순(海東堯舜)

무속에 대한 세종의 집착은 왕이 되고 20년이 지나서도 없어지지 않았나 보다. 마침내 세종 20년 사간원에서 왕실에서 행하는 푸닥거리를 중지하라고 간언한다. "전번에 거둥하시다가 환궁하시던 날에 신들린 무당으로 하여금 길 옆에서 음사(淫祀, 천지산천과 일월성신 같은 자연과 정령 들에 대한 제사)를 베풀어 대소 신료들이 보고 듣는 것을 놀라게 했습니다." 그러나 세종은 도리어 이렇게 반응한다. "그렇다. 본궁에서 베푸는 음사가 매우 많았으므로 이후로는 마땅히 은밀한 곳에서 행하게 할 것이다."

세종 27년 4월 29일의 기록은 우리를 더욱 난감하게 만든다. 승정원에 전지(傳旨)하기를, "무릇 사람의 수종다리(瘇)는 양기(陽氣)가 막힌 데서 말미암으니, 만약에 주술(呪術)을 행하여 음기(陰氣)가 속으로 들어오게 하여 음양이 서로 화하게 하면 혹 병이 낫는 경우도 있을 것이다. 내가 수종다리의 병이 발생하자, 한 주술하는 소경을 불러 다스리게 했더니 조금 나았다. 비록 이것으로 쾌히 낫지는 못했으나 주술에 힘입어 삶을 얻은 것이니, 그 소경에게 옷 한 벌과 쌀 2석을 하사하라."

조선의 왕은 유학의 수호자여야만 했다. 사대부들이 보기에 주술 하
는 소경에게 상을 내리는 것은 말도 안 되는 일이었다. 그러나 세종은 한
술 더 뜬다. 평생 불법(佛法)을 통해 마음의 안식을 찾고자 했던 것이다.
자신이 절절히 사랑했던 어머니의 무덤 옆에 절을 지으려고 논쟁도 마
다하지 않았다. 논쟁의 상대는 존경하지만 두려워하는 아버지 태종이
었다. 태종은 어머니 무덤 옆에 절을 지으려는 세종에게 "주상이 산릉
에 절을 설치코자 하나 불법은 내가 싫어하는 바이다. 만일 이 능에 내
가 들어갈 터라면 설치하는 것이 마땅치 않다."라고 말한다. 따로 능을
쓰려면 절을 만들고 부부 합장을 하려면 쓰지 말라는 엄명을 내린 것이
다. 세종 2년 7월의 일이다.

그 후 30년 가까이 지나 세종 30년 8월 5일 이번에 세종이 아프자 그
아들인 수양대군과 안평대군이 궁 옆에 불당을 설치해 부왕의 쾌유를
빌었으며, 32년 1월 22일에는 형 효령대군의 집으로 옮겨 불교 의식인
공작재(孔雀齋, 불교 밀교의 공작명왕에게 재앙을 없애 주고 수명을 연장시켜 달라고 비는
의식)를 지냈다. 32년 2월에는 중 50명을 모아 임금 앞에서 질병의 쾌유
를 기원하는 기도를 올린다. 세종은 병의 고비마다 유교적 가르침보다
는 불교적인 기도나 무속을 선호했던 것이다.

말년에는 자신의 불교와 무속 숭상을 비판하는 신하들을 '실지의 일
에 쓸모없는 선비'를 뜻하는 '우유(迂儒, 세상 물정에 어두운 선비)'라는 말로
폄하한다. 이 일을 기록한 실록의 사관은 세종의 불교 숭상을 매섭게 비
판한다. "유학을 숭상하여 학문을 좋아하기를 게을리 하지 않아 집현
전을 설치하고 문사를 모아 강관에 충당시키고 밤마다 3, 4경이 되어서
야 비로소 취침했다. …… 중년 이후에 연속하여 두 아들을 잃고 소헌왕

후가 별세하니 임금이 그만 불교를 숭상하여 불당을 세우게 했다."

중년 이후 육친들을 잃고 마음이 약해지면서 불교를 숭상하게 되었다는 것이다. 하지만 필자가 볼 때 세종의 불교와 무속 숭상은 사실 뿌리 깊다. 위대한 리더이자 임금이었던 세종은 사실 한 가지 병이 겨우 나으면 한 가지 병이 또 생기는, 건강하지 않은 육체를 가지고 있는 인간이었기 때문이다.

한 가지 병이 겨우 나으면 한 가지 병이 또 생기매

세종은 평생 온갖 병으로 고생했다. 고통이 절절하게 전해지는 본인의 말을 직접 들어보자. 세종 21년 6월 21일자 실록 기사다.

"내가 젊어서부터 한쪽 다리가 치우치게 아파서 10여 년에 이르러 조금 나았는데, 또 등에 부종(浮腫)으로 아픈 적이 오래다. 아플 때를 당하면 마음대로 돌아눕지도 못하여 그 고통을 참을 수가 없다. …… 또 소갈증이 있어 열서너 해가 되었다. 그러나 이제는 역시 조금 나았다. 지난해 여름에 또 임질(淋疾)을 앓아 오래 정사를 보지 못하다가 가을 겨울에 이르러 조금 나았다. 지난봄 강무(講武)한 뒤에는 왼쪽 눈이 아파 안막을 가리는 데 이르고, 오른쪽 눈도 이내 어두워서 한 걸음 사이에서도 사람이 있는 것만 알겠으나 누구누구인지를 알지 못하겠으니, 지난 봄에 강무한 것을 후회한다. 한 가지 병이 겨우 나으면 한 가지 병이 또 생기매 나의 쇠로(衰老)함이 심하다."

우리는 세종의 이 말에서 종기, 소갈, 임질, 안질 등 조선 시대 내내 수많은 왕들을 괴롭힌 병들을 개괄할 수 있다. 한마디로 세종은 걸어 다니는 종합 병원이자 조선 왕 질병의 종합 선물 세트라고 할 수 있다. 세종은 왜 이렇게 많은 병에 걸렸을까? 여러 역사가들이 세종의 병은 비만과 그것에 따른 소갈증(消渴症), 즉 당뇨병에서 시작되었다고 풀이한다. 운동은 안 하고 책상 앞에 앉아서 공부만 한 탓에 비만했고 그것이 당뇨병을 불렀다는 것이다.

사실 세종은 비만이었던 것 같다. 세종 즉위년 10월 9일 상왕으로 물러나 앉은 태종은 이렇게 유시(諭示)한다. "주상(세종)은 사냥을 좋아하지 않으시나, 몸이 비중(肥重)하시니 마땅히 때때로 나와 노니셔서 몸을 존절히 하셔야 하겠으며, 또 문과 무에 어느 하나를 편벽되이 폐할 수는 없은 즉, 나는 장차 주상과 더불어 무를 강습하려고 한다."

아버지보다 더 아들을 잘 아는 사람은 없을 것이다. 태종의 말대로 세종은 비만이었을 것이다. 그래서 일부 역사가들은 이런 기록을 근거로 세종이 육식을 즐긴 대식가였고 그를 괴롭힌 당뇨병은 그의 이런 습관에서 유래했다고 주장한다.

하지만 세종의 비만 관련 기록이나 육식 관련 기록의 의미와 전후 맥락을 짚어 보면 꼭 그렇지만은 않음을 알 수 있다. 먼저 세종이 운동 좀 하면 좋겠다고 하는 태종의 앞의 말은 일종의 왕실 사냥 행사인 강무를 열어 놀러 나가려던 태종이 반대하는 신하들에게 핑계를 대다가 나온 말이기도 하다. 또 세종이 육식을 좋아했음을 보여 주는 예로 흔히 들 거론하는, 세종이 "고기가 아니면 식사를 들지 못하니 내가 죽은 후에도 권도를 좇아 상중이라도 고기를 먹도록 하라."라는 태종의 유언도 그 전후 맥락을 한번 살펴봐야 한다.

세종 4년 세종은 허손(虛損)의 병에 걸려 여러 달 고생하게 된다. 병세가 점점 깊어져 온갖 약이 효험이 없었다. 이때 대신들은 고기 섭취를 권한다. 허손은 피로가 극심해 생기는 질병이다. 『황제내경』에서는 허손을 이렇게 규정한다. "정신적으로나 육체적으로 피로하면 몸의 원기가 줄어들고 음식물의 기가 부족해져서 상초(上焦, 심장의 아래, 위장의 윗부분)가 잘 작용하지 못하며, 하완(下脘)이 통하지 못하므로 속의 위기가 더워지면서 그 열기가 가슴을 훈증시키기 때문에 속에서 열이 난다."

이때 세종은 20대 중반이었다. 한창 때였다는 뜻이다. 그렇다면 이 허손병의 원인은 무엇일까? 세종 4년에 무슨 일이 있었는지 살펴보면 답은 쉽게 나온다. 그해 5월에 태종이 죽었다. 상중이었던 것이다. 세종의 허손병은 고기 없는 소찬만 여러 달 먹으며 국상을 치르다 보니 영양이 부족해 생긴 증상인 것이다. 고기를 먹으라는 태종의 유언이나 대신들의 권유는 세종이 육식을 좋아하는 대식가여서 나온 게 아니다. 오히려 이 말들은 조선 왕실의 국상(國喪) 절차가 사람의 몸을 망가뜨릴 정도로 힘든 것이었음을 증거하는 방증으로 이해해야 한다.

고대의 주례(周禮)를 충실하게 복원한 조선 왕실의 상사(喪事)는 살인적이었다. 아마 세종은 그 첫 희생자였을지도 모른다. 게다가 신하들의 고기 섭취 권유에 덧붙이는 세종의 말은 그가 고기 마니아였고 대식가였다는 가설을 부정하기에 충분하다. "내가 본디 병이 없고 늙지도 어리지도 않으니 어찌 감히 뒷날에 병이 날까 봐 고기를 먹겠느냐."

그렇다면 세종을 걸어 다니는 종합 병원으로 만든 원인은 무엇일까? 이 질문에 답을 하기 위해 우리는 세종의 질병 기록을 좀 더 자세히 살펴봐야 한다. 세종은 재위 초반까지만 해도 건강했다. 하지만 29세가 되던 세종 7년 관을 짜서 죽음을 준비할 정도로 심한 병에 걸린다. 여기에서 우리는 세종을 괴롭힌 질병들의 출발점을 확인할 수 있다.

20여 년이 지난 세종 31년 11월 15일 세종은 당시 상황을 이렇게 회고한다. "병이 중하여 위태로운 증상이 백에 하나도 살 가망이 없었지만, 을사년에는 내 병이 심하다 하여 외간에서 관곽(棺槨)을 짜기까지 하였다. 그러나 나는 아직까지 무슨 증세인지 알지 못하고 있는 것이다." 관을 짜서 죽음을 준비할 정도라니! 좀 더 자세히 살펴보자.

세종 7년의 병은 7월 29일 임금이 몸이 불편해 여러 종친과 신하 들이 의정부와 육조에서 문안했다는 이야기로 시작된다. 윤 7월 10일에는 두통과 이질을 앓았는데 같은 달 19일 중국 사신들이 들어와 임금의 얼굴을 보고는 얼굴빛이 파리하고 검게 변해 있어 병환이 심했다고 한다. 이때 진찰한 사람은 요동 의원 하양이다. 그의 진찰 결과는 이렇다.

"전하의 병환이 상부는 성하고, 하부가 허한 것은 정신적으로 과로한 때문이다. 그래서 맥이 (한 번 호흡하는 동안에) 4번씩 뛰어 평화한 맥과 같은 듯하나, 오른쪽 맥은 침(沈)하면서 활(活)하고, 왼쪽 맥은 침하면서 허(虛)하다. 담(痰)이 가슴 사이에 쌓여 기운이 유통하지 못하고 수화(水火)가 오르내리지 못하니, 먼저 소담(消痰, 담을 제거하는 것)할 약을 복용하고 다음에 비위(脾胃)를 온화하게 할 약을 복용하고 조리할 약을 진어하여야 할 것이다."라면서 향사칠기탕(香砂七氣湯)과 양격도담탕(涼膈導痰湯)을 합제(合劑)한 처방을 올린다.

세종 7년 임금을 괴롭힌 질병의 원인은 아마 세종의 재위 초반에 벌어진 일들에서 찾아야 할 것 같다. 당시 세종은 인간적으로 불행했다. 형을 제치고 왕위에 앉기는 했지만 아버지와 어머니의 불화는 심했고, 외삼촌들은 아버지에 의해 떼죽음을 당했으며, 장인 심온은 중국에 사절로 다녀오자마자 처형당했고, 장모는 노비로 전락했다. 세종이 떠안아야 했을 인간적 고뇌는 엄청났을 것이다. 그리고 곧이어 국상이 이어졌다. 동생 성녕대군(세종 즉위년), 큰아버지 정종(세종 1년), 어머니 원경왕후(세종 2년), 아버지 태종(세종 4년) 순으로 줄초상을 치러야 했다. 3일장도 힘들다고 하는 판에 3년상을 연년으로 치르는 것은 엄청난 고역이었을 것이다.

상례를 치르는 일의 고단함을 당시 사람들도 잘 알고 있었다. 대소 신료들은 세종에게 "전하가 부왕의 병환이 위중할 때로부터 지금까지 음식을 들지 아니하셨습니다. 성인의 훈계에 이르기를, '죽은 이를 위하여 생을 상하게 하지 마라.' 하였으니, 원컨대 전하께서는 애통한 마음을 절제하고 음식을 드시어, 큰 효도를 온전하게 하소서."라고 하거나, "평민들이 만사를 제쳐놓고 상제를 행하여도 3년 안에 병에 걸림을 오히려 면하지 못합니다. 전하께서 소찬만 잡수시고 국정을 돌보면서 3년의 상제를 마치고자 한다면 병이 깊어 치료하기 어렵습니다." 하면서 세 차례의 국상을 치르며 쇠약해지는 세종을 걱정했다. 태종의 국상이 있었던 것이 재위 4년, 세종이 위독해진 시점이 재위 7년인 점을 감안하면 발병이 태종의 3년상 끝에 맞춰진 셈이다.

세종은 유별나게 성실했다. 실록은 "즉위함에 미쳐 날이 환하게 밝으면 조회를 받고 다음에 정사를 보고 다음에는 윤대(輪對)를 행하고 다음 경연(經筵)에 나아가기를 한 번도 게으르지 않았다."라고 적었다. 이런 식으로 정무를 보면서도 세종은 정종부터 태종까지 세 번의 3년상을 예법에 따라 성실하게 치렀을 것이다. 세종의 심리적, 육체적 피로와 스트레스는 어마어마했을 것이다. 앞에서 언급한 세종 4년의 허손병을 둘러싼 소동은 견디다 못 한 세종의 육체가 내지른 비명일 것이다.

자, 그럼 세종 7년에 이뤄진 처방을 살펴보자. 향사칠기탕이나 양격도담탕은 사실 만성 피로와 심리적 스트레스를 다스리는 처방이다. 게다가 '맥이 침하다.'라는 하양의 진단은 세종의 원기가 쇠약해졌음을 뜻한다. 세 차례의 국상을 치르면서 20대의 세종의 몸이 관을 짤 정도로 허약해졌음을 알 수 있다. 즉위와 함께 국상을 치르며 왕의 몸이 극도로 쇠약해지는 것을 이후 우리는 후대 왕들의 기록에서 누차례 확인할 수 있다. 세종은 그 시작일 뿐이었다.

관을 짜야 했을 정도로 위험했던 세종의 건강

재위 초기의 무리로 인해 일단 몸이 망가진 탓인지 세종은 소갈병과 안질에 걸린다. 이 두 질환은 세종에게 가장 자주, 그리고 가장 오래 고통을 준 질병이다. 현대인들은 소갈병을 보통 당뇨병이라고 단순하게 생각하지만『동의보감』에서는 소갈병을 소갈(消渴), 소중(消中), 소신(消腎)의 세 가지로 나눈다.

"심장의 기운이 약해져 열기가 올라오는 것을 적절히 발산하지 못하면 가슴속이 답답해지고 입술이 붉어진다. 이렇게 된 사람은 목이 말라 물을 많이 마시고 소변을 자주 보는데 양은 적다. 이런 병은 상초에 속하는데 소갈이라고 한다. 또 격소(膈消)라고도 한다."

"중초(中焦, 위장 부근)에 열이 몰린 것을 비(脾, 비장)가 허하여 받게 되면 잠복되어 있던 양기가 위를 훈증하기 때문에 음식이 빨리 소화되어 배가 금방 고프다. 그러므로 음식을 평상시보다 곱으로 먹게 된다. 그러나 살이 찌지 않는다. 그리고 갈증은 심하지 않으나 답답하고 오줌을 자주 누게 되는데 오줌 맛이 달다. 이런 병은 중초에 속하는데 소중이라고 한다."

"하초(下焦, 위의 아래, 방광의 윗부분)에 열이 잠복되어 있는 것을 신(腎, 신장)이 허하여 받게 되면 다리와 무릎이 여위어 가늘어지고 뼈마디가 시큰거리며 정액이 소모되며 골수가 허해지고 물이 당긴다. 그러나 물을 많이 마시지 않는다. 그리고 물을 마시는 즉시로 오줌이 나오는데 양이 많고 뿌옇다. 이런 병은 하초에 속하는데 소신이라고 한다."

소갈에서 소신으로 갈수록 병이 중해진다. 이것은 불이 위에서 아래로 오장육부 구석구석으로 퍼져나가면서 몸을 망가뜨리기 때문이다. 그럼 한의학에서 말하는 불, 다시 말해 화(火)란 무엇인가? 간단하게 말하자면 신경성 질환을 가리키는 개념이다. 사람의 몸은 일상적으로 사용하는 에너지를 크게 정보 처리를 하는 신경계, 외부의 병원(病源)으로부터 몸을 지키는 면역계, 그리고 몸을 성장시키고 유지하는 근육계에 나누어 쓴다. 만약 이 가운데 어느 하나에 에너지가 집중되면 다른 부분은 약해지면서 몸 전체의 균형이 깨지게 된다. 한의학에서는 신경계에 에너지가 집중되어 몸 전체의 균형이 깨진 것을 '화'라고 한다.

실록 기록을 보면 세종은 확실히 소갈 또는 격소의 증상으로 고생했던 것 같다. 세종 13년 3월에는 중국에 갈증을 없앨 약을 문의할 정도로 증상이 심했다. 세종 21년에는 세종 스스로 하루에 마시는 물이 어찌 한 동이만 되겠느냐고 탄식하기도 한다.

당시 어의들이 소갈을 없앨 목적으로 처방한 음식은 흰 수탉, 누런 암꿩, 양고기였다. 닭은 본래 삼계탕에 들어갈 정도로 속을 데우는 음식이고 꿩은 신맛이 있는 음식으로 갈증을 없애는 효능이 있다. 양고기는 인체의 모든 곳에서 양기를 북돋아 준다. 특히 시력과 청력, 폐의 호흡 능력을 키우는 데 효과가 있다. 사실 양의 눈은 초점이 없는 원시다. 멀리 보는 능력이 뛰어나다. 그래서 한의학에서는 양고기에 멀리까지 밝히는 양적인 에너지가 많이 들어 있다고 봤다. 사람의 시력을 좋게 하는 데는 양의 간으로 만든 양간환(養肝丸)이 좋다고 『동의보감』에 나와 있을 정도다.

한의학은 본래 질환만을 치료하는 약재를 처방하는 게 아니라 환자의 몸에 맞는 약재를 처방한다. 질환이라고 하는 것이 어떤 특정한 원인균 때문에 생기는 것이라고 보기보다 몸의 전체적 균형이 깨졌기 때문에 생기는 것이라고 보기 때문이다. 그래서 환자 몸의 내재적 균형을 회복시켜 줄 수 있는 처방을 궁리한다. 그 궁리의 결과가 약이 아니라 음식으로 병을 다스리는 식치(食治)다. 소갈을 앓던 세종에게 닭, 꿩, 양 등의 고기를 처방한 것은 일종의 식치, 현대적으로 말해 식이 요법이었던 셈이다.

또 이런 처방들로 판단할 때 세종은 몸이 차고 냉했던 것 같다. 앞에서 언급된 음식들이 모두 온기를 돋우는 음식이기 때문이다. 사실 세종은 소갈 말고도 풍질(風疾), 풍습(風濕) 같은 관절 질환으로 고생했고, 이것을 치료하기 위해 여러 번 온천을 찾았다. 풍질과 풍습 같은 관절 질환은 한의학적으로 몸이 차고 냉한 사람이 많이 걸리는 병이기도 하다.

소갈 말고도 세종을 평생 괴롭힌 것은 안질이다. 세종 23년 4월 4일 세종은 자신의 안질에 대해 이렇게 말한다. "내가 두 눈이 흐릿하고 깔깔하며 아파, 봄부터는 음침하고 어두운 곳은 지팡이가 아니고는 걷기에 어려웠다. 온천에서 목욕한 뒤에도 효험을 보지 못하였더니, 어젯밤에 이르러서는 본초의 잔 주석을 펴놓고 봤는데도 또한 볼 만하였다."

이 "두 눈이 흐릿하고 깔깔하며 아픈" 안질은 그 전부터 세종을 괴롭혀 온 것이었다. 앞에서 인용한 세종 21년 실록 기록에서도 세종은 "왼쪽 눈이 아파 안막을 가리는 데 이르고, 오른쪽 눈도 이내 어두워서 한 걸음 사이에서도 사람이 있는 것만 알겠다."라고 했고, 세종 23년 2월 20일에는 자신의 안질이 10여 년 되었다고 이야기한다. 사관은 임금이 안질을 얻은 원인을 "당시에 임금이 모든 일에 부지런했고, 또 글과 전적(典籍)을 밤낮으로 놓지 않고 보기를 즐겨 했으므로 드디어 안질을 얻었다."라고 분석했다.

세종이 여러 번 앓은 안질의 공통점은 안구에 통증과 건조한 느낌이 있다는 것이었다. 안과 질환 중 통증이 있는 질환은 많지 않다. 건조감이 있는 것은 눈물이 마르거나 결막염을 앓을 때 나타나는 증상이며 소갈병의 후유증으로 생기는 신생 혈관 망막증과는 구별된다. 앞의 실록 기록들을 볼 때 세종이 안질을 얻은 시기는 35세 전후이고 42세가 된 세종 21년에 더욱 심해져 시력이 크게 나빠졌음을 알 수 있다. 이때부터 세종은 자신을 직접 보좌하는 승정원의 업무를 축소하고 군사 훈련의 일환인 강무 같은 정사 중 일부를 세자인 문종에게 넘기기 시작한다. 그리고 몇 년 지나지 않은 세종 24년에 안질이 날로 심해지자 세자에게 정사를 위임하고 싶다고 한다. 이것을 보면 고통이 아주 심했던 듯하다.

세종은 안질 치료에 온천을 활용했다. 세종은 역시 실험 정신이 강했다. 눈병을 고치려고 여러 온천의 물을 길어와 무게를 측정했다. 실록은 경기도 이천 갈산의 온천물이 가장 무거운 것을 알아내고 세종이 행차했는데 효험이 컸다고 기록하고 있다. 세종은 평산, 온양, 이천 등지의 온천을 열심히 다니면서 지병인 허리와 어깨의 강직 증상을 치료했다. 광해군 때 이수광이 지은 일종의 백과전서인 『지봉유설』에서도 우리나라 온천 중 온양, 이천, 평산, 연안, 고성, 동래의 온천이 가장 유명하다고 기록하고 있다.

온천을 너무 자주 찾다 보면 비용이 지나치게 많이 들어 재정에 부담을 주고 백성들을 번거롭게 만들기 때문에 세종은 가까운 경기도 주변에서 온천을 찾는 데 공을 들였다.

못 말리는 '온천 마니아'

부평에 온천이 있다는 말을 듣고는 몇 번이나 확인했다. 끝내 찾을 수 없게 되자 왕의 행차를 꺼린 부평 주민들이 온천을 숨겼다고 오해하기도 했다. 이른바 님비(NIMBY) 현상으로 본 것이다. 분노한 세종은 부평부를 현으로 강등했다.(세종 20년 11월 8일) 반면 온양은 왕비가 중풍 요양차 들렀다가 완쾌하자 온양현에서 온양군으로 승격시켰다. '온천 마니아'라고 아니할 수 없다.

세종 20년에는 경기도에서 온천을 찾기 위해 특단의 유인책을 내놓는다. 경기 지역의 온천을 신고한 자에게는 후한 상을 내리고, 직위가 있는 자는 3등급을 올려 주며, 백신(白身, 탕건을 쓰지 못했다는 뜻으로, 지체는 높으나 벼슬을 하지 못한 사람)일 경우 7품의 관직을 주고, 신고자가 주변인의 핍박을 받을 경우 타향으로 이주시켜 주고 비옥한 토지를 주며 부역을 면제해 완전 보호한다는 것이었다. 특혜를 주고서라도 서울 근처에서 온천을 꼭 확보하겠다는 세종의 의지가 분명하게 느껴진다.

여러 차례 온천을 다녔지만 그래도 안질이 악화되자 이번에는 초수(椒水)를 찾았다. 초수는 맛이 떫고 찬 물을 말한다. 한의학에서는 물 밑에 백반(白礬)이 있어서 차다고 하는데, 이 백반은 화가 속으로 몰리면서 오한이 나거나 편두통이 있을 때 약으로도 쓴다. 초수는 호초(胡椒, 후추)처럼 매운맛이 있다고 하는데, 일종의 탄산수라고 할 수 있다. 백반의 주성분은 황산칼륨알루미늄의 수화물이다. 위궤양 치료제의 원료와 같으며 단백질을 강력하게 응결·침전시킨다. 『본경소증』은 이것을 이렇게 분석한다. "돼지 창자를 백반으로 문지르면 끈적한 액체가 없어지며, 상추를 절일 때도 백반을 넣으면 점액이 없어진다. 조직 속의 물을 없애 단단하게 강화한다."

세종 26년 임금은 충북 청주의 초수리를 지목해 행궁을 세우고 찾아가 두 달에 걸쳐 치료한다. 과연 세종은 나았을까? 세종 31년 기록에 따르면 안질은 이미 나았다는 왕의 말이 나온다. 이것이 초수 덕분인지, 후일의 치료 때문인지는 기록이 분명하지 않다.

임질, 풍질, 풍습, 강직성 척추염, 그리고 중풍

세종은 임질로도 고생한 것 같다. 세종 20년 4월 28일 세종은 병 때문에 세자에게 섭정을 맡기려 한다고 이야기하면서 자신이 임질에 걸렸다고 이야기한다. "내가 전부터 물을 자주 마시는 병이 있고, 또 등 위에 부종을 앓는 병이 있는데, 이 두 가지 병에 걸린 것이 이제 벌써 2년이나 되었다. 그러나 그 병의 뿌리가 다 근절되지 않은데다가 이제 또 임질을 얻어 이미 열하루가 되었는데, 번다한 서무를 듣고 재가하고 나면 기운이 노곤하다."

　임질이란 소변을 자주 보지만 시원하지 않은 증상을 말한다.『동의보
감』은 이 병에 대해 "심신의 기운이 하초에 몰려 오줌길이 꽉 막혀 까무
러치거나 찔끔찔끔 그치지 않고 나온다."라고 풀이했다. 일부 호사가들
은 이 임질을 염증성 성병 후유증으로 해석하고 세종의 '나이트 라이프'
를 구설에 올리지만, 그렇지 않다. 한의학에서 임질은 신경을 많이 쓰거
나 체력이 떨어지면서 소변을 물총처럼 짜내는 힘이 떨어져 아랫배 근
육이 켕기는 증상이다. 이 병은 그래도 빨리 나았다. 이듬해인 세종 21
년 7월 세종은 임질이 나았다며 친히 말을 타고 제릉(齊陵, 태조의 첫 부인인
신의왕후의 무덤)을 다녀온다. 그리고 피곤하면 도지고 좀 쉬면 낫는다는
이야기도 덧붙인다.

　앞에서 이야기한 것처럼 풍질, 풍습도 세종을 괴롭혔다. 세종 24년의
기록에 따르면 세종은 이것을 건습(蹇濕)이라고 표현했다. 건(蹇)은 절름
발이, 습(濕)은 관절염 증후를 가리킨다. 일종의 고관절염에 가깝다.『동
의보감』에서 풍습은 "뼈마디가 안타깝게 아프거나 오그라들면서 어루
만지면 몹시 아프다."라고 기술하는데, 관절 류머티즘과 유사하다. 그렇
다면 정말 류머티즘이었을까?

　세종 13년 8월 18일 왕은 김종서를 불러 자신의 풍질에 대해 이렇게
설명한다. "내가 풍질을 앓은 까닭을 경은 알지 못할 것이다. 저번에 경
복궁에 있을 적에 2층 창문 앞에서 잠이 들었는데 갑자기 두 어깨 사이
가 찌르는 듯 아팠다. 이튿날 다시 회복되었다가 4, 5일을 지나서 또 찌
르는 듯이 아프고 지금까지 끊이지 아니하여 드디어 묵은 병이 되었다.
그 아픔으로 30세 전에 매던 띠가 모두 헐거워졌다." 이때가 30대 중반

인데 상당히 일찍부터 관절 류머티즘을 앓은 셈이다.

이 증상은 반복돼서 나타난다. 세종 17년에는 다시 한번 증상을 호소한다. "내가 궁중에 있을 때는 조금 불편하기는 하나 예(禮)는 행할 수 있다고 생각했는데, 지금은 등이 굳고 꼿꼿하여 굽혔다 폈다 하기가 어렵다." 중국 사신의 전별연이라는 중요 행사에도 불참하고 만다. 세종 21년에는 "내가 비록 앓는 병은 없으나 젊을 때부터 근력이 미약하고 또 풍질로 인한 질환으로 서무를 보기 힘들다."라고 토로한다. 세종 24년에는 "나의 병은 만약 몸을 움직이고 말을 하면 찌르는 것 같은 아픔이 심하므로 2, 3일 동안 말을 않고 조리하고자 한다."라고 했다. 이런 증상은 근막 통증 증후군처럼 다른 조직의 움직임이 통증을 유발하는 특이한 질환이다.

이런 증상을 종합해 분석하면 지금의 강직성 척추염 증상과 유사하다. 강직성 척추염은 척추 관절 뼈의 인대와 힘줄이 유연성을 잃고 딱딱해지면서 운동성이 제한된다고 해서 붙여진 병명이다. 류머티즘과 유사하며 보통 청년기 남성에게 발병하는 자가 면역성 질환이다. 인체의 조직과 기관, 조직과 조직 사이를 이어 주는 결합 조직에 잘 생기는 전신성 염증 질환이기도 하다. 주로 척추 관절을 중심으로 질환이 나타나지만 다른 결합 조직에도 침범한다. 눈에 공막염, 포도막염, 홍채염을 유발하기도 하고, 근막 통증 증후군, 천장 관절염(고관절염과 유사한 질환)도 일으킨다. 드물지만 강직성 척추염 말기엔 엉덩이에서 허벅지와 다리로 내려오는 하지 쪽 말초 신경계가 마비되고 대소변을 제대로 보기 힘들어지는 마미(말총) 증후군(Cauda equina syndrome)이 나타나기도 한다. 병이 이 정도로 진척되면 현대에도 수술로 치료할 수밖에 없다.

건습, 임질, 안질, 척추 강직으로 표현된 세종의 여러 증상들은 강직성 척추염 증후군과 부합하는 점이 많다. 이러한 증상들을 유발하는 자가 면역성 질환의 원인은 스트레스다. 어쩌면 세종의 여러 질환들은 이 강직성 척추염 증후군이 진행되는 과정에서 나타난 징후들이었을지도 모른다.

세종은 불행한 가족사를 새로운 왕조의 기틀로 승화시켰다. 그러나 그의 몸은 정직했다. 그가 초인적인 의지와 정열로 녹였을, 너무나도 인간적이었던 슬픔과 연민, 분노와 피로는 스트레스가 되어 몸 곳곳에서 질병으로 변해 꿈틀꿈틀 똬리를 틀었다. 이것이 불이 되어 가슴속을 헤집으며 소갈병이 되었고, 눈으로 치솟아 안질이 되었으며, 하초를 범해 풍습과 풍질로 표현된 강직성 척추염 증후군이 되었다. 결국 이 불길은 심장과 머리를 공격했다.

세종은 숨을 거두기 전해인 세종 31년 12월 3일에 "근자에는 왼쪽 다리마저 아파져서, 일어날 때면 반드시 사람이 곁부축하여야 하고, 마음에 생각하는 것이 있어도 반드시 놀라고 두려워서 마음이 몹시 두근거리노라."라고 한다. 이것은 세종이 어느새 언어 건삽증(言語蹇澀症, 혀가 굳어 말을 못하는 증상)과 심허(心虛) 증상을 보이고 있다는 징후이다. 지금 말로 하자면 심혈관계 질환으로 인한 중풍 전조증에 가깝다. 이 증상은 세종 32년 2월 초에 잠시 호전되었다가, 2월 15일 이후 급격히 악화되었고, 세종은 같은 달 17일에 세상을 떠난다. 이런 점으로 미뤄 보면 기록에는 없지만 세종의 직접적 사인은 중풍일 가능성이 높다.

위대한 리더였던 세종, 그는 한의학의 눈으로 볼 때 너무나도 슬픈 육체를 가진 존재였다.

2장 문종

역사의 물줄기를 바꾼 왕의 질병

왕의 질병은 역사를 바꾼다. 종기는 조선 왕들을 괴롭힌 단골 질병이었지만 문종(文宗, 1414~1452년, 재위 1450~1452년) 이향(李珦)의 종기만큼 확실히 역사를 바꾼 적은 없었다. 문종이 종기로 재위 2년 만에 세상을 등진 사건이 단종-세조 간 권력 쟁탈전의 분수령이 됐던 것이다.

세종 31년 10월 25일 『조선왕조실록』은 세자 이향의 종기에 대해 처음 기록하고 있다. 문종의 나이 36세 때다. "세자에게 등창(背疽)이 생기니, 여러 신하를 나누어 보내 기내의 명산, 대천과 신사, 불우에 빌게 하고, 정부, 육조, 중추원에서 날마다 문안드리게 했다." 실록 기록에 따르면 이 종기는 그래도 금방 나았던 것 같다. 11월 15일의 실록 기사다.

"동궁의 종기는 의원의 착오로 호전되지 못했음에도 불구하고 이를 물은즉, '해가 없습니다.' 하여, 동궁으로 하여금 배표(拜表, 조선 시대에 왕이 중국 황제의 표문을 받던 일)하고 조참(朝參, 한 달에 네 번 중앙의 문무백관이 궁궐의 정전에 모여 임금에게 문안을 드리고 정사를 아뢰던 일)까지 받게 했다니, 걸음걸이에 몸이 피로하여 종기의 증세가 다시 성하게 한 것이었다. 또 실지로서 아뢰지 않아서 갑자기 중함이 이르게 하여 위태로운 증세가 심히 많았으니, 의원의 착오를 어찌 이루 말할 수 있겠느냐, 어쩔 수 없어 생명을 하늘에 맡겼더니, 다행하게도 이제 종기의 근(腫核)이 비로소 빠져 나와, 병세는 의심할 것이 없게 되어, 한 나라의 경사가 이보다 더한 게 없다."

세종은 이 말에서 의원들의 진단 실수와 잘못된 처방을 언급하고 있다. 문종은 나았다는 의원들의 말을 믿고 정사를 보다가 덧나기까지 한다. 만약 완치되지 않았다면 당시 어의들의 목숨은 위태로워졌을지도 모른다. 세자의 등에 난 등창은 그 크기와 모양이 실록에 자세히 기록되어 있다. 다음 해인 세종 32년 1월 26일의 기록을 보자. 세종에게 한번 경고를 들은 의관들의 상세한 보고와 그 속에 감춰진 두려움을 살펴볼 수 있다.

"세자가 작년 10월 12일에 등 위에 종기가 났는데, 길이가 한 자가량 되고 너비가 5, 6치(寸)나 되는 것이 12월에 이르러서야 곪아 터졌는데, 창근(瘡根)의 크기가 엄지손가락만한 것이 여섯 개나 나왔고, 또 12월 19일에 허리 사이에 종기가 났는데, 그 형체가 둥글고 지름이 5, 6치(寸)나 되는데, 지금까지도 아물지 아니하여 일어서서 행보(行步)하거나 손님을 접대하는 것은 의방에 꺼리는 바로서 생사에 관계되므로, 역시 세자로 하여금 조서를 맞이하게 할 수 없습니다."

문종의 등에 난 종기는 지금의 단위로 환산하면 길이가 30센티미터, 너비가 15~18센티미터나 되는 아주 큰 것이었다. 잠시 호전되기도 했지만 12월 19일에 허리에서 재발하기까지 했다. 아무튼 세종 31년의 종기는 완치되었다. 문종은 절체절명의 위기를 넘긴 셈이다. 그러나 이 종기는 그 뒤 다시 재발해 그의 목숨을 위협한다.

여색 멀리하고 효심 깊은 '바른 생활 사나이'

등에 생기는 종기, 즉 등창을 한의학에서는 배저(背疽)라고도 한다. 『동의보감』에서는 종기를 옹(癰)과 저(疽)로 나눈다. "옹은 병이 얕은 곳에서 생기며 급하게 달아오르지만 치료하기 쉽다. 저는 독기가 속에 몰려 있으므로 치료하기 어렵다." 문종의 등창은 안타깝게도 치료하기 어려운 저에 속하는 배저였다.

『동의보감』은 옹저가 생겨 생명이 위험할 수 있는 곳을 다섯 곳으로 분류한다. 그중 한 부위가 바로 등이다. 『동의보감』은 등 부위에 생긴 등창의 원인을 이렇게 지적한다. "등은 방광경과 독맥이 주관하는 곳으로, 오장은 다 등에 얽매어 있다. 혹 독한 술이나 기름진 음식을 많이 먹거나 성을 몹시 내고 성생활을 지나치게 하여 신수(腎水)가 말라서 신화(腎火)가 타오르면 담이 엉키고 기가 막히는데 독기가 섞이면 아무데나 옹저가 생긴다."

문종은 술이나 기름진 음식을 좋아하고 성적으로 문란한 사람이었을까? 문종 2년 2월 14일자 실록의 기사는 그가 아우들에게 한 말을 이렇게 기록하고 있다. "남녀와 음식의 욕심은 가장 사람에게 간절한 것인데 부귀한 집의 자제들은 이것 때문에 몸을 망치는 이가 많다. 내가 매양 아우들을 보고는 순순히 경계하고 타일렀으나 과연 능히 내 말을 따르는지는 알 수가 없다."

문종이 평소 그가 독한 술이나 기름진 음식을 즐겼다고 보기 힘든 대목이다. 문종의 등창은 그의 생활 습관에서 유발된 것이 아닐 것이다. 실록의 문종에 대한 평가도 그의 말과 일치한다. "희로(喜怒)를 얼굴에 나타내지 않았고 음악과 여색을 몸에 가까이 하지 않았으며 항상 마음을 바르게 하여 몸을 수양했다." 문종은 성리학자들이 보기에 이상적인 왕이었다. 바른 생활 사나이였던 셈이다. 그러나 성리학적 바른 생활이 꼭 건강한 생활은 아니다. 건강은 여러 가지 요건들이 정합적으로 잘 맞아 떨어져 균형을 이룰 때 유지되는 것이다. 우리는 실록에서 이 바른 생활 사나이의 건강에 적신호가 켜진 시점을 확인할 수 있다. 바로 모후와 부군의 죽음과 국상이었다.

실록은 문종의 효성을 다음과 같이 묘사하고 있다. "임금의 성품이 지극히 효성이 있어 양궁(兩宮, 왕과 왕비를 아울러 이르는 말)에 조금이라도 편안치 못한 점이 있으면 몸소 약 시중을 들어서 잘 때도 띠를 풀지 않고 근심하는 빛이 얼굴에 나타났다. 세종이 병환이 나자 근심하고 애를 써서 그것이 병이 되었으며 상사를 당해서는 너무 슬퍼하여 몸이 바싹 야위셨다. 매양 삭망절제에는 술잔과 폐백을 드리고는 매우 슬퍼서 눈물이 줄줄 흐르니, 측근의 신하들은 능히 쳐다볼 수 없었다. 3년을 마치도록 외전(外殿)에 거처하셨다."

깊은 효성, 어버이를 잃은 것에 대한 지나친 슬픔, 예법을 철저하게 지킨 3년상, 그리고 치료하기 어려운 곳에 난 종기가 결합해 그의 몸의 균형을 흩어 놓고 죽음으로 이끌어 갔다.

세종의 안질을 치료하기 위해 전복을 바친 효성

문종의 효심은 놀라운 것이었다. "세종께서 일찍이 몸이 편안하지 못하므로 임금(문종)이 친히 복어(鰒魚, 전복)를 베어서 올리니 세종이 맛보게 되었으므로 기뻐하여 눈물을 흘리기까지 했다. 후원에 앵두를 심어 무성했는데 익은 철을 기다려 올리니 세종께서 반드시 이를 맛보고 기뻐하시기를 외간에서 올린 것이 어찌 세자가 손수 심은 것과 같을 수 있겠는가 했다."

여기서 복어는 전복으로 우리가 알고 있는 복어와 다르다. 참복과에 속하는 물고기인 복어는 실록에서 하돈(河豚)이라고 적고 있다. 예를 들어 세종 6년 실록 기록을 보면 하돈이 복어라는 것을 명확하게 알 수 있다. "형조에서 계하기를, 전라도 정읍현의 정을손이 그의 딸 대장과 후처 소사가 음란한 행실이 있으므로 이를 구타하고, 또 대장의 남편 정도를 구타하여 내쫓으려고 하니, 도가 하돈의 독을 을손의 국에 타서 독살했는데, 소사와 대장은 이것을 알면서 금하지 아니했습니다. 도는 옥중에서 병사했으니, 소사, 대장만 율에 의하여 능지처사(陵遲處死, 능지처참)하소서."

세종은 오랫동안 소갈증과 안질로 고생했다. 한의학적으로 전복은 안질 치료에 도움이 되는 음식이다. 전복은 간의 열을 내리면서 눈을 보호하는 약재이기 때문이다. 한의학에서 간은 봄과 나무를 상징한다. 영어로 봄은 'spring'이다. 봄은 만물을 용수철처럼 튀어 오르게 하는 에너지로 충만하다. 이처럼 간의 본질은 튀어 오르는 양기다. 이 양기가 지나쳐 눈으로 치솟아 눈에서 불꽃으로 이글거리다 심해지면 눈을 망가뜨려 안질이 생긴다. 눈은 간의 거울이기 때문이다.

한의학에서는 눈을 불의 통로라고 본다. 어두운 밤길에서 고양이를 보면 눈이 파랗게 타오르는 것도 그 때문이다. 간 질환으로 발생한 분노와 초조함의 화병은 불의 통로에 불을 더해 안 신경을 위축시킨다. 화는 위로 상승하면서 어지럼증을 일으키고 혈압을 상승시킨다.

전복은 음(陰)의 음식이다. 생긴 모양도 그렇지만 만지면 수축하는 움직임과 탄력 있는 육질이 응축된 음의 성질을 띤다. 전복의 음기는 튀어오르려는 양기를 진정시키고 열을 내린다. 간에서 치솟아 올라온 화를 잠재울 수 있는 것이다. 한의학에서는 바로 이런 힘이 간 질환으로 생긴 두통을 줄여 주고, 혈압을 내리면서 눈을 밝혀 준다고 봤다.『본초강목』은 눈병 중에도 전복이 특히 효험이 있는 증상을 구체적으로 지목하고 있다. "햇빛을 보면 눈이 시리거나 공포스러운 사람은 전복을 국화꽃과 같이 달여 먹으면 좋다."

일반적으로 안질 치료를 할 때에는 전복의 살을 먹지만 시력을 개선하는 효과는 전복 껍데기가 더 크다. 전복 껍데기를 석결명(石決明)이라고 한다. 전복 껍데기를 보면 작은 구멍이 있음을 알 수 있는데, 보통 9개의 구멍이 있다고 해서 전복을 구공라(九孔螺)라고 부르기도 한다.『본초강목』에서는 전복 껍데기에 구멍이 7개나 9개 있는 것은 괜찮지만 10개 있는 것은 약재로 사용하지 말라는 당부가 기록되어 있다. 옛날 우리나라와 중국에서는 10(十)을 완전한 수로 여겼다. 하지만 완전이라는 것은 관념 속에는 존재하지만 현실에는 존재하지 않는다. 그래서 무용지물인 것으로 여겼다. 10을 가능하면 피한 것도 이런 이유에서였다.

아무튼 전복 껍데기는 불에 데워서 썼는데 달군 전복 껍데기를 가지고 눈 찜질을 하는 것만으로도 효험이 있었다. 눈 주위 혈관과 근육이 확장되고 이완되기 때문이다. 전복 껍데기는 겉은 거칠고 울퉁불퉁하지만 속은 오색으로 영롱하게 빛난다.『본초강목』에서는 전복의 효능을 바로 이런 형태적 특징에 비유하면서 풀이한다. "석결명은 담이라는 불순물과 열로 인한 거친 허물이 가리는 현상을 없애고(각막의 노화나 위축) 찬란하게 빛이 나는 밝은 시력을 회복하는 데 약효가 있다."

세종을 고생시킨 소갈이라는 병명도 열이 몸속을 태워서 갈증을 유발한다는 뜻이고 보면 음적인 에너지를 가진 전복은 세종에게 좋은 약선 요리가 되었을 것이다. 수많은 음식 재료 중에서 아버지 병에 좋은 전복을 골라 직접 잘라 드렸다니 문종의 효성을 짐작할 만하다.

소갈, 건습, 종기, 안질 등을 앓은 세종은 말 그대로 걸어 다니는 종합병원이었다. 병이 꼬리에 꼬리를 물 듯 계속되자 세종은 세종 24년 7월 28일 황태자를 정무에 참여시킨 중국 당나라의 전례에 따라 첨사원의 설치를 명한다. 그리고 세종 25년 계조당을 만들어 세자인 문종에게 섭정(대리 청정)을 맡긴다. 이후 세종 32년까지 8년 넘게 문종은 실질적인 왕 노릇을 한다. 사실 세종 말년에 이루어진 한글 창제에서 측우기 발명, 육진 개척 마무리까지 여러 업적들이 문종의 주도하에 이루어졌다.

독점욕 강했던 첫 부인 휘빈 김 씨

문종을 죽인 종기의 원인을 한 걸음 더 파고 들어가 보자. 등창은 옹저의 일종이다. 옹저가 생기는 원인에 대해서 『동의보감』은 이렇게 설명하고 있다. "분하고 억울한 일을 당하거나 자기의 뜻을 이루지 못하면 흔히 이 병이 생긴다." 문종은 조선의 왕 중 몇 안 되는 적장자 계승의 왕이었다. 정통성 문제가 전혀 없었다. 그러나 그에게는 불행한 가정사가 있었다. 문종은 부인들과 두 번은 생이별하고, 한 번은 사별해 세 번이나 홀아비가 되어야 했던 불행한 왕이었다.

실록은 세종 11년 7월 20일 세종이 문종의 첫 번째 부인이었던 휘빈 김 씨를 폐비했다고 기록하고 있다. 휘빈 김 씨는 상호군 김오문의 딸이 었는데, 김오문은 태종의 후궁인 명빈 김 씨와 남매지간으로 왕실과는 인척 관계였다. 명문가의 딸이었던 셈이다. 무엇이 문제였을까? 세종의 말이다.

　　"내가 전년에 세자를 책봉하고, 김 씨를 누대 명가의 딸이라고 하여 간택하여서 세자빈을 삼았더니, 뜻밖에도 김 씨가 미혹시키는 방법으로써 압승술(壓勝術, 주술을 쓰거나 주문을 외어 화와 복을 비는 일)을 쓴 단서가 발각되었다. 과인이 듣고 매우 놀라 즉시 궁인을 보내어 심문하게 했더니, 김 씨가 대답하기를, '시녀 호초가 나에게 가르쳤습니다.' 하므로 곧 호초를 불러 들여 친히 그 사유를 물으니, 호초가 말하기를, '거년 겨울에 주빈(主嬪, 휘빈 김 씨)께서 부인이 남자에게 사랑을 받는 술법을 묻기에 모른다고 대답했으나, 주빈께서 강요하므로 비(婢, 시녀)가 드디어 가르쳐 말하기를, '남자가 좋아하는 부인의 신발을 베어다가 불에 태워서 가루를 만들어 가지고 술에 타서 남자에게 마시게 하면, 내가 사랑을 받게 되고 저쪽 여자는 멀어져서 배척을 받는다 하오니, 효동. 덕금 두 시녀의 신발을 가지고 시험해 보는 것이 좋겠습니다.' 했다.' 했는데, '효동, 덕금' 두 여인은 김 씨가 시기하는 자이다. 김 씨는 즉시 그 두 여인의 신을 가져다가 자기 손으로 베어내 스스로 가지고 있었다. 이렇게 하기를 세 번이나 하여 그 술법을 써 보고자 했으나 그러한 틈을 얻지 못했다고 한다. 호초가 또 말하기를, '그 뒤에 주빈께서 다시 묻기를, '그 밖에 또 무슨 술법이 있느냐.'고 하기에 비가 또 가르쳐 말하기를, '두 뱀이 교접할 때 흘린 정기를 수건으로 닦아서 차고 있으면, 반드시 남자의 사랑을 받는다.' 했습니다.'"

세자빈인 휘빈 김 씨가 문종의 사랑을 얻기 위해 몸종에게 남편의 사랑을 얻을 수 있는 주술에 대해서 물었고, 배운 대로 주술을 시행했던 것이다. 문종과 휘빈 김 씨의 부부 관계에 문제가 있었던 것 같다. 그렇지만 궁중에서 주술 행위는 금지된 것이었다.

조선 왕실 최초의 레즈비언 스캔들

문종의 두 번째 부인은 조선 왕실 최초의 레즈비언 스캔들의 주인공인 순빈 봉 씨다. 휘빈 김 씨를 폐하고 창녕 현감을 지낸 봉여의 딸을 세자빈으로 삼는데, 이 순빈 봉 씨가 궁중에서 여종 소쌍과 동성애 스캔들을 일으킨 것이다. 다음은 세종 18년 10월 26일자 기사에 기록된 세종의 말이다.

"내가 중궁과 더불어 소쌍을 불러서 그 진상을 물으니, 소쌍이 말하기를, '지난해 동짓날에 빈께서 저를 불러 내전으로 들어오게 하셨는데, 다른 여종들은 모두 지게문 밖에 있었습니다. 저에게 같이 자기를 요구하므로 저는 이를 사양했으나, 빈께서 윽박지르므로 마지못하여 옷을 한 반쯤 벗고 병풍 속에 들어갔더니, 빈께서 저의 나머지 옷을 다 빼앗고 강제로 들어와 눕게 하여, 남자의 교합하는 형상과 같이 서로 희롱했습니다.' 했다."

여기에다가 실록은 봉 씨가 질투심이 많고 아들을 낳지 못했으며 남자를 그리는 노래를 불렀다고 적어 놓고 있다. 며느리의 스캔들을 입에 담자니 세종은 얼마나 곤혹스러웠을까?

세 번째 세자빈은 권전의 딸로 이미 문종의 딸을 낳았던 후궁이었다. 휘빈 김 씨와 숙빈 봉 씨가 폐해진 후 세자빈으로 책봉되었다. 문종은 다른 후궁을 세자빈으로 삼고 싶어했던 것 같지만 딸이라도 한 번 낳았다는 게 높은 점수를 받은 것 같다. 세자빈이 된 권 씨는 마침내 세종 23년 7월 23일에 아들(훗날 단종)을 낳는다. 세종은 원손을 얻은 기쁨에 대사면령을 내린다. 문제는 사면령을 발표하는 교지를 다 읽자마자 의전용 촛불인 대촉이 갑자기 땅에 떨어진 것이다. 불길한 조짐이었을까, 권 씨는 아들을 낳은 바로 이튿날 세상을 떠난다. 24세였다.

세종은 세자빈이 죽은 다음 날 동궁전을 헐어 버린다. "궁중에서 모두 말하기를, '세자가 거처하는 궁에서 생이별한 빈이 둘이고, 사별한 빈이 하나이니, 매우 상서롭지 못하다. 마땅히 헐어 버려 다시 거기에 거처하지 말게 하자.'라고 한다."

세 번이나 홀아비 신세가 된 문종이 느꼈을 심적인 고통과 답답함은 어땠을까? 그러나 유학적 군주 문종은 그 기쁨과 슬픔을 밖으로 표현하지 않고 스스로 삭였으니 그 마음속의 화가 어땠을지 짐작이 간다. 혹시 이 화가 종기로 분출된 것은 아닐까?

거듭해서 나는 종기

세종이 승하한 사흘 뒤인 문종 즉위년 2월 20일 문종의 종기 증세는 악화일로를 걷는다. 그 전해(세종 31년)에 난 종기가 나은 지 얼마 안 되었는데 종기가 또 발생한 것이다. 황보인, 정인지 같은 대신들은 여막(廬幕, 궤연 옆이나 무덤 가까이에 지어 놓고 상제가 거처하는 초막) 살이와 빈객 접대를 하지 말라고 극구 말린다. 종기의 증세가 심해 회복을 가늠하기 힘들었다는 뜻이다. 다행히도 이때의 종기는 어느 정도 회복되었다. 즉위년 3월 17일, 22일, 4월 6일, 5월 4일의 기록을 보면 종기에 딱지가 생기면서 아물어 가자 문종은 세종의 빈전으로 가려 하고 승지와 대신 들은 만류하는 것으로 서로 옥신각신하는 모습을 계속 볼 수 있다. 그래도 이런 실랑이는 행복한 것이었을지도 모른다.

이듬해인 문종 1년 8월 8일 다시 허리 밑에 작은 종기가 생긴다. 11월 14일과 15일에는 종기가 쑤시고 아프면서 두통까지 유발한다. 이런 와중에 등장한 것이 거머리 요법이다. 11월 16일 문종은 이렇게 말한다. "어제 아침에는 차도가 있더니, 어제 저녁에는 쑤시고 아파서 밤에 수질(水蛭)을 붙인 뒤에는 약간의 가려움은 있으나, 어제 저녁 같지는 않다." 여기서 수질이 바로 거머리다. 이후 종기가 많이 회복되면서 정무를 다시 볼 수 있게 된다.

거머리를 이용한 종기 치료를 『동의보감』에서는 기침법(蜞針法)이라고 한다. "종기가 생겨서 점차 커질 때 물에 적신 종이 한 조각을 헌데에 붙여 먼저 마르는 곳이 있는데 그곳이 바로 종기의 꼭대기다. 그곳을 먼저 물로 깨끗하게 씻어서 짠 기운이 없게 한 다음 큰 붓대 1개를 종기 중심에 세워 놓고 그 속에 큰 거머리 한 마리를 집어넣는다. 다음 찬물을 자주 부어 넣으면 피와 고름을 빨아 먹는다. 그러면 헌데가 생긴 곳의 피부가 쭈글쭈글해지고 허옇게 된다. 옹저의 피고름을 빨아먹은 거머리는 반드시 죽게 되어 있는데 물에 넣으면 다시 살아난다." 다만 이런 방법은 종기의 독이 심하지 않은 경우에만 써야 하고, 심할 때에는 오히려 피만 빨려서 이롭지 않다고 경고한다.

거머리 치료는 임시방편이었던 것 같다. 다시 문종 2년 4월 23일 왕은 자신의 질병에 대해서 언급하며 회례연 잔치를 중지할 것을 명한다. 그래도 이렇게 덧붙인다. "내 병은 급하지는 않으니 그 증세를 살펴보아서 26일에는 내가 마땅히 친히 나가겠다." 일벌레라고 해야 할 정도로 성실한 왕이다. 이후 4월 24일, 5월 3일에 다시 종기 문제가 실록에 기록되기 시작한다. 종묘사직에 기도를 올리게 하지만 증세는 악화일로를 걷는다. 당시 일본에서 사신이 왔지만 만나지도 못하고 정무를 모두 정지한 채 병이 낫기만을 기다린다.

당시 문종의 종기를 책임지며 진료한 의사는 어의 전순의였다. 『식료찬요』, 『산가요록』, 『의방유취』 같은 국가 편찬 의서들을 지은 최고의 명의였다. 세종 때 일본에서 사신 일행으로 온 숭태라는 중이 의술에 정통하다고 하자 흥천사에 모셔 놓고 전순의로 하여금 직접 가서 의학 기술을 배워 오게 할 정도로 국가에서 기른 인재이기도 했다.

5월 5일 전순의는 "임금의 종기가 난 곳이 매우 아프셨으나 저녁에 이르러 조금 덜하고 농즙이 흘러나왔으므로 두탕(豆湯)을 드렸더니 임금이 음식의 맛을 조금 알겠다고 하셨다."라면서 임금의 환후가 호전되었다고 알린다. 5월 8일에는 전순의가 "임금의 종기가 난 곳은 농즙이 흘러나와서 지침(紙針)이 저절로 뽑혔으므로 찌른 듯이 아프지 아니하여 평일과 같습니다."라고 다시 한번 청신호를 켠다.

지침은 종기 사이에 꽂아둔 종이 심지로 추정된다. 『동의보감』의 종이 심지에 대한 기록은 이렇다. "침을 찔러 고름이 나오지 않으면 건강한 환자는 털심지를 꽂아 넣고 허약한 환자는 종이 심지를 꽂아서 계속 고름이 나오게 해야 한다. 만일 부은 것이 내리지 않고 아픈 것이 멎지 않으면 빨리 고름을 빼낸 다음 탁리(托裏, 농을 밖으로 밀어내는 치료법)하는 탕약을 먹어서 원기를 돋우어야 한다." 실제로도 종이 심지가 빠지고 나자 전순의와 대신들은 탁리의 방법을 준비한다.

당시의 기록을 보면 허후가 5월 12일 종기의 차후 조리법을 조목조목 설명한다. "큰 종기를 앓고 난 후에는 3년에 이르러서야 비로소 완전 회복이 되니, 조심하지 않을 수가 없습니다. 지금 이 종기 난 곳은 날로 차도가 있으니 신 등은 모두 기뻐함이 한이 없습니다. 다시 날로 조심을 더하시고 움직이거나 노고하지 마시어서 임금의 몸을 보전하소서. 또 듣건대, 전하께서 조금 갈증이 나면 냉수를 좋아하신다 하니, 무릇 종기가 갈증을 당기는 것은 이것이 그 보통의 증상입니다. 갈증을 그치게 하는 방법은 약을 먹어서 속을 덥게 하는 것과 같은 것이 없습니다." 그리고 탁리 처방의 대표적 약물인 십선산(十宣散)을 처방한다.

『동의보감』에도 십선산의 탁리 효과를 설명한 조문이 있다. 그런데 이 조문에서는 종기 증상이 갑자기 악화돼 위험해지는 경우도 경고하고 있다. "종기가 초기에는 도드라져 올라오며 부었다가 5~7일이 되면 갑자기 꺼져 들어가서 편평해지는 것은 속으로 몰리는 증상이다. 이때는 빨리 내탁산(內托散)과 속을 보하는 약을 써서 장부를 보하여 든든하게 해야 한다. 막을 뚫고 들어가는 것은 제일 나쁜 증상이다. 막이 뚫리면 열에 하나도 살 수 없다."

문종 2년 5월 14일 전순의가 은침으로 종기를 따서 농즙을 짜내었다. 두서너 홉의 농을 짜냈다고 하는데 360시시 정도의 엄청난 양이다. 전순의는 의정부와 육조에 "임금의 옥체가 어제보다 나으니 날마다 건강이 회복되는 중이다."라고 보고한다. 과연 그랬을까?

꿩고기 올렸다고 탄핵된 어의

전순의나 신하들의 바람과는 달리 5월 14일 문종은 세상을 달리했다. 향년 39세였다. 호전되고 있다는 보고만 믿다가 갑작스러운 문종의 죽음을 마주한 조정의 대소 신료들은 망연자실했다. 대사헌 기건은 전순의를 강력하게 탄핵했다.

"대저 독이 있는 종기는 처음에 그 미미하게 나타나며 등에 있는 것은 더욱 독이 있다는 것을 모든 사람들이 알고 있는 터인데도 이에 말하기를, '해가 없다.'고 했으니, 그 죄를 용서할 수 없는 것의 첫째입니다. 몸의 기운을 피로하게 움직이는 것은 등창에서 크게 금하는 것인데도 이를 아뢰지 아니했으니, 그 죄를 용서할 수 없는 것의 둘째입니다. 식물(食物)의 성질이 반드시 병과 서로 반대되면 해로움이 있는 것인데 꿩고기 같은 것이라면 등창에서 크게 금하는 바인데도 날마다 꿩고기 구이를 드렸으니, 그 죄를 용서할 수 없는 것의 셋째입니다. 등창에서는 농하여 터지는 것을 귀하게 여기는데, 그것이 농하지 아니했는데 이를 침으로 찔러서 그 독을 더하게 했으니, 그 죄를 용서할 수 없는 것의 넷째입니다."

꿩고기 구이를 수라에 올린 것은 『식료찬요』를 지은 식치의 일인자 치고는 큰 실수였다. 『본초강목』은 꿩고기를 이화(離火)의 음식으로 규정한다. 닭과 꿩은 같은 종류이기 때문에 꿩을 야계(野鷄)라고 하는데 쪄서 요리를 하면 꿩은 색깔이 붉어진다. 따라서 오행으로 봤을 때 화의 음식이라는 것이다. 불기운의 날인 병화일(丙火日)에는 아예 먹지 못하도록 금기시할 정도였다.

종기는 본래 피가 심하게 뜨거워져 생기는 것으로 한의학에서는 화의 작용으로 본다. 이런 질병을 악화시킬 위험이 있는 음식을 수라에 올리다니, 어의 전순의로서는 있을 수 없는 실수를 한 셈이다. 특히 봄에 꿩고기를 먹는 것은 치질과 부스럼, 습진 같은 부작용을 유발한다. 마침 이때는 문종이 치질을 앓은 시점이었다. 결국 탄핵을 받은 전순의는 어의에서 전의감 청지기로 전락한다.

문종은 안질도 앓았다. 문종 1년 8월 3일 임금이 열이 있어 발운산(撥雲散) 처방을 한다. 발운산은 풍독이 치밀어 올라 눈이 잘 보이지 않고 예막(瞖膜)이 가리며 가렵고 눈물이 많이 나오는 것을 치료하는 처방이다, 5일 후에 완치되었다고 한 것을 보면 일과성 질환이었던 것 같다.

아무튼 문종은 종기로 세상을 떠났다. 고명 대신들에게 어린 단종을 맡기기는 했지만 호랑이 같은 동생을 어찌하지는 못했다. 그리고 역사는 바뀌었다. 『동의보감』에서는 종기의 원인을 "분하고 억울한 일을 당하거나 자기의 뜻을 이루지 못하면 흔히 이 병이 생긴다."라고 설명한다. 술과 여색을 가까이 하지 않고 부지런히 일하며 오직 성군의 길을 가고자 했던 문종에게 억울하고 분한 일은 무엇일까? 또 이루지 못해 노심초사했던 일은 무엇이었을까? 세 번이나 홀아비 신세가 되어야 했던 불행한 가정사였을까? 아니면 호심탐탐 권력을 노리는 동생들과의 권력 게임이었을까? 그것도 아니면 연달아 세상을 떠난 어머니와 아버지에 대한 그리움이었을까?

우리로서는 알 길이 없다. 다만 문종의 삶과 죽음은 건강이 위대한 정신이나 도덕적, 역사적 업적에 있는 것이 아니라 매일매일 구체적인 현실 속에서 몸과 마음의 균형을 잡는 데 있음을 분명하게 보여 준다.

3장 태종과 세조

질병으로 읽는 매정한 권력자들의 속마음

조선 건국을 위해 악역을 마다하지 않았고, 건국 이후에도 왕권 중심의 권력 체제를 세우기 위해 피의 숙청을 단행했던 조선 제3대 임금 태종(太宗, 1367~1422년, 재위 1400~1418년) 이방원(李芳遠)은 어떤 사람이었을까? 아니 어떤 체질이었을까? 많은 이들이 텔레비전 드라마 「용의 눈물」에서 태종 역할을 한 탤런트 유동근의 후덕한 인상을 떠올리겠지만 사실은 다르다.

태조 3년 6월 1일, 정안군 이방원은 명나라 황제의 조선에 대한 의구심을 풀기 위해 사신으로 떠난다. 태조 이성계는 눈물을 글썽거리며 이렇게 말한다. "너의 체질이 파리하고 허약해서 만 리의 길을 탈 없이 갔다가 올 수 있겠는가?" 여말선초 격변의 건국 현장을 누비며 정도전 등 노련한 건국 공신들을 숙청하고 친형제인 경쟁자들을 물리치고 왕위에 오른 태종은 의외로 파리하고 허약한 체질이었음을 아비의 말로 확인할 수 있다.

성격은 강명, 체질은 허약했던 태종

태종의 성격은 강명(剛明)했다. 강(剛)은 성격이 칼처럼 날카로웠다는 이야기고 명(明)은 머리가 명철했다는 뜻이다. 태종이 상왕으로 물러앉은 세종 2년 10월 28일의 기록에 이 강명하다는 말이 나온다. "일찍이 의원 원학이 상왕전에 시종했으므로, 상왕이 종하가 의술에 매우 능하다는 말을 듣고, …… 원학을 보내어 종하를 부르니, 종하가 상왕의 강명함을 꺼려서 가까이 모시기를 원하지 아니하고 자신할 만한 경험이 없다 하여 나가지 아니하니, …… 곧 의금부에 내려 신문한즉, 종하가 말하기를, '상감께서 명철하오신데 만일에 방서(方書, 의학 서적)를 물으시면 어찌 대답하오리까. 그래서 가지 못했나이다.' 하므로, 곧 대역죄로 논죄하여 참형에 처하고 그 가산을 적몰했다."

실록 기록에 따르면 조선 500년 역사에서 진료하기를 꺼렸다가 참형에 처해진 유일한 의원이 바로 이 정종하인데, 이 에피소드에서 태종의 강명함이 어떤 의미인지 충분히 짐작할 수 있다. 명철하면서 고금의 서적에 능통했던 태종은 의학에 대해서도 해박했던 것 같다. 실록에는 태종이 의학에 대해 논평하는 에피소드가 몇 개 남아 있는데, 한마디로 "의원들, 공부 좀 더 해라."는 오만이 느껴질 정도다.

태종 15년 1월 16일 궁중에서 여남은 살 되는 아이가 병이 나자 조청이라는 의원이 약을 지었는데 어른 분량의 약을 지었다. 소아는 약 분량을 반만 짓게 되어 있었으므로 왕은 몇 살까지를 소아로 규정하는지 물었다. 조청이 5, 6세까지를 소아라고 한다고 대답했다. 그러자 『천금방』이라는 책을 찾아 2, 3세를 영아(嬰兒)라 하고 10세까지를 소아(小兒)라하고 15세는 소아(少兒)라고 구분한다는 사실을 직접 보여 주고 조청의 견해가 틀렸음을 납득시킨다.

또 그날 파고지(破古紙)에 대한 이야기도 나눈다. 파고지는 『동의보감』에서 신장의 기능이 떨어져서 정액이 절로 나오고 허리가 아프며 무릎이 차고 음낭이 축축한 것을 치료하는 성 기능 개선제로 거론되는 약물이다. 이름 자체가 오래된 문창호지를 뚫는다는 뜻을 지녀 벽지와 착각하는 사람도 있었던 것 같다. 도벽지(塗壁紙)를 파고지라고 우기는 의관을 보고 태종은 의관들이 의서에 밝지 못하다고 지적한다.

사병을 혁파하고 대간과 사관 등 조선 시대의 언론 기관이 독립적인 역할을 할 수 있도록 조직을 정비하고 힘을 실어 주었으며 고려 말부터 이루어지고 있던 전제 개혁을 어느 정도 마무리해 조선의 실질적 창업 군주로 평가받기도 하는 태종은 왕으로서 궁중에 갇혀 살아야 하는 생활을 그리 좋아하지 않았던 것 같다. 태종 2년 9월 19일의 기록은 그가 궁중 생활을 얼마나 힘들고 답답해했는지 잘 보여 준다. "금년에는 종기가 열 번이나 났다. 의자(醫者) 양홍달에게 물으니 말하기를, '깊은 궁중에 있으면서 외출하지 아니하여, 기운이 막혀 그런 것이니, 탕욕(湯浴)을 해야 된다.'고 했다." 외출하지 못해 종기가 날 정도로 몸이 근질거린다는 말이다. 궁궐을 빠져나가기 위해 병 치료 핑계를 댄 셈이라고 볼 수도 있다.

그러나 간관들은 지지 않고 왕의 온천행을 반대한다. 태종은 결국 온천행을 포기하지만 이렇게 쏘아붙여 신하들의 입을 막아 버린다. "간관들이 나는 춘추가 젊어서 반드시 병이 없을 것이라 했는데 그렇다면 20, 30세의 젊은 사람은 반드시 병이 없는가, 간관이 내 병의 치료를 못하게

막으니 나는 가지 않겠다."

온천행이 좌절되자 이번에는 강무를 가겠다고 나선다. 간관들은 다시 한번 반대한다. 강무는 사냥을 통해 무예를 익히는 행사인 만큼 말 달리기를 포함하는데 태종은 말을 빨리 달리는 스피드광이었다. 이날 논의가 끝날 때쯤 태종의 총애를 받던 조영무가 나서서 신하들의 걱정을 대변한다. "여러 아랫사람들이 사냥을 안 했으면 하는 것은 진실로 전하께서 마음대로 말을 달리는 것을 두려워하기 때문입니다."

태종 8년 1월 19일의 기록은 태종이 말을 아주 잘 탔음을 잘 보여 준다. "태상왕(태조 이성계)이 갑자기 풍질을 얻었는데, 임금이 이때에 침구(鍼灸)의 잘못으로 몸을 움직이지 못하다가, 이 소식을 듣고 놀라고 두려워하여 곧 편복으로 대궐 동쪽 작은 문을 나와 말을 달려가니, 시위하는 자들이 모두 미치지 못했다." 아픈 상태에서도 이 정도니 그 승마 실력을 알 만하다.

어의들에게 의술을 가르치던 왕

실록을 보면 태종 13년까지 태종의 질병 이름이 구체적으로 나오지는 않는다. 종종 종기가 났다 없어졌다 한 것 말고는 특기할 만한 큰 병이 없었기 때문일 것이다. 그러나 태종의 병은 태종 8년부터 은밀하게 자라고 있었다. 병으로 몸을 움직이기 어려워진 왕은 세자에게 문소전 제사를 대행하게 하고 날씨가 음산해지자 약주를 올리지 말라고 하는가 하면 고기 반찬을 먹겠다고 청하기도 한다. 결국 태종 13년 8월 11일 태종의 입을 통해 이 병의 정체가 밝혀진다. "내가 본디 풍질(風疾)이 있었는데, 근일에 다시 발작하여 통증이 심하다. 지난밤에 조금 차도가 있었으니, 경들은 우려하지 마라."

풍질 증상이 여러 차례 반복되자 태종의 증상 호소도 좀 더 구체적으로 된다. 같은 해 11월 16일 사관은 "임금의 손이 회복되지 않아 홀을 잡기가 어렵다고 했다."라고 적었고, 6년 뒤인 세종 1년 4월 29일에는 태종의 오른팔이 시고 아리며 손가락을 펴고 구부리는 것에 차도가 있어 속히 돌아갈 것을 명했다는 기록도 나온다. 세종 1년 5월 5일에는 상왕(태종)이 목이 뻐근하고 아파서 돌아가는 길에 관원들이 나타나지 말 것을 부탁한다. 이 증상들을 종합하자면 태종의 풍질은 지금의 목 디스크와 유사한 질환이었다.

풍질에서 풍은 어떤 의미일까? 『황제내경』을 보면 "풍(風)은 기(氣)와 하나인데 빠르고 다급하면 풍이 되고 천천히 질서가 있을 때는 풍이 된다."라고 나와 있다. 여기서 기는 두 가지가 있다. 자연에서 흐르는 대기(大氣)와 인체 내부에서 흐르는 원기(元氣)가 그것이다. 자연의 대기가 풍이 되면 감기 증상을 유발하여 오한과 발열을 가져오고, 내부의 원기가 풍이 되면 뇌혈관 질환이나 관절염 같은 풍병을 일으킨다.

고대 동양에서 명의의 자질이란 바람을 잘 볼 줄 아는 것이었다. 전설적인 중국 동한 시대 명의였던 편작(扁鵲)의 '작(鵲)'은 까치라는 뜻이다. 까치는 집을 지을 때 그해 불어올 바람을 예상해 짓기 때문에 나뭇가지 끝에 지어도 바람에 떨어지는 법이 없다. 편작은 까치처럼 바람을 잘 볼 줄 아는 사람이라는 뜻이다. 한의학에서 바람이 기라는 것을 생각하면, 명의란 기의 흐름을 잘 아는 사람이 된다. 이러한 바람-기 해석은 한의학의 본질과 잘 맞아떨어진다.

내부의 원기가 풍이 되었다면 이 풍은 오장육부 중 어떤 장기와 관계가 있을까? 편작이 지었다고 하는 『난경』에 따르면 풍은 간과 관계있으며 끈기 있게 일을 많이 하거나 화를 자주 내고 기가 흥분해 가라앉지 않으면 간의 혈이 허해지면서 신경통, 신경 마비, 오십견 등의 절육통(節肉痛)이 생긴다고 한다. 애간장을 태우는 것이 풍의 원인이 된다는 뜻이다. 태종의 마음과 몸 속에서 은밀하게 일기 시작한 이 바람은 몇 년 후 태종의 목숨을 갑자기 앗아 가는 광풍이 되었을지도 모른다.

용의 눈물

격변의 건국 현장에서 수많은 피를 뿌리며 애간장을 태웠던 이방원은 과연 그들의 죽음을 어떤 생각을 가지고 바라봤을까? 태종은 스스로 국가 이성으로서 살고자 했다. 갓 태어난 나라를 반석 위에 올리기 위해 자신의 집권을 도와준 공신은 물론이고 형제, 처가, 사가 모두에게서 피를 흘렸다. 그가 개인으로서 감당해야 했던 결단의 무게와 인간적 고통은 엄청났을 것이다.

태종 16년 5월 19일 극심한 가뭄 속에서 기우제를 준비하면서 한 말에서 그 일단을 엿볼 수 있다. "가뭄의 연고를 깊이 생각해 보니 까닭은 다름이 아니라 다만 무인(戊寅)·경진(庚辰)·임오(壬午)의 사건에서 부자·형제의 도리에 어긋남이 있었기 때문이다. 그러나 또한 하늘이 그렇게 한 것이지 내가 즐겨서 한 것은 아니다." 가뭄을 하늘이 자신에게 주는 벌로 생각했다는 뜻이다. 변명일지도 모르지만 내면의 죄의식을 드러내는 일종의 고해인 셈이다. 태종의 풍질은 이 고민과 고통의 결과였을

지도 모른다. (무인년의 사건은 정도전과 이복형제인 이방석 등을 죽인 1차 왕자의 난, 경진년의 사건은 2차 왕자의 난, 임오년의 사건은 동북면과 관서 지역에서 일어난 조사의의 난을 뜻한다.)

태종은 풍질 치료를 위해 약물보다는 온천행을 택한다. "나의 풍질이 약이(藥餌)의 효험이 없으니, 온천에서 목욕하여 병을 고치는 것이 비록 의서에는 보이지 않으나, 내 장차 이천 온천에 가서 목욕하여 시험하려는데, 어떠하겠는가?" 이후 평산 온천을 오갔지만 병은 호전과 악화를 반복했다.

사극 역사에서 걸작으로 평가받는 「용의 눈물」이라는 드라마는 태종의 이 인간적인 고통을 잘 그려 낸 것으로 유명하다. 골육상쟁의 권력 쟁탈 과정에서 흘릴 수밖에 없었던 피눈물을 용의 눈물로 묘사한 것이다. 그러나 우리는 역사 속에서 태종이 흘린 또 다른 눈물을 확인할 수 있다. 보다 인간적인 눈물 말이다. 아마 이것이 진짜 용의 눈물일지도 모른다. 그것은 자신의 막내아들인 성녕대군이 죽었을 때 보여 준 눈물이다.

태종 12년 6월 23일 중궁인 원경왕후 민 씨는 막둥이 아들을 낳았다. 태종은 내의원에서 근무한 어의들에게 상을 후하게 내리는 것은 물론 자신의 감정을 숨김없이 표현했다. "내가 심히 기뻐한다." 그러나 태종 18년 성녕대군은 갑자기 천연두 같은 전염병인 창진(瘡胗)에 걸려 위독해졌다. 14세 때였다. 그가 걸린 병은 종기 모양이 완두처럼 생겼다고 해서 완두창이라고도 했다. 그런데 우리는 이 성녕대군의 치료에서 조선 전기의 의료 실상을 확인할 수 있다.

의학(醫學)의 의(醫)라는 한자는 본래 받침이 유(酉)가 아니라 무(巫)다. 의학의 기원에 무속적, 주술적 요소가 있음을 보여 준다. 고대에 무당은 의사의 역할도 맡는 치유자로 이해되었다. 역사적인 기록도 이런 견해를 반영한다. "지금 세상은 병이 나면 점치고 기도를 드린다. 그러므로 질병이 더욱 심해진다." 『여씨춘추』의 기록이다. 중국 한나라 무제 역시 병에 걸리자 무당을 불러 제사를 지냈다. 병이 나은 뒤 무제는 무당의 권유에 따라 궁궐에 숨어 신하들을 만나지 않고 그림자 정치를 펼쳤다.

조선 전기까지만 해도 전염병 치료는 무당과 의사가 공존하는 영역이었다. 실제로 성녕대군이 걸린 완두창의 예후를 살피고 진단을 의관이 아니라 무당과 점쟁이가 주도했다. 태종은 승정원에 명해 점을 잘 치는 사람을 모아 병의 예후를 알아봤는데 점치는 판수들이 점을 치고 모두 길하다고 예측했다. 이후 세종이 되는 충녕대군도 여기서 등장한다. 청성군 정탁이 주역 점을 쳐서 태종에게 올렸는데 충녕대군이 나와 이것을 풀이해 모두가 감탄했다는 것이다. 당시 충녕대군은 의원들과 함께 밤낮으로 동생 곁에서 병수발을 했다. 그러나 부모형제의 정성과 점의 결과에도 불구하고 성녕대군은 죽고 말았다.

태종은 성녕대군이 놀던 곳을 지켜보기 힘들어 개성으로 이어할 것을 의논하면서 속마음을 내비친다. "내가 옮겨 거둥하고자 하는 것은 나의 애통하고 울울히 맺힌 정을 씻으려는 것이다." 여러 날 곡기를 끊자 수라 들 것을 청하는 신하들에게 이렇게 말한다. "나는 대군이 병을 얻은 날부터 여러 날 옷을 벗고 자지 않았다. 더구나 지금 유명(幽明)의 길이 막혀 있으니 비록 수라를 들려 해도 얼굴 모습이 선하여 잊지 못한다."

그렇다면 어떻게 치료했기에 성녕대군은 창진을 이기지 못하고 어린 나이에 세상을 떠나게 되었을까? 조선 전기의 창진 치료법은 이후 의원들의 죄를 묻는 태종의 하교에서 잘 드러난다. 태종의 강명함을 다시 한 번 확인할 수 있다.

"성녕군의 창진이 발하던 처음에 허리와 등이 아팠는데, 조청, 원학 등이 풍증이라고 아뢰어서 인삼순기산(人蔘順氣散)을 바쳐 땀을 흘리게 했다. 뒤에 의서의 두진문(豆疹門)을 보니, 또한 허리와 등의 아픈 것이 실려 있었다. 또 병이 위독하던 날에 이미 증세가 변하게 되어 안색이 회백색이 되었는데, 박거가 말하기를, '이것은 바로 순조로운 증세입니다. 안색이 황랍색이 되면 최상의 증세입니다.'고 했다. 이 사람들이 비록 고의로 해치려는 생각이 없었다고 하더라도 실로 이것은 마음을 쓰지 않아서 그러한 것이다."

문제가 된 인삼순기산은 풍을 치료하는 약이다. 오한이 나며 뒷머리와 목이 뻣뻣하고 아플 때 허약한 사람들에게 구사하는 처방이다. 땀을 내는 마황과 기를 고르게 하는 진피, 천궁, 백지, 백출, 후박, 길경, 감초, 갈근, 인삼이 들어간다.

한의학에서는 전염병의 원인을 음액(陰液)이 마르면서 건조해져 바이러스나 세균이 인체에 깊이 침투하기 때문이라고 본다. 그래서 음액이 마르지 않도록 보충하는 처방을 해야 한다. 그러나 인삼순기산처럼 땀을 흘리게 만드는 처방은 몸의 음액을 더 마르게 한 셈이니 이러한 치료 방식은 분명 실수였다. 같이 투여한 대금음자(對金飮子)나 감응원(感應元)도 소화기 질환에 사용하는 범용한 처방으로 완두창의 치료와는 거리가 먼 약이었다. 태종은 의원들의 오진과 잘못된 처방을 질타한 것이다.

두진을 전염병인 두(豆) 및 창(瘡)과 일반적인 종기나 발진인 반(癍) 및 진(疹)으로 구분하고 나름 치료한 사람은 허준이 처음이다. 태종 때까지만 해도 의관들의 수준이 낮아 창진을 전염병으로 제대로 인식하지 못했고 그에 맞는 처방을 마련할 수도 없었던 것이다.

무당을 믿고 의사를 믿지 않는 자의 병은 낫지 않는다

성녕대군의 죽음은 조선 한의학의 역사에서 하나의 갈림길이 되었다. 성녕대군의 죽음 이후 태종은 밀교적인 둔갑술 따위로 질병을 치료하는 불교 총지종(摠持宗)에 대한 국가적 지원을 끊어 버렸고, 궁궐에서 종종 불러들이던 판수와 무녀 들도 모두 내쳤다. 또 판수와 무녀 들의 말을 듣고 치료에 최선을 다하지 않았다는 이유를 들어 성녕대군의 치료에 참여한 양홍달 등 당대의 최고의 어의들을 파직하고 의금부에 가두는 등 처벌한다. 또 나중에는 "세상을 혹하게 하고 백성을 속이는 것은 신선과 부처와 같은 것이 없다."라고 말하기까지 했다.

한의학의 역사에서 한의학을 주술로부터 분리하고 합리적 치료의 영역으로 끌어온 이는 역시 편작이다. 그는 "무당을 믿고 의사를 믿지 않는 자의 병은 낫지 않는다."라는 말을 남겼고, 사람 몸의 생리와 병리를 음양 이론에 맞춰 체계적으로 설명했다. 왕실 의료는 조선 의료의 중심이다. 태종은 편작의 말에 따라 왕실 의료에서 불교적, 무속적, 주술적 치유법을 내쫓았다. 그는 조선에 합리적 의료 방식을 정착시킨 최초의 군주였던 셈이다.

태종을 치료한 어의 중 평원해라는 독특한 이력의 소유자가 있다. 일본의 중으로 우리나라에 귀화해 어의로서 태종을 오랫동안 진료했다. 실록에서 태종은 이렇게 그의 공로를 치하한다. "네가 의(義)를 사모하여 귀순해 와서, 내가 잠저에 있을 때부터 지금에 이르기까지 내 곁을 떠나지 아니하며, 증상을 진찰하고 약을 조제하되, 날로 더욱 근신하여 조금도 게을리 하지 않았으며, 또 나라 사람이 병이 있으면 즉시 의료하여 자못 효험이 있었으니, 공로가 상을 줄 만하다." 왜국 중이라고 해서 내치지 않고 받아들여 의사로 쓴 데에는 이런 합리적 태도가 작용했을 것이다.

태종은 어떤 질병으로 사망했을까? 실록은 여기에 대해 한마디도 설명이 없다. 실록에 기록된 세종의 하교를 보면 태종의 병환은 갑자기 생긴 것이 아니라 오래전부터 이어져 온 것으로 보인다. 조선 후기처럼『승정원일기』같은 기록이 남아 있었다면 좀 더 심도 깊은 추적이 가능하겠지만 왜란과 호란, 궁궐의 화재 등으로 왕실 의료 기록이 많이 실전되었다.

세종 4년 4월 22일 태종과 세종은 동교에 나가 매사냥을 구경하고 왔는데 갑작스럽게 태종의 몸이 불편해지면서 위중해진다. 세종은 한글을 창제하고 과학 기술을 발달시킨 명민한 왕이지만 무속과 불교에 심취했음은 앞에서 밝힌 바 있다. 태종의 병환이 심해지자 세종은 주술 중 하나인 성요법(星曜法, 별점을 쳐서 병이 나을지 말지를 예측하는 것)으로 길흉을 점치고 의정부 대신들은 도교 전각과 불전, 그리고 명산에 기도하자고 요청한다. 또 병환이 위독해지자 방위를 피한다고 연화방(지금의 종로구 원남동) 이궁으로 태종을 옮기기도 한다. 그러나 태종은 회복하지 못하고 5월 10일 세상을 떠나고 만다. 56세였다.

실록은 태종의 죽음을 전하는 기사에서 그의 업적을 이렇게 요약하고 있다. "태상왕(태종)은 총명하고 영특하며, 강직하고 너그러우며, 경전과 사기를 박람하여 고금의 일을 밝게 알고, 어려운 일을 많이 겪어 사물의 진위를 밝게 알며, 한 가지 재주와 한 가지 선행이 있는 자도 등용하지 아니한 일이 없고, 선대의 제사에는 반드시 친히 참사하고, 중국과의 교제에는 반드시 정성을 다하고, 재상에게 국사를 위임하고 환관을 억제하며, 상줄 데 상주고, 벌줄 데 벌주되, 친소로 차등을 두지 아니하고, 관직을 임명하되, 연조로 계급을 올려 주지 아니하고, 문교(文教)를 숭상하고 무비(武備)를 닦으며, 검박한 덕을 행하고 사치와 화려한 것을 없애어, 20년 동안에 백성이 편하고 산물이 풍부하여, 창고가 가득 차 있고, 해적들이 와서 굴복하고, 예의가 바르고 음악이 고르며, 모든 법의 강령이 서고 조목이 제정되었다. 성품이 신선과 부처의 도를 좋아하지 아니하고, 사사(寺社)를 개혁하여 노비를 거두고 전답을 감하였으며, 원경 왕태후의 초상에 유학의 예법을 준행하고 불사(佛事)는 하지 아니하였다."

유교 국가의 기틀을 놓은 왕에게 걸맞은 평가라 할 것이다.

줄초상의 공포를 권력으로 누른 세조

조선 제7대 임금 세조(世祖, 1417~1468년, 재위 1455~1468년) 이유(李瑈)는 태종과 비슷하지만 다르다. 할아버지 태종은 한때 자신의 혁명 동지였던 공신들 및 형제들은 물론이고 처가와 사가 사람들까지 숙청했다. 권력 장악과 철혈 정치가 자신과 자기 패거리의 이익을 위한 것이 아님을 증명한 셈이다. 반면 손자 세조는 계유정난을 함께한 공신들에게 토지와 관직, 그리고 권력을 듬뿍듬뿍 나눠 주었고 그들이 그것을 사유화하는 것을 비호했다. 이것은 훗날 훈구파라고 하는 집단을 낳아 조선 중기 정치를 왜곡했다. 집권 과정에서 친형 이방간은 살려주는 등 살육을 최소화한 태종과 달리 세조는 조카 단종은 물론이고 친동생인 안평대군과 금성대군을 죽이고 세종의 후궁으로 서모에 해당하는 혜빈 양 씨도 죽이는 등 친족 살인도 마다하지 않았다.

국가 이성에 충실했던 태종과 권력 욕망에 충실했던 세조. 당연히 세조의 도덕적 정당성은 태종보다 약할 수밖에 없었다. 세조처럼 정당성이 약할 경우 사람을 죽였다는 죄의식은 당연히 공포로 변해 사람 마음을 짓누르기 마련이다.

세조 3년 7월 27일 세조의 큰아들인 의경세자 이장(李暲)이 갑자기 병에 걸렸다. 세조는 그다음 날 중 21명을 모아 경복궁 경회루 아래에서 공작재를 베풀었지만 증세는 호전되지 않았다. 20세의 젊은 세자는 회복하지 못하고 한 달 정도 지난 9월 2일 세상을 등지고 말았다. 둘째인 해양대군 이황(李晄)이 세자가 되고 세자빈으로 한명회의 셋째 딸이 간택되었다. 세조 7년 11월 1일 이번에는 세자빈 한 씨가 병들었다. 세자빈은 11월 30일 원손을 낳고 5일 만에 죽고 말았다. 이 원손 또한 세조 9년 10월 24일에 세상을 떠났다.

육친들의 줄초상은 세조에게 계유정난 이후 집권 과정에서 자신들이 죽인 조카 단종은 물론이고 김종서, 황보인 등 수많은 원혼들을 떠올리게 하기 충분했을 것이다. 일부 호사가들은 이런 점을 확대 해석해 윤색했다. 세조와 관련된 수많은 야사가 그 결과물이다.

세조가 상원사에 묵고 있을 때 문수보살의 도움으로 피부병을 치료했다는 이야기나, 단종의 생모였던 현덕왕후가 세조의 꿈에 나타나 침을 뱉어 피부병이 생겼다는 이야기, 현덕왕후가 저주를 해 의경세자가 일찍 죽었다는 이야기나 이에 노한 세조가 현덕왕후의 무덤을 파헤쳐 관을 강에 버렸다는 이야기 들이 그것이다.

실록에 유사한 이야기가 없는 것은 아니다. 세조 8년 11월 5일의 기록에는 임금이 상원사에 거둥했을 때 문수보살은 아니지만 관음보살이 나타나는 이상한 일이 있어 살인, 강도 이외의 죄를 사면했다는 기사가 있다. 유교 국가의 역사 기록이라고 믿기지 않을 정도다.

현덕왕후에 대한 기록은 세조 3년 9월 7일자 실록 기사에서 살펴볼 수 있다. "현덕왕후 권 씨의 신주(神主)와 의물(儀物)을 일찍이 이미 철거했으니, 그 고명(誥命)과 책보(冊寶)와 아울러 장신구를 해당 관사로 하여금 수장하게 하소서." 하니, 그대로 따랐다는 것이다. 그러나 이것은 단종을 복위시키려는 음모에 가담한 현덕왕후의 친정어머니와 오빠를 사사하면서 현덕왕후까지 연루시켜 폐서인하고 무덤을 옮긴 결과다. 정치적인 행위였지 주술적인 것이 아니었다. 게다가 의경세자는 단종이 죽기 전에 죽었다.

마음속은 어땠을지 모르지만 세조는 평소 자신의 건강을 자신했다. 세조 본인도 스스로를 기운이 세다고 자신했고, 당시의 주위 사람들도 그렇게 인정했다. 세조의 힘과 용맹은 조선 중기의 문인인 차천로가 쓴 『오산설림초고』에 잘 나와 있다.

"세조가 14세 때 한 기생집에서 자다가 기생의 남자가 문을 두드리는 바람에 도망갔다. 문을 두드리는 순간 세조가 놀라 발로 뒷벽을 차는 바람에 벽이 넘어졌다. 곧바로 밖으로 나와 열 길이나 되는 담을 단숨에 뛰어넘었다. 다시 이중의 성벽을 뛰어넘었다." 야담과 설화를 모은 책에 나온 기록이라 과장은 있겠지만 그만큼 세조의 힘이 절륜했음을 보여주는 일화다.

실록에도 비슷한 기록이 있다. 세종 시절 세조가 준마를 타고 급한 언덕에서 달려 내려오다가 말을 멈추지 못하고 말이 두어 길 언덕 아래로 떨어진 적이 있다. 하지만 세조는 몸을 날려 말에서 빠져나와 언덕 위에 우뚝 서 뭇 사람을 놀라게 하고 탄복하게 했다. 또 찬바람이 불어 다른 사람은 모두 핫옷(솜옷)에 갓옷(가죽으로 안을 덴 옷)을 껴입고 귀를 가리고 모전을 뒤집어쓰고도 추위에 떠는데 세조만이 홀로 한 겹의 옷을 입고 팔뚝을 걷고 있어도 손이 불덩이처럼 따뜻해 다른 사람들이 다르게 여겼다고 한다.

그러나 이것은 모두 다 왕이 되기 전의 일이었다. 세자빈과 원손이 죽은 해인 세조 9년 9월 27일 세조는 효령대군에게 이렇게 말한다. "내가 어렸을 때 방장한 혈기로써 병을 이겼는데, 여러 해 전부터 질병이 끊어지지 않으니, 일찍이 온천에 목욕하자 했습니다." 실록은 질병으로만 기록하고 분명한 병명이나 증상은 기록하지 않았다. 그러나 이때를 기점으로 치료 및 의술과 관련된 기록들이 늘어나기 시작한다.

그중에는 의학에 대해 아는 척을 하며 의사들을 한 수 가르치려고 드는 세조의 모습을 보여 주는 장면도 있다. 할아버지 태종과 비슷한 면모다. 세조 9년 12월 27일 왕은 의사를 8종으로 분류하고 그중에 첫 번째로 마음을 고치는 심의(心醫)를 꼽는다.

"무엇을 8종의 의원이라고 하는가 하면 첫째가 심의요, 둘째가 식의(食醫)요, 셋째가 약의(藥醫)요, 넷째가 혼의(昏醫)요, 다섯째가 광의(狂醫)요, 여섯째가 망의(妄醫)요, 일곱째가 사의(詐醫)요, 여덟째가 살의(殺醫)이다. 심의라는 것은 사람으로 하여금 항상 마음을 편안하게 가지도록 가르쳐서 병자가 그 마음을 움직이지 말게 하여 위태할 때에도 진실로 큰 해가 없게 하고, 반드시 그 원하는 것을 곡진히 따르는 자이다. 마음이 편안하면 기운이 편안하기 때문이다.”

자신이 아는 기술이나 처방만을 최고로 여기기 쉬운 의원들의 약점을 정확하게 지적하는 말이다. 충분히 의사 된 사람이라면 새겨들을 만한 경구라고 할 수도 있다. 그러나 이것은 세조의 마음이 스스로 편안하지 않다는 은밀한 고백은 아니었을까? 왜냐하면 의학에 대한 언급이 많아짐에 비례해 세조의 병 이야기도 늘어 가기 때문이다.

온천욕에 대해서도 한수 짚고 넘어간다. 세조 10년 4월 16일 세조는 이렇게 말한다. “내가 지금 온천욕을 시험하여 보니, 그 효력이 신통한 것 같아서 풍습(風濕)의 병이 낫지 않는 것이 없었다. 다만 내가 출입할 즈음에 감풍(感風)이 실로 많아서 예전의 병이 없어지지 아니하고 뒤의 병이 바야흐로 시작되는데, 지나치면 어지럽고, 정도에 미치지 못하면 효험이 없으니 마땅히 기를 가지고 스스로 조절하고 사람의 힘으로 어떻게 할 수가 없는 것이다. 대저 늦봄의 초기에 해가 높이 떠오르고 날씨가 바람기가 없으며, 마침 뱃속이 오히려 부족한 듯하면서 많이 먹고 싶지 않을 때를 틈타 나가서 목욕한다. …… 이 절목을 가지고 길이 양방(良方, 좋은 처방)으로 삼도록 하라.”

한의학에서 습열은 피부 질환을 의미하고 풍습의 병은 대부분 관절병을 가리키는 점을 감안하면 세조는 당시 온천욕으로 신경통을 치료했던 것으로 보인다.

질병 기록에 감춰진 매정한 절대 권력자의 마음속

실제로 세조의 질병에 대한 실록의 기록은 43회에 달하지만 효령대군에게 질병 이야기를 하기 전까지는 거의 나오지 않는다. 게다가 야사에서 많이 언급되는 피부병 또는 한센병 관련 기록은 없다.

하지만 실록의 기록에 따르면 세조는 재위 10년부터 본격적으로 질병에 시달리기 시작한다. 특히 세조 12년, 나이 50세가 되면서 상당히 병이 깊어졌던 것으로 보인다. 그리고 불과 2년 뒤인 세조 14년 7월 19일에는 스스로 느끼기에도 몸 상태가 심히 안 좋아졌는지 신숙주, 구치관, 한명회를 불러 왕위를 세자에게 물려주는 일을 심각하게 의논하기 시작한다. 하지만 대신들의 반대에 부딪친다. 그러자 7월 22일에는 14명의 대신들이 세자를 도와 정무를 처리하는 원상제를 도입한다. 14년 9월 7일 세자에게 왕위를 물려주고 상왕이 되지만 바로 다음 날인 9월 8일 52세의 나이로 수강궁(창경궁)에서 세상을 떠난다. 병이 한번 고개를 들자마자 세조를 죽음으로 이끈 셈이다.

세조의 질병에 대해 살펴보자면 세조 12년 10월 2일의 기록으로 돌아가야 한다. 세조는 한계희, 임원준, 김상진을 불러서 이렇게 말한다. "꿈속에 나는 생각하기를, 현호색(玄胡索)을 먹으면 병이 나을 것이라고 여겨서 이를 먹었더니 과연 가슴과 배의 아픈 증세가 조금 덜어지게 되었으니, 이것이 무슨 약인가?" 내의원에서는 이에 현호색을 가미한 칠기탕(七氣湯)을 올렸다. 기록에 따르면 곧바로 나았다고 한다.

『동의보감』은 칠기탕의 칠기(七氣)를 이렇게 설명한다. "칠기란 기뻐하고 성내고 생각하고 근심하고 놀라고 무서워하는 것들을 말한다. 이

칠기가 서로 어울려서 담연(痰涎)이 뭉친 것이 솜이나 엷은 막 같기도 하고 심하면 매화 씨 같다. 이러한 것이 목구멍을 막아서 뱉으려 해도 뱉어지지 않으며 삼키려 해도 삼켜지지 않는다. 속이 그득하면서 음식을 먹지 못하거나 기가 치밀어서 숨이 몹시 차게 된다. 심해지면 덩어리가 되어서 명치 밑과 배에 덩어리가 생기며 통증이 발작하면 숨이 끊어질 것 같다. 이럴 때 칠기탕을 쓴다."

이 칠기탕 처방으로 보아 세조의 수명을 단축시킨 질환은 걱정과 두려움으로 인한 마음 병이었을 것이다. 겉으로는 강한 척을 했고, 신하들 앞에서는 늘 거침없이 행동했지만 마음속으로는 공포와 번민에 시달렸던 것이다. 체력이 받쳐 주는 50세 전까지는 어떻게든 그것을 마음속에 눌러 놓고 있었겠지만, 자식들의 줄초상이 이어지고 50세가 넘어가면서 병을 이기지 못하게 되었던 것이다.

세조는 마음의 공포를 종교의 힘으로 이기려고 했던 것 같다. 아버지 세종은 말년에 질병의 고통을 신미라는 불승의 도움으로 달랬다. 세종 32년 1월 26일 실록은 "임금의 병환이 나았는데도 정근(精勤, 불교식 기도 방법 중 하나)을 파하지 않고 그대로 크게 불사를 일으켜, 중 신미를 불러 침실 안으로 맞아들여 법사를 베풀게 했는데, 높은 예절로써 대우했다."라고 기록하고 있다. 세조도 아버지 세종처럼 신미의 도움과 조언을 구했다. 세조 10년 2월 18일 질병 치료차 온양 온천을 향한다. 그러나 사실은 속리산 복천사에 있는 신미를 만나기 위한 여행이었다. 신미의 동생 김수온을 데리고 충청도로 향했고 2월 27일 신미를 만나 자문을 구한 후 오대산 상원사를 나랏돈을 들여 중건한다.

또 10년 5월에는 도성 안에 원각사를 지으라고 명령한다. "이 능은 백 세 뒤에 내가 들어갈 데인데, 더러운 중들을 가까이 오게 할 수 없는 것이다."라며 불교를 배척했던 태종 시대에는 상상할 수 없는 일이었다. 하지만 세조의 권력에 영합한 신하들은 "원각사에 이상한 향기와 서기가" 있다고 아부할 뿐이었다.

세조는 왕이 되기 전부터도 불심이 깊었다. 대군 시절에는 공자보다 석가모니가 훨씬 낫다는 이야기를 대놓고 했고, 석가모니의 공덕을 기록한 『석보상절』을 지어 세종에게 바치기도 했다. 국법으로 도성 출입이 금지된 승려들이 도성을 드나드는 것을 못마땅하게 여긴 대신들이 승려들의 도성 출입을 금지하자는 이야기를 하면 "나는 호불(好佛)의 인주(人主)이다."라며 말문을 막아 버렸다. 또 왕의 불교 숭상에 대해 문제 제기를 했다는 이유로 황보인의 손자사위 김종련 본인과 자손 모두 내수소(內需所, 조선 시대에 왕실의 재정을 관리하던 관아. 세조 12년에 내수사로 이름을 고쳤다.)의 노비로 전락시켜 버릴 정도였다.

그래서일까, 세조 실록을 기록한 사관들은 믿기 어려운 불교 관련 기적이 여러 차례 나타났다고 기록했다. 예를 들면 신미를 만난 복천사에서 불교에서 기적으로 취급하는 현상 중 하나인 방광(放光)이 있었고, 세조 12년 법회가 있던 날에는 서기가 광채를 내쏟고 꽃비와 사리의 기이함이 있었다는 표현도 나온다.

평자에 따라서는 세조의 불교 숭상을 가지고 세조의 죄의식을 짐작할 수는 없다고 이야기한다. 세조가 워낙 부처의 가르침을 좋아했고 평생을 거리낌 없이 살았기 때문이다. 사실 실록 기록만 가지고는 조카를 죽이고 왕위에 오른 세조가 관절병이나 신경통으로 추정되는 풍습병을 앓았고, 명확하게 진단되지 않은 어떤 병 때문에 칠기탕 처방을 받았다는 것만 알 수 있다. 그러나 세조의 치료 기록으로서는 유일하게 기록된 칠기탕 처방과 그의 깊은 불교 숭상은 매정한 절대 권력자의 마음속을 엿보는 창일지도 모른다. 그는 속으로 근심하고 놀라고 무서워했을 것이다. 자신이 해 온 일들을 말이다.

4장 성종

성군으로 기억되는 주색 밝힌 밤의 황제

세조의 장자인 의경세자는 왕위에 오르지 못한 채 일찍 세상을 떠났다. 세조의 둘째 아들인 예종(睿宗, 1450~1469년, 재위 1468~1469년) 이황(李晄) 역시 14개월 만에 승하한다. 결국 의경세자의 둘째 아들인 성종(成宗, 1457~1495년, 재위 1469~1495년) 이혈(李娎)이 예종의 죽음 후에 갑자기 왕위에 오른다. 조선 제9대 임금이다. 13세였던 성종은 예종이 승하한 당일 곧바로 예종의 양자로 입적되어 왕위에 올랐다.

성종의 즉위는 세조의 비이자 성종의 할머니였던 정희왕후 윤 씨와 그의 장인이었던 한명회의 작품이었다. 그보다 세 살 많은 친형 월산대군과 예종의 아들인 제안대군(당시 4세)이 있었지만 그가 왕위에 오른 것은 왕실의 제일 어른인 정희왕후 윤 씨와 훈구파 권신들의 대표인 한명회가 협상한 결과였다. 그런데 성종을 평생 괴롭힌 질병도 한명회와 깊은 관련이 있다.

성종을 평생 괴롭힌 것은 서증

성종을 평생 괴롭힌 질환은 더위 먹은 병, 서증(暑症)이었다. 서증은 11세 때부터 시작되어 승하하는 마지막 순간까지 성종을 괴롭혔다. 성종 14년 6월 11일 성종은 이렇게 고백한다. "정해년(세조 13년인 1467년)에 심한 더위를 먹어서 여름만 되면 이 증세가 발병한다." 같은 해 6월 25일에는 병 때문에 할머니 정희왕후의 제사를 임금이 지내지 못해 미안하다는 뜻을 밝혔다는 이야기가 나온다. 이후 성종 20년 6월 5일자 기사에서는 "임금이 더위를 근심하여 6월에서 7월 말까지 조하(朝賀), 조참(朝參), 상참(常參), 경연(經筵)을 정지하여 해마다 상례로 삼았었다."라는 기록이 보인다.

조하는 주요 명절 때 신하들이 궁궐에 나아가 왕에게 축하 인사를 드리는 것을 말하고, 조참은 한 달에 4번 중앙에서 근무하는 문무 백관이 정전에 모여 임금에게 문안하는 행사를 말하고, 상참은 매일 임금이 중신들과 편전에서 만나 정사를 처리하는 것을 말하는데, 성종은 서증 때문에 여름만 되면 정사 전체를 중지했던 것이다. 성종의 서증이 상당히 심각했음을 짐작할 수 있다.

성종의 말에 따르면 서증은 성종이 한명회의 집에 있을 때 얻은 것이다. 의경세자가 죽고 나자 왕세자빈이었던 수빈 한 씨는 두 아들과 함께 궁궐을 나온다. 성종은 어린 시절을 궁궐 밖 잠저에서 보냈고, 외할아버지 한확의 9촌 조카인 한명회의 딸과 결혼해 그곳에서 살기도 했다. 서증은 성종이 한명회의 집에서 머물 때 얻었다.

성종 14년 6월 14일자 실록 기사에 실린 성종의 말이다. "내가 어렸을 때에 서질(暑疾)을 얻어 언제나 심한 더위를 만나면 그 증세가 다시 일어나니, 이것은 상당군(한명회)도 알고 있는 바다. 내가 이 병을 얻은 것은 그 유래가 오래되었다." 왕의 질병이 점차 나아지자 육즙을 먹어야 한다고 강권하는 대신들에게 성종은 자신이 이 병을 오래전부터 앓아 왔으며 여름이 지나면 나을 것이라고 대수롭지 않게 말하면서 이렇게 말을 했다.

성종 19년 6월 7일에는 자신이 서증에 걸린 사연을 좀 더 자세히 설명한다. "내가 어려서 한 정승의 집에 있을 때 더위를 먹어 인사불성이 되니, 대부인이 손수 목욕시켜 구료하여서 다시 깨어났었는데, 지금까지 더운 철을 만나면 항상 더위를 먹어 병이 날 것 같아 6월부터 7월까지는 경연에 나아가 정사 보는 것을 정지했던 것이 오늘날 비롯된 것이 아니다." 그런데 20년 넘게 여름마다 서증으로 고생했다면 성종의 질환은 보통 심각한 게 아니다. 왜 이때까지 방치했던 것일까?

서증에 대해서 『동의보감』은 이렇게 정의하고 있다. "하지 이후에 앓는 열병을 서병(暑病)이라고 한다. 서(暑)란 상화(相火)가 작용하는 것이다. 여름에 더위를 먹으면 답답증이 생기고 말이 많아지며 몸에서 열이 나고 갈증이 나서 물을 들이켜고 머리가 아프며 땀이 나고 기운이 없어진다."

여기서 의미 있게 되새겨 볼 말은 상화가 작용한다는 점이다. 상화란 신장에 소속된 명문(命門)의 불기운을 가리킨다. 명문은 생명의 문 또는 생명의 근본이라는 뜻으로, 한의학에서는 오른쪽 콩팥을 이른다.

한의학에서는 사람의 몸을 소우주라고 본다. 삼라만상은 물론이고 사시사철이 모두 우리 몸속에 있다. 그중 심장은 여름이고 신장은 겨울이다. 겨울은 한해의 시작과 끝이다. 그래서 서양에서는 한겨울인 1월에 두 얼굴의 신인 야누스의 이름을 붙여 January라고 한다. 가장 차가운 시기가 끝나고 따뜻한 봄이 시작된다는 것을 아우른 뜻이다.

마찬가지로 신장도 차가운 쪽과 뜨거운 쪽 두 가지 측면을 가지고 있다. 신장에서 차가운 쪽을 상징하는 것이 신수(腎水)라면 뜨거운 쪽을 상징하는 것이 명문이다. 명문은 말 그대로 인체의 보일러다. 인체의 에너지가 이 명문에서 나온다. 흔히들 쓰는 단전(丹田, 붉은 밭)이라는 말도 이 맥락에서 나온 것이다. 현대 의학적으로도 호르몬 공장인 부신이 이 명문에 해당한다.

상화가 있어 더위를 잘 탄다는 점은 바로 보일러가 지나치게 항진되어서 몸이 잘 달아오른다는 것을 의미한다. 사람은 섭씨 36.5도의 체온을 유지해야 하는 항온 동물이다. 따라서 보일러가 있으면 반대 역할을 하는 에어컨도 있어야 한다. 이 에어컨 역할을 하는 것이 바로 신수다. 상화라는 말은 에어컨 역할을 하는 신수의 진정시키는 힘이 약하고 보일러 역할을 하는 명문의 데우는 힘이 강해 몸 안에 불기운이 생겼다는 뜻이다. 성종은 신수는 약하고 명문의 화는 강한 열성(熱性) 체질이었다.

그렇다면 왜 하필 장인인 한명회의 집에서 성종의 서증이 시작되었을까. 원나라 때의 유명한 의사 단계 주진형은 상화를 식욕이나 성욕 같은 인간적 욕망의 발동으로 해석했다. 이 인간적 욕망에는 희로의 감정 변화까지 포함되어 있다. 욕망의 발동과 감정의 변화가 상화를 발생시킨다는 것이다. 사실 성종은 장인 한명회를 달가워하지 않았을 것이다. 그러나 그것을 속으로 삭였던 것 같다.

기록에 따르면 성종은 궁궐 밖에 살 때 어린 나이에도 곤궁한 생활에 대해 불평불만을 보이지 않았으며 자신의 속내를 잘 드러내지 않았다고 한다. 심지어 궁궐에 있을 때에도 벼락이 떨어져 젊은 내관 한 명이 맞아 죽었는데, 월산대군이나 다른 나인들과 달리 조금도 두려워하는 기색을 보이지 않았다고 한다. '포커페이스'에 능했던 것이다. 사실 처가 살이를 하는 동안 성종은 별 볼일 없는 어린이였다. 끝내 말은 하지 않았지만 상화가 발동할 만큼 분노할 상황을 여러 번 겪었을지도 모른다.

한명회의 실각이 의외로 사소한 것에서 출발했다는 사실이 이 미스터리를 풀 실마리가 되어 줄지도 모른다. 한명회는 성종 12년 6월 말 압구정에서 중국 사신을 맞이해 잔치를 벌이겠다고 하다가 실각한다. 궁중에서만 쓰는 용봉차일(龍鳳遮日)을 가져다 화려하게 꾸미려고 했는데 성종이 허락하지 않자 이에 노골적으로 불만을 표했던 것이다. 간관들이 무례하다고 한명회를 탄핵했고, 성종은 한명회를 유배 보내 버리고 이 일을 계기로 한강변에 지어진 정자 중 선대왕이 지은 두 곳을 제외한 모든 정자를 헐어 버리라고 명한다. 잔치 열겠다고 차양막을 요청한 죄치고는 처벌이 과도해 보일 정도다. (이때는 유배지로 가던 중 사면되어 곧 풀려났으나 성종 15년에도 명나라 사신을 압구정에서 사사로이 접대하다가 결국 모든 관직을 삭탈당했다.)

흥분 잘하던 예민한 군주

성종은 흥분을 잘하는 예민한 성격이었다. 성종 15년 1월 29일 어의 권찬이 주사안신환(朱砂安神丸)을 처방해 올린다. 주사안신환은 열이 심하게 올라오면서 가슴이 답답해지는 증상과 떠도는 화를 진정시켜 정신을 편안하게 하는 약이다. 경계증(驚悸症) 치료에 쓰기도 한다. 경계는 가슴이 두근거리는 증상을 말하는 것인데, 중국 후한대의 의사로 한의학의 비조(鼻祖)로도 평가되는 장중경은 경계의 원인을 "밥은 적게 먹고 물을 많이 마셔서 물이 명치에 있는 것이 심하면 가슴이 두근거리는 것"으로 정의한다.

성종의 가슴이 두근거리는 증상은 지속적으로 반복되었던 것 같다. 성종 19년 12월 21일 형님인 월산대군 이정이 죽자 자신의 증세를 다시 토로한다. "나의 증세는 본래부터 있었던 것으로 마음이 상하면 가슴이 아프다." 전형적인 경계증의 증상에 가깝다.

이때 주사안신환을 처방한 권찬은 어의로서는 전무후무하게 공조판서에 올랐던 인물이다. 그의 졸기는 칭찬 일색이다. "사마시에 합격한 후 처음 의서 습독관으로 보임되어 의방을 널리 연구하여 학업이 매우 정밀했다. 종족과 성심으로 화목하여 비록 노예가 약을 물을지라도 반드시 마음을 다해 알려주니, 그로 말미암아 구제해 살린 자가 많았다." 라는 기록이 남아 있다.

성종은 가뭄이 들면 자주 수반(水飯)을 들었다. 밥에 물을 말아서 먹는 수반은 자연 재해를 극복하고자 하는 왕의 도덕성을 과시하는 것이기도 했지만, 동시에 몸속에 불기운을 키우고 있던 성종의 열성 체질을 드러내는 것이기도 하다.

수반과 관련해서 성종의 까칠하고 직설적인 성격을 잘 보여 주는 실록 기록도 있다. 원상 김질이 "비위는 찬 것을 싫어하므로 수반이 비위를 상할까 염려합니다."라며 걱정의 말을 아뢰자 "경의 말과 같다면 매양 건식(乾食)을 올려야 하겠는가."라고 곧바로 말꼬리를 잡아 반박한다.

성종의 급한 성격을 알 수 있다. 수반을 자주 먹는 습관은 설사로도 이어졌다.

『단계심법』이라는 책은 여름철에 찬 음식을 많이 먹거나 찻물이나 얼음물을 너무 자주 마시면 자주 토하거나 설사하게 된다고 경고하고 있다. 그리고 더위를 먹었을 때에는 "비위를 따뜻하게 하며 음식물을 잘 소화시키고 습(濕)을 없애며 오줌이 잘 나가게 해야 한다."라고 처방을 설명하고 있다. 또 『위생가』라는 양생법 책도 "사철 중에 여름철이 조섭하기 힘들다. 잠복한 음기 속에 설사하기 아주 쉽다."라고 여름에 찬 음식을 지나치게 많이 먹는 것을 경계했다.

수반을 적당히 먹으라는 원상들의 말을 듣지 않은 성종은 심한 설사로 대가를 치른다. 성종 15년, 20년, 25년, 성종은 여러 번 설사와 이질을 앓는데 특히 여러 가지 병이 겹쳐 고생하던 25년 8월 22일에는 "지난밤과 오늘 아침에 뒷간에 여러 번 다녔기에 조계(朝啓, 중신과 시종신이 편전에서 벼슬아치의 죄를 논하고 단죄하기를 임금에게 아뢰던 일)를 정지한다."라며 사형수의 처형과 관련된 중요한 정무를 정지할 정도였다. 11월 20일에는 경연을 정지하기까지 한다. 세자는 "주상께서 측간을 너무 자주 가셔서 피로해 계십니다."라고 우려를 표명하며 경연 정지의 이유를 설명한다. 성종은 이렇게 심한 설사와 이질을 앓은 한 달 정도 후에 세상을 떠났다. 작은 건강 지혜를 무시한 대가가 무시무시한 결과를 낳은 셈이다.

『동의보감』은 서증을 가진 사람에게 이런 양생 지침을 준다. "여름은 사람의 정신을 소모하는 시기이다. 심장의 기운인 심화는 왕성하고 신장의 기운인 신수는 약해져 있다. 그러므로 성생활을 줄이고 정기를 굳건하게 해야 한다." 또 다른 문장도 비슷한 맥락으로 이해할 수 있다. "여름은 더위가 기를 상하게 할 수 있기 때문에 지나치게 술을 마시거나 성생활을 하면 신이 상하여 죽을 수 있다." 그러나 성종의 일상은 이 양생 지침에 반하는 경우가 많았다. 성종의 개인사를 좀 더 깊이 살펴보자.

왕후 3명, 후궁 9명을 둔 호색 군주

성종은 다정다감한 군주였다. 성종의 시조를 한 편 보자.

> 있으렴 부디 갈다 아니 가든 못 할쏘냐.
> 무단히 싫더냐 남의 말을 들었느냐.
> 그래도 하 애닯구나 가는 뜻을 일러라.

사랑하는 연인을 떠나 보내는 이별가인 듯싶지만 성종이 아끼던 신하인 유호인을 떠나 보내면서 지은 시다. 그가 얼마나 다정다감한 사람이었는지 잘 알 수 있다. 이런 멋쟁이가 왕이라는 지존의 신분이 되었으니 얼마나 인기가 많았을까?

사실 성종은 자타가 공인하는 호색(好色)의 군주였다. 오죽하면 당시 사람들이 '주요순, 야걸주(晝堯舜, 夜桀紂)'라고 평가했을까. 낮에는 중국의 전설 속 성군 요와 순처럼 정사를 돌보고, 밤에는 하나라 걸과 은나라 주라는 폭군처럼 주색잡기에 몰두했다는 뜻이다.

성종은 낮에는『경국대전』과『동국통감』,『동국여지승람』등을 편찬하고 성리학 나라로서의 제도를 정비하는 등 큰 업적을 남긴 반면, 밤에는 거의 매일 밤마다 곡연(曲宴, 임금이 궁중에서 가까운 사람들만 불러 베풀던 소규

모 잔치)을 베풀었고 기생들과 어울리면서도 많은 후궁을 거느렸다. 그는 25년의 재위 기간 동안 세 명의 왕후와 아홉 명의 후궁을 맞아들이고 16남 12녀를 거느렸다. 심지어 자식이 너무 많아 궁궐에서 기를 수 없게 되자 궐 밖의 여염집에 살게 할 정도였다.

야사의 기록을 신뢰할 수는 없지만 차천로가 지은 『오산설림초고』에는 성종과 한 기생의 이야기가 실려 있다. 영흥 지역의 명기(名妓)로 봄바람에 웃는다는 이름의 소춘풍(笑春風)이 성종의 부름을 받았다. 조용한 대궐 안 별전에서 소춘풍을 앞에 두고 성종이 스스로 술잔을 기울인다. 소춘풍에게 술잔을 건네며, "오늘 밤은 너와 함께하고 싶은데 너의 뜻은 어떠하냐."라고 묻는다. 한번 성은을 받으면 평생 다른 사람과 정을 나눌 수 없기에 싫었던 소춘풍은 거절의 뜻을 비친다. 그러자 성종은 소춘풍과 웃으면서 술과 시로 밤을 새웠다고 한다. 풍류를 즐긴 성종의 면모를 잘 보여 준다.

성종의 첫 번째 왕후는 한명회의 딸인 공혜왕후 한 씨였는데 18세의 나이로 일찍 세상을 떠나고 숙의 윤 씨를 두 번째 왕후로 맞았다. 이 숙의 윤 씨가 바로 연산군의 어머니다. 윤 씨를 왕비로 맞고 나서도 궐 밖에서 형인 월산대군과 어울리며 풍류를 즐기고 한편으로 정소용과 엄숙의 등 후궁을 가까이한다. 질투심에 불탄 윤 씨는 비상(砒霜)이 든 주머니와 책으로 방양(防禳)이라는 주술적 의식을 치르다 발각되어 대판 부부싸움을 벌인다. 이후 잠잠하다가 중궁의 생일인 성종 10년 6월 1일 저녁, 문제의 사건이 벌어진다. 성종이 그날 이후 신하들에게 한 말이다.

"지금 중궁의 행실은 길게 말하기가 어려울 지경이다. 내간에는 시첩(侍妾)의 방이 있는데, 일전에 내가 마침 이 방에 갔는데 중궁이 아무 연고도 없이 들어왔으니, 어찌 이와 같이 하는 것이 마땅하겠는가? 예전에 중궁의 실덕이 심히 커서 일찍이 이를 폐하고자 했으나, 경들이 모두 다 불가하다고 말했고, 나도 뉘우쳐 깨닫기를 바랐는데, 지금까지도 오히려 고치지 아니하고, 혹은 나를 능멸하는 데까지 이르렀다."

당시 왕비로서는 분한 측면이 있었다. 자신의 생일날 하례도 없이 옷 한 벌로 때우면서 다른 시첩의 방을 찾았으니 분통이 터지지 않았겠는가. 결국 윤 씨는 폐서인되어 쫓겨난 후 사약(賜藥)을 받는다. 이것이 바로 연산군을 조선 역사상 가장 타락한 왕으로 만든 폐비 윤 씨 사건이다. 다정다감한 호색 군주의 그늘에서 벌어진 사건이다. 이 사건은 이후 연산군 때 벌어진 비극들의 씨앗이 된다.

성종 본인은 다정다감한데다가 여색을 즐겼지만 여성들에 대해서는 엄격했다. 폐비 윤 씨에 대한 강경한 대응도 그렇지만 성종 때 일어난 희대의 섹스 스캔들이었던 어우동 사건 처리도 그랬다. 종친이었다가 남편에게 버림받은 박어우동이 다른 남자 종친들과 정을 통한, 당시로서는 사회 전체를 뒤흔든 풍기 문란 사건을 성종은 어우동과 그녀의 몸종은 사사하고 연루된 남자들은 모두 사면하는 것으로 종결했다. 40명 가까운 남성들과 간통한 유감동을 유배 처분으로 끝낸 세종과 비교되는 처사다. 또 『경국대전』에 신하들의 반대를 무릅쓰고 여성의 재가 금지 조항을 넣어 조선 시대 내내 여성의 권리가 억압받는 계기를 만든 것도 성종이다. 정말로 낮과 밤이 다른 남자였다.

약한 신장은 만병의 뿌리

앞에서도 언급했지만 술도 성종의 건강을 해쳤다. 공식적으로는 명나라 및 일본의 사신들을 접대하느라 연회를 자주 열었고, 그것 말고도 회례연 18회, 양로연 21차례, 진연 50차례를 열었다. 술 마실 기회가 너무 많았다. 뿐만 아니라 술자리를 즐겼고 신하들에게 술 먹이기도 잘했다. 『동의보감』이 서병에 가장 해롭다고 경고한 과도한 음주와 성생활을 절제하지 못했던 것이다. 이것은 정기(精氣) 누설로 이어졌을 것이다.

『동의보감』은 정기의 중요성을 이렇게 강조한다. "대체로 정(精)은 쌀(米)자와 푸를 청(靑)자를 합해서 만든 것으로 아주 좋다는 말이다. 사람한테 정은 아주 귀중하면서도 매우 적다. 사람에게서 가장 소중한 것은 목숨이며 아껴야 할 것은 몸이고 귀중히 여겨야 할 것은 정이다." 『난경』에서는 "심장에 정이 3홉이 있고 비장에는 흩어진 정기가 반 근이 있으며 담에는 정이 3홉 들어 있다."라고 설명한다. 또 다른 양생서는 "사람 몸에는 정이 통틀어 1되 6홉이 있다. 16세 남자가 정액을 내보내기 전에는 1되다. 정이 쌓여서 그득 차면 3되가 되며 자꾸 내보내서 적으면 1되도 못 된다."라고 기록하고 있다. 재미있는 구절도 있다. "사람이 성생활을 하지 않을 때는 정이 혈액 속에서 풀려 있어 형체가 없다. 그러나 성생활을 하게 되면 성욕이 몹시 동하여 정액으로 변해 나가게 된다. 그러므로 쏟아낸 정액을 그릇에 담아 소금과 술을 조금 넣고 저어서 하룻밤 밖에 두면 다시 피가 된다."

이 정기를 관장하는 기관이 바로 신장이다. 사실 한의학에서 보신(補身)과 보신(補腎)의 개념은 비슷하게 쓰였다. 전자의 보신은 몸을 보한다는 일반적인 뜻이지만 후자의 보신은 간, 심, 비, 폐, 신의 오장 중 하나인 신장(콩팥)을 보한다는 뜻으로 일반인에게는 낯설 것이다. 한의학에서 신장은 "생명의 정을 간직하는 부위로 정신과 원기가 생겨나는 곳이며 남자는 정액을 간직하고 여자는 포(胞), 즉 자궁이 매달린 곳"이다. (『난경』) 따라서 생명 활동을 가능하게 하고 성행위와 생식을 주관하는 신장을 보하는 보신(補腎)이 보신(補身)의 핵심이 되는 것은 한의학에서는 당연하다.

성종을 고통스럽게 한 또 하나의 질병은 치통이었다. 성종 11년 7월 8일 성종은 승정원에 중국 사신에게 치통을 그치는 약이 있는지 물어보면 어떻겠냐고 넌지시 묻는다. 그러자 김계창은 단박에 전하의 병을 다른 나라 사람에게 알릴 수는 없다고 거절한다. 왕의 건강과 질병은 국가 기밀이라는 것이다. 그러나 우여곡절 끝에 중국 사신들에게 치통 치료 처방을 받은 것 같다. 7월 21일 실록 기사를 보면 사신들을 경회루에 불러 잔치를 하는데 중국 사신들이 술잔을 권하자 사신들이 가르쳐 준 곡소산(哭笑散)을 먹고 치통이 좋아졌는데 술을 먹으면 심해질까 두렵다고 거절하는 장면이 나온다. 중국 사신들은, 그때는 또 다른 처방이 있으니 안심하시고 술을 드시라고 한다. 성종은 그 말을 듣고 술잔을 비운다.

곡소산은 『동의보감』에 기재되어 있는 처방인 곡래소거산(哭來笑去散)을 말한다. 웅황, 유향, 후추, 사향, 필발, 양강, 세신 등이 들어간 약물로 약을 가루로 빻아 콧구멍에 불어넣어 치료하는 약이다.

사실 성종이 앓았던 치통은 신장과 밀접한 관련이 있다. 『동의보감』에서는 이빨을 뼈의 끝으로, 그리고 이 뼈를 신장이 주관한다고 해석한다. 『황제내경』에서는 신장이 쇠약해지면 이빨 사이가 벌어지고 정기가 왕성해지면 이가 튼튼해지고 신장에 허열이 있으면 이가 흔들린다며 정기 누설로 인한 신장의 허열과 상화가 치통의 뿌리임을 강조한다.

성종의 서증과 치통, 다정다감하지만 급한 성격과 주색을 즐긴 취향은 이렇게 모두 연결되어 있었다. 서증과 치통 같은 질환들을 성종 본인은 별 것 아니라고 생각했을지 모르지만 그것들은 그를 죽음으로 안내한 더 큰 질병들의 예고편이었다. 다정다감했고 섬세했으며 정치에 있어서도 훈구파 대신들과 사림파 신료들을 나름 우아하게 관리하며 조선 중기 성리학의 전성 시대를 연 임금의 몸속에서는 그의 목숨을 앗아 갈 준비가 착착 진행되고 있었던 것이다.

성종의 목숨을 앗아 간 배꼽 밑 작은 적취

성종은 38세의 젊은 나이로 세상을 떠났다. 기록에 따르면 성종의 목숨을 앗아 간 것은 배꼽 밑 아랫배에 난 작은 적취(積聚, 배 속에 생기는 덩어리)였다. 세상을 떠나기 나흘 전 성종 25년 12월 20일, 배꼽 밑에 작은 덩어리가 생겨 지난밤부터 조금씩 아프고 빛깔도 조금 붉다고 이야기하면서 전에 유사한 증세를 앓은 적이 있던 이세좌를 불러 치료 경험을 듣는다. "신은 이 병을 앓은 지 15년이 지났는데 별다른 치료 방법은 없었고 다만 무쇠와 천 년 된 기와를 달궈 그 부위에 찜질을 했을 뿐입니다." 라는 답변을 듣는다.

세상을 떠나기 하루 전인 23일, 의관 송흠이 안에 들어가서 진후하고 나와서 말하기를, "성상의 몸이 몹시 여위셨고, 맥도(脈度)가 부삭(浮

數)하여 육지(六指)였는데, 오늘은 칠지(七指)였습니다. 그리고 얼굴빛이
위황(痿黃, 마르고 노래짐)하고 허리 밑에 적취가 있고, 내쉬는 숨은 많고 들
이쉬는 숨은 적으며, 입술이 또 건조하십니다. 성상께서 큰소리로 약을
물으시므로, 아뢰기를, '청심연자음(淸心蓮子飮), 오미자탕(五味子湯), 청심
원(淸心元) 등의 약은 청량한 재료가 들어 있어서 갈증을 그치게 할 수
있으니, 청컨대 이를 진어하게 하소서.'라고 했습니다. 또 성상의 몸을
보건대 억지로 참으시면서 앉으신 듯하기 때문에 마침내 물러나왔습니
다."

『난경』은 배꼽 밑에 생기는 적취를 이렇게 설명한다. "아랫배에 생기
는 적취는 신장 부위에 생긴 것이라고 해서 신적(腎積)이라고 한다. 신적
은 신수가 부족하면 생긴다." 신수는 앞에서 설명했지만 우리 몸의 에어
컨, 냉각수 역할을 하는 존재다. 이 신수가 부족해지면 상화가 함부로
날뛰게 되고 음기가 모자라게 된다. 결국 양기가 병적으로 왕성해지고
상승한다. 한의학에서는 이런 상태를 분돈(奔豚)이라고 한다. 새끼 돼지
가 기세 좋게 내달리는 상태라는 뜻인데 이 상태가 되면 사람은 숨을 잘
쉬지 못하고 씩씩대게 된다. 사실 죽기 한 달 전부터 성종은 숨이 가쁘
고 기침이 나는 천증(喘症, 천식 증상)을 호소한다. 신수가 부족해지면 결
국 혈액 속의 물이 줄면서 피가 끈적끈적해지고 응고되어 쌓이면서 적
취가 된다.

적취의 병리에 대한 이러한 설명은 성종이 앞에서 호소한 증세들과
딱 맞아떨어진다. 열성 체질의 성종은 서증과 치통을 우습게 봤고, 주색
을 절제하지 못해 정기가 누설되어 신장이 약해졌으며, 상화가 망동해
오장육부를 너덜너덜 상하게 하는 것을 막지 못했던 것이다. 이 같은 추

론은 당시 어의들이 성종에게 한 처방을 보면 더욱 명확해진다.

청심연자음은 과도한 주색잡기나 과로, 과식으로 인해 입마름증이 왔을 때 처방하는 대표적 약물이다. 더 구체적으로 보면 위장이 약하고 식욕이 부진하며 소변을 자주 보고 입이나 혀가 건조한 하반신 쇠약 증상에 주로 처방한다. 청심연자음의 핵심 약재인 연밥의 씨는 그런 특징을 더욱 명확하게 보여 준다.

연(蓮, 연꽃)은 한여름 햇볕을 쬐면 더욱 무성해지고 푸르러진다. 뿌리가 수분을 끌어올려 윗부분이 받는 열을 식혀 주는 것이다. 사람도 소변을 너무 자주 보면 체내 수분, 즉 신수가 부족해져 입과 혀가 마르고 쉽게 갈증을 느끼게 된다. 연꽃은 이렇게 하체를 통해 빠져나가는 수분을 수렴해 몸의 상체를 적셔 줌으로써 입과 혀가 건조해지는 증상을 해소하는 효능을 가지고 있다.

오미자탕도 마찬가지다. 오미자는 이름 그대로 다섯 가지 맛을 고루 갖추고 있지만 신맛이 가장 우세하다. 게다가 오미자를 쪼개 보면 돼지 콩팥처럼 생겨 신장 기능을 도와주게 생겼다. 또 침을 잘 만들어 입이 자주 마르는 증상을 없애 준다.

윤필상은 같은 날 임금의 갈증을 없애기 위해 제호고(醍醐膏) 복용을 청하는데 제호고는 제호탕(醍醐湯)을 의미하는 것으로 보인다. 이 제호탕은 갈증을 없애는 대표적인 처방이다. 제호탕의 효능은 여름의 번열(煩熱, 몸에 열이 몹시 나고 가슴이 답답해 괴로운 증세)을 없애고 갈증을 그치는 것이다. 불에 구운 오매라는 매실 한 근, 초과 한 냥, 사인, 백단향 각 5돈, 연밀 5근을 가루 내어 꿀에 넣어 끓인 다음 자기 그릇에 담가두고 찬물에 타 먹는다.

제호탕의 핵심 약재인 매실의 약효를 묘사한 의서의 문장은 한 편의 시와 같다. "봄이 오기 전에 매화나무는 꽃을 피우며 얼음과 눈을 흡수하여 스스로를 적신다. 따라서 매화나무는 얼음처럼 차가운 한수(寒水)로 불꽃같은 욕망인 상화를 억제한다. 마음을 안정시키고 입이 마른 것을 촉촉하게 하고 가슴이 답답한 것을 없애 준다." 그래서 선비들은 매화꽃으로 안주를 만들어 술을 마시기도 했다. 한 가지 방법은 눈 녹인 물에다 백매를 조금 넣고 매화꽃을 띄워서 하룻밤 묵힌 다음 꿀을 넣어 안주를 만드는 것이다.

그러나 부작용도 있다. 『본경소증』의 경고다. "우리가 갈증을 느낄 때 매실이라는 말만 들어도 입에 침이 나온다. 매실은 가장 빠르게 진액을 만들어 준다. 그러나 그 진액은 공짜가 아니다. 내부에 있는 액을 끌어올리는 것이며 내부의 액은 우리 몸의 액의 근원인 신장에 있는 생명의 액이다. 자꾸 액을 끌어올리면 신장 기능이 허약해지며 그 결과 신장이 주관하는 치아가 손상된다. 근육도 상하고 위장도 부식하여 허약해진다. 부작용을 극복하기 위해 치아가 약해지면 호도 살을 씹어 먹어라."

그러나 이런 처방들도 성종의 죽음을 막지는 못했다. 결국 성종은 재위 25년 만인 성종 25년 12월 24일에 세상을 떠나고 말았다. 사실 성종의 건강은 그 전해인 성종 24년 말부터 아주 나빠졌다. 24년 입술 위에 종기가 나서 8월 14일부터 9월 17일까지 낫지 않아 어쩔 줄 몰라 한다. 25년 1월 20일에는 코피가 나면서 멈추지 않아 경연을 중지하고, 2월에는 감기 증세가 덮친다. 5월부터는 다시 서증으로 두통이 생겨 일본 사신과 접견을 하지 못하며 중국 황제의 탄신일에도 배례를 올리지 못한다. 앞에서 이야기했던 것처럼 8월과 11월에는 설사와 이질로 고생한다. 12월 12일에는 다리가 여위고 마비되어 힘들어 한다. 그리고 그 달 말에 배꼽 밑에 생긴 적취가 주는 고통과 갈증으로 괴로워하다가 운명한다.

성종의 마지막 질병 기록들을 보면 아무래도 성종은 현대의 당뇨병이라고 할 수 있는 소갈병을 앓고 있었던 것 같다. 『동의보감』에서는 소갈병을 상·중·하 세 가지로 나누는데, 성종의 증상은 이중 하에 해당하는 소신의 증상과 가깝다. 『동의보감』의 설명은 이렇다. "하초에 열이 잠복되어 있는데 신이 허하여 받게 되면 다리와 무릎이 여위어 가늘어지고 뼈마디가 시큰거리며 정액이 소모되어 골수가 허해지고 물이 당긴다." 적취, 종기, 다리 마비, 갈증 같은 성종의 증상에 부합한다. 앞에서 세종의 소갈병을 이야기하면서 소갈병 중 소신이 가장 위독한 것이라고 했는데 결국 성종의 목숨까지 빼앗았다.

성종은 서울 강남 선릉에 잠들어 있다. 첨단 기업들이 밀집해 있는 오늘날 선릉 근처 거리는 낮에는 한국 경제 발전의 심장부이지만 밤에는 환락의 거리로 돌변한다. 주요순, 야걸주로 불렸던 성종이 이곳에 묻혀 있는 것은 결코 우연이 아닐지도 모른다.

조선 왕실은 어떻게 진료하고 치료했는가

조선 시대의 대표적인 의료 기관은 내의원(內醫院), 전의감(典醫監), 혜민서(惠民署)로 이 세 곳을 합쳐 삼의사라고 부른다. 이중에서 왕실 의료를 담당한 것은 바로 내의원이다. (전의감은 조선 시대 궁중에서 쓰이는 의약을 공급하는 일과 임금이 하사하는 의약에 관한 일을 관장했으며 의학 교육과 의원을 채용하는 일도 겸하여 맡았다. 혜민서는 서민의 치료를 담당했던 기관이다.)

내의원은 고려 때의 태의감에 해당하는 기관으로 고려 말 공민왕 때 전의사에 합병되었기 때문에 조선 개국 초에는 전의감에 별도 조직으로 속해 있었던 것으로 보인다. 태조 1년 7월 28일의 기록에 따르면 전의감 판사에 정3품 2명을 임명하고 진찰과 약의 조제를 맡겼다는 기록이 보인다. 그러나 내약방이나 내의원 같은 조직 이름은 보이지 않는다. 태종 6년의 실록 기록에 따르면 의술에 정통한 일본 승려 원해(原海)가 우리나라로 귀화해 오자 전의 박사를 제수해 전의감 내에 소속시켰다는 기록이 나온다. (이 원해가 바로 태종의 주치의 역할을 한 평원해다. 평(平)이라는 성을 사용하게 된 것이다.) 그러나 태종 8년 내약방 의원 평원해를 다시 전의감으로 내쫓았다는 기록이 있는 것을 보면 태종 때에 처음으로 전의감에서 내약방이 분리된 것으로 보인다. 내의원의 본격적인 독립은 세종 때 내약방의 약재 도난 사건 이후다. 세종 25년 이조의 건의에 따라 내약방을 내의원으로 바꾸고 정원 16인의 독립 조직으로 체계를 세웠다. 이후 세조 때 관직을 다시 정비해서 정, 첨정 각 1명, 판관과 주부 각 2명, 직장 3명, 봉사, 부봉사, 참봉 각 2명씩 두었다.

왕 또는 왕세자, 왕비 등의 일상적인 건강 관리는 이 내의원이 맡지만, 큰병에 걸려 위중해지면 임시로 시약청(侍藥廳)과 의약동참청(議藥同參廳)을 설치해 치료를 전담케 했다. 시약청은 명종 20년에 처음 설치했다가 한 달 뒤에 해산되었고, 의약청은 인조 3년에 처음 설치되었다. 시약청과 의약동참청이 설치되면 내의원의 어의들만이 아니라 지방의 의사들과 유의(儒醫, 유학자 출신 의사)들도 대거 발탁되어 왕의 치료에 참여했다. 이것은 왕에게 최상의 치료 서비스를 제공하기 위한 열린 국가 의료 시스템이었다. 가능한 한 다양한 견해를 취합함으로써 빠른 시간 내에 효율적인 치료 방법론을 찾아내기 위한 것이었다. 왕의 건강과 질병은 국가의 안위와 직결되는 중요한 문제였기 때문이다.

조선 왕의 건강을 책임지는 것은 내의원 등의 어의들만이 아니었다. 대신들도 내의원 제조, 약방 도제조 같은 직함을 가지고 일종의 자문으로서 왕의 건강 관리와 질병 치료에 참여했다. 기술적인 부분은 어의를 비롯한 의관들이 맡지만 진료와 치료의 논리적 타당성을 검증하는 것은 유학자 출신인 삼제조가 맡는 구조였다. 이것은 조선 왕실 의료 시스템의 독특한 구조였다.

삼제조는 도제조(都提調), 제조(提調), 부제조(副提調)를 합해서 부르는 것으로 도제조는 정1품 이상인 정승이, 제조는 정2품 이상이, 부제조는 정3품 이상이 맡는 시스템이었다. 대개 부제조는 승지가 겸했다. 의료 기술적인 면에 있어서는 어느 정도 가능성을 열어 두기는 하겠지만 성리학적 논리성이 결여되거나 도덕적이지 않은 진료 및 치료는 배제하겠다는 성리학자들의 나라다운 치료 시스템으로 보인다.

『승정원일기』에 따르면 왕을 진료하는 방식은 크게 문안(問安)과 입진(入診) 두 가지였다. 문안은 기후 변화에 따른 불편함은 없는지, 병이 있다면 기존 증후(症候)가 어떻게 변화되고 있는지 확인하는 공식적이고 정례적인 절차였다. 왕과 시대에 따라 여러 가지 방식으로 운용되었으나 정조 때 5일 간격으로 한 달에 여섯 차례 하는 것으로 정례화되었다. 입진은 진찰 과정을 말하는데, 삼제조가 모두 모여 의례적인 문진을 한 뒤 내의원의 우두머리인 수의(首醫) 이하 의관들 2, 3인이 진맥을 하고 삼제조와 어의들이 증후와 처방에 대한 의견을 모으는 방식으로 진행되었다. 이 입진은 '망문문절(望聞問切)'이라는 네 가지 방법으로 진행되었다. 이것은 옥체, 즉 왕의 몸의 정보를 취합하는 것이었다.

망진(望診)은 얼굴의 윤택함이나 건조감, 기색을 살펴보거나 종기의 색상, 얼굴의 색상을 관찰함으로써 오장육부 중 어디가 안 좋은지 판단하는 것이었다. 문진(聞診)은 왕의 목소리를 듣고 일상적인 감기나 가래 여부를 판단하는 것으로, 생명력을 가늠해 스태미너 상태까지 알아봤다. 문진(問診)은 식사는 잘하는지, 잠은 잘 자는지, 대소변은 잘 보는지 등을 구체적으로 물어보는 것이었다. 구체적인 정보를 얻을 수 있는 중요한 절차였고 여기까지는 대개 의관들보다 제조들이 주도했다. 의관들은 주로 절진(切診), 바로 맥을 짚는 진맥을 통해 왕을 진찰했다.

진맥은 본래 목, 손목, 발목을 짚어 맥의 기세를 알아내는 것이었다. 그러다가 손목을 상·중·하로 나눠 짚음으로써 몸 전체 상태를 짐작하는 방식으로 진화했다. 물이 좁아지는 여울목을 지킴으로써 시냇물 전체를 파악하듯이 손목을 지나는 기혈의 기세나 상태를 파악해 몸 전체를 일거에 파악하겠다는 발상이다.

전문가인 의원들과 유학자인 관료들이 결합해 있는 내의원 삼제조 시스템에의 지나친 의존은 이 망문문절의 진찰 과정에서 종종 문제를 일으켰다. 특히 오진을 초래하는 경우가 많았다. 사실 삼제조가 감시하는 경직된 분위기에서 의관들은 자신 있게 진찰하지 못했고, 이것이 조선 왕들의 진료와 치료를 실패로 이끈 가장 큰 문제요 원인이었다.

한의학에서 진찰은 진맥이 전부가 아니다. 모든 감각 기관을 동원해 목소리, 숨결, 냄새, 피부의 상태, 혓바닥의 설태, 마음의 희로애락 등을 살펴보고 종합해 질병이 에너지 과잉 상태에서 온 것인지 부족한 상태에서 온 것인지를 파악해야 한다. 병의 원인이 외부에서 들어온 바이러스나 세균 때문인지, 내부적인 오장육부에 문제가 생긴 탓인지, 몸이 열이 나는지, 차가운 상태인지를 파악해야 하는 예민하고도 섬세한 과정이기도 하다. 환자와 밀접하게 소통하고 환자의 증세를 세밀하게 관찰해야만 하는 과정인 것이다.

예를 들어 한의학에서 진맥을 할 때 환자의 맥박수를 재는 기준은 의사 자신의 호흡이다. 자기가 한 번 호흡하는 동안에 환자의 맥이 몇 번 뛰는가를 세는 것이다. 자신의 마음이 동요하거나 호흡이 흐트러지면 진맥은 당연히 틀릴 수밖에 없다. 의사의 감각이 환자를 측정하는 척도인 이상 의사로 하여금 환자를 평상심을 가지고 진찰할 수 있는 분위기를 만드는 게 중요한데, 내의원 삼제조 시스템은 어의에게 크나큰 부담으로 작용했을 것이다. 소심한 어의들은 진맥조차 제대로 볼 수 없었을 것이다. 게다가 조선 왕실의 법도는 의관이라고 해도 왕의 몸을 함부로 만질 수 없게 했고, 고작 진맥이라는 진찰 범위가 가장 적은 방법 위주로 왕의 진찰을 제한했다. 이것은 의료의 관점에서 보면 진료와 치료의 첫 단추를 잘못 꿰는 셈이었고, 성리학적 시스템의 실패였다.

『승정원일기』 영조 2년 3월 17일의 기록을 보면 환자인 영조가 이런 상황을 예리하고 뼈아프게 지적하고 있음을 알 수 있다. "약을 의논하려면 반드시 상세히 살펴 진찰하여야 할 것이다. 내가 본래 열이 있음은 의관들이 잘 알지만, 근래에 돌아가며 몇 번 묻는 것 외에는 내가 아픈 여러 증후들을 말하지 않았으니 의관의 무리들이 어떻게 나의 질병을 알겠는가. 이런 까닭에 치료를 하고 싶지 않으니 치료하려면 반드시 증상을 잘 알고 치료하여야 할 것이다."

아무튼 문안과 입진을 통해 질병이 확인되면 다양한 방식을 두루 활용해 치료가 이루어졌다. 탕제와 다음(茶飮), 탕제와 환약 등을 같이 사용하는 경우가 많았고 침구 치료도 병행했다.

다음이라는 것은 한두 가지 약물을 엷게 다려서 마시는 보조 치료용 처방으로 지금의 차와는 다른 개념이다. 영조는 특히 다음을 많이 활용했는데 속이 불편할 경우 삼귤다(蔘橘茶)나 삼령다(蔘苓茶)를 복용하고 감기 기운이 있으면 귤강다(橘薑茶)를 복용했다. 복용상 편리한 환약을 장기간 복용하는 경우에는 이 다음을 병행하기도 했고, 탕약의 보조 수단으로 이용한 경우도 많았다.

탕약은 1~3첩 정도를 복용한 이후에는 효험의 정도를 보아서 처방을 바꾸는 경우가 많았다. 보약의 경우에는 5첩 내지 10첩 정도로 길게 처방했다. 하루 복용량은 하루 1첩 복용을 기준으로 삼았다.

내의원에서 사용되는 처방법은 대체적으로 『동의보감』 이전과 이후로 나뉜다. 『동의보감』 이후의 처방들은 상당 부분 『동의보감』의 치료 원칙을 따르거나 『동의보감』에서 기원한 처방을 증상에 맞게 가감한 방식으로 이루어졌다. 예를 들면 효종의 경우 오랫동안 소갈을 앓았는데 대부분의 처방들이 정확히 『동의보감』 처방에 따라 구성되었다.

약을 효과적으로 사용하기 위해서는 찬 약은 볶아서 찬 기운을 약화시키고 독성이 있는 약은 볶거나 쪄서 그 독성을 약으로 쓸 수 있을 정도로 약화시켰다. 씨앗들은 갈거나 볶아서 흡수하기 쉽게 했다. 이런 다양한 법제(法制)를 통해서 약재의 약효를 증대시키거나 치료 목적에 맞는 약효를 얻을 수 있도록 가공했다.

탕약을 만들고 복용하는 과정 자체도 복잡했다. 먼저 어떤 탕약을 쓸지 결정되면 어의들 중 하위자가 도제조 앞으로 나아가 처방을 써 주고 다시 돌아와 탕제를 달인다. 약을 조제할 때에는 제조 및 어의가 함께 감독하는데, 약재를 조합해 약첩을 만드는 것은 의관이 한다. 탕제의 경우 제조와 어의가 약 달이는 과정을 함께 감독한다. 약이 다 달여지면 삼제조가 먼저 맛을 본 후에 자물쇠로 잠글 수 있는 뚜껑이 달린 그릇에 약을 담아 자물쇠로 잠그고 종이에 탕명을 써서 그릇의 뚜껑에 붙인 다음 소반에 올린다. 그리고 꿀대추 2개, 흰 모시수건 1장, 별도로 봉한 수저를 챙겨 삼제조, 수의, 당직 의관이 사용원으로 가지고 간 후에 승정원에서 승전색이 들이라는 명령을 전할 때까지 기다린다. 약을 들이라는 명이 내려오면 탕약을 들고 입시하는데, 수의가 먼저 약탕관를 열어 그 뚜껑에 탕제를 조금 부어 도제조로 하여금 먼저 맛을 보게 한다. 그런 다음에 도제조는 꿇어앉아 승전색에게 약을 전해 준다. 승전 색은 이 약을 왕에게 바친다. 이렇게 길고 꼼꼼한 검증 과정을 거쳐야만 비로소 왕이 탕약을 복용할 수 있었다.

침이나 뜸을 놓을 때에도 삼제조가 침의(鍼醫)를 모아 의논했다. 어떤 혈에 침이나 뜸을 놓을지 기록한 다음 삼제조가 의관을 인솔해 입시하고 수의가 어떤 혈에 침이나 뜸을 놓을지 왕에게 보고하고 재가를 받았다. 이때 만전을 기하기 위해 침자리를 잡는 의관과 침을 잡는 의관을 원칙적으로 분리했다. 조선 왕실의 의료 역사에서 가장 파격적인 침술을 구사한 이는 인조 때 활약한 이형익으로 침을 불에 달궈서 놓는 번침(燔鍼)을 구사했다.

침구 시술을 가장 많이 받은 임금은 현종이다. 현종은 침구 치료를 자신의 안질과 종기의 치료에 다양하게 활용했지만 시간과 날짜에 대한 금기 때문에 치료가 늦어지거나 신하들과 의견 충돌을 빚는 경우가 많았다. 한 달 30일 날짜마다 길흉과 사람과 신령의 기운이 달라 침과 뜸을 시술할 수 없는 날이 많았기 때문이다. 자연의 기후와 사람의 기운을 맞춰 시술을 해야 한다는 생각은 원리적으로는 맞을지 모르지만 현실적으로는 급격히 변화해 가는 병을 치료하는 데 걸림돌이 될 수도 있다. 조선 왕실 의료의 한계를 엿볼 수 있는 장면이기도 하다.

2부

사림의 시대,
구중궁궐 속으로 숨은
왕들의 내밀한 한의학

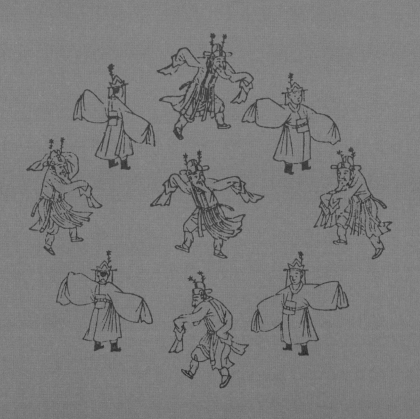

―「처용무」,『정재무도홀기(呈才舞圖笏記)』에서

5장 연산군

정기 누설 일삼은 시대의 색골

조선 왕들 중 부모의 비참한 죽음을 알거나 목격한 이는 셋이다. 연산군, 경종, 정조다. 연산군의 어머니 폐비 윤 씨는 사약을 받고 일찍 세상을 떠났다. 경종의 어머니 희빈 장씨는 인현왕후를 저주하다가 사약을 받고 죽었다. 경종은 장희빈이 죽은 시점과 경종의 병력이 정확하게 일치하지는 않지만, 그가 복용한 처방들로 미뤄 볼 때 현대 의학에서 뇌전증이라고 하는 간질을 앓은 것 같다. 아버지의 죽음을 목격한 정조는 양기를 북돋는 인삼을 거의 입에도 대지 못할 정도로 평생 화증(火症)에 시달렸다.

광기는 정상으로 돌아가기 위한 돌파구

스코틀랜드 정신과 의사인 로널드 데이비드 랭은 광기를 이렇게 평가했다. "광기는 정상으로 돌아가기 위한 돌파구이다." 조선 왕조 역사상 성군의 길을 가장 극렬하게 역주행한 광기의 폭군, 연산군(燕山君,

1476~1506년, 재위 1494~1506년) 이융(李㦪). 조선 제10대 임금인 그는 과연 무엇을 되돌리고 싶었을까? 그를 바라보는 핵심 프레임은 바로 어머니다. 연산군을 있어서는 안 될 임금으로 매도하는 것보다 그의 그런 광기를 논리적으로 분석하고 이해하는 작업이야말로 왕의 한의학이 추구해야 하는 지향점일 것이다.

어머니와 아이 사이의 관계를 애착 이론으로 설명한 이로 영국의 심리학자이자 정신과 의사였던 존 볼비가 있다. 그는 신생아는 완전히 무력하기에 생존을 보장받기 위해 어머니에게 애착을 느끼도록 (진화적으로, 심리학적으로) 미리 설정되어 있으며 어머니와 아이를 떼어놓는 상황은 아이에게 불안감 및 공포감을 조성한다고 생각했다. 연구 결과, 어머니가 결손된 아이들은 훨씬 거칠게 놀았고 과도하게 흥분할 때가 많았으며 다른 아이들보다 감동 결여성 인격 장애를 앓을 확률이 높은 것으로 밝혀졌다.

볼비의 애착 이론은 동물 실험에서도 증명됐다. 미국 위스콘신 대학교 심리학과 해리 프레더릭 할로 교수의 연구진은 원숭이들로 실험을 했다. 그때까지의 정설은 젖을 먹으려 어미에게 달라붙는다는 것이었다. 실험 결과 새끼 원숭이는 어미와의 '접촉'을 더욱 중요하게 여겼다. 온몸을 철사로 두르고 우유병을 든 가짜 원숭이와 젖병은 없지만 따뜻한 헝겊으로 몸을 감싼 가짜 원숭이를 우리에 놓아 뒀다. 그러자 새끼 원숭이들은 후자에게 찰싹 달라붙었다.

그러나 헝겊 인형 대리모와 함께 있던 원숭이도 정상적인 원숭이로 자라지는 못했다. 그 원숭이들은 우울했고 다른 원숭이들과 친밀감을 느끼거나 교류하는 등의 행동을 발달시키지 못했다. 마치 자폐증에 걸린 것 같았다. 결국 할로 등은 그것이 부모와의 상호 작용 부족 때문이라고 결론 내렸다. 중요한 것은 아기와 반응하고 상호 작용하는 어머니가 필요하다는 것이다.

연산군은 희대의 폭군으로 평가받는다. 그러나 연산군의 폭군으로서 행보는 왕이 되기 전부터 시작되었다. 일화를 보자. 연산군이 세자 시절 아버지 성종이 불러 다가가려 하는데 난데없이 사슴 한 마리가 달려들어 그의 옷과 손등을 핥아댔다. 이 사슴은 성종이 아끼던 짐승이었다. 연산군은 사슴이 자신의 옷을 더럽힌 것에 화가 난 나머지 부왕이 보는 앞에서 사슴을 발길로 걷어찼다. 이 광경을 지켜본 성종은 화가 나서 세자를 꾸짖었다. 성종이 죽자 왕으로 즉위한 연산군은 가장 먼저 그 사슴을 활로 죽여 버렸다. 실록의 기록은 이렇다. "성종이 승하하자 왕은 상중에 있으면서도 서러워하는 빛이 없으며, 후원의 순록(馴鹿)을 쏘아 죽여 그 고기를 먹으며 놀이 즐기기를 평일과 같이 했다."

최근 유년기의 동물 학대가 성인이 된 후 살인과 강간 같은 강력 범죄로 이어질 수도 있다는 연구 결과들이 범죄 심리학자들에 의해 많이 보고되고 있다. 그래서인가, 연산군이 신하들에게 내린 형벌은 전례가 없는 잔인한 것들뿐이었다. 게다가 "손바닥 뚫기, 불에 달군 쇠로 단근질하기, 가슴 빠개기, 뼈 바르기, 마디마디 자르기, 배 가르기, 뼈를 갈아 바람에 날리기" 등의 이름이 있었다. 잔인한 성격이 예술적 감각과 만나 다양한 형벌을 창조한 셈이다.

예술적 재능이 있었던 연산군이 특히 좋아한 유희는 탈놀이인 처용무였다. 기록도 여럿 있다. "소혜왕후(성종의 모후인 인수대비)가 늘 왕의 행동이 무도함을 근심하니, 왕이 하루는 얼굴에 처용 탈을 쓰고 처용의 옷차림으로 칼을 휘두르고 처용무를 추면서 앞으로 갔다. 그러자 소혜왕후는 크게 놀랐다." 이런 기록도 있다. "왕이 풍두무(豊豆舞, 처용무)를 잘 췄으므로, 매양 궁중에서 스스로 가면을 쓰고 희롱하고 춤추면서 좋아했으며, 사랑하는 계집 중에도 또 사내 무당놀이를 잘하는 자가 있었으므로, 모든 총애하는 계집과 홍청 등을 데리고, 빈터에서 야제(夜祭)를 베풀었는데, 스스로 죽은 자의 말을 하면서 그 형상을 다 하면 모든 사랑하는 계집들은 손을 모으고 시청했다. 왕이 죽은 자의 우는 형상을 하면 모든 홍청들도 또한 울어, 드디어 비감하여 통곡하고서 파했다." 여기서 홍청은 연산군 10년에 나라에서 모아들인 기녀를 말한다.

탈과 가면은 얼굴 표정을 숨기고 표정 너머의 마음속에 있는 인격까지 감춘다. 이렇게 자신을 숨기려고 하는 사람들은 대개 어렸을 적 마음의 상처를 입은 경우가 많다. 어릴 적 상처는 자기 보호 기질을 발동시켜 마음을 닫아 버린다. 종종 마음을 열 때가 있다고 하더라도 그것을 인지하는 순간 서둘러 자신을 꽁꽁 감추고 만다는 것이 심리학적 분석이다. 연산군은 어쩌면 마음속 깊이 어머니의 부재를 느끼고 있었는지 모른다.

천리(天理)가 아니라 인욕(人慾)을 추구

연산군의 본격적인 폭정이 시작된 계기는 연산군 10년 10월에 일어난 갑자사화였다. 갑자사화는 어머니 폐비 윤 씨의 문제가 중심이었다. 이때 폐비 윤 씨를 모함한 것으로 지목된 성종의 두 후궁 귀인 엄 씨와 귀인 정 씨가 죽었고, 폐비 윤 씨의 죽음과 관련된 대신들이 훈구파, 사림파 관계없이 살아 있으면 처형되고, 죽었으면 부관참시(剖棺斬屍)되었다. 성종을 왕위에 올린 모후 인수대비도 이 사건에서 충격을 받아 곧 죽었고 한명회도 부관참시되어 시체는 토막 나고 목은 잘려 한양 네거리에 걸렸다.

사실 실록의 관점은 사관의 관점이며 사관의 관점은 곧 성리학자의 관점이다. 그들은 성리학의 틀 속에서 평가 기준을 세우고 왕들을 평가했다. 조선의 왕도(王道)는 근본적으로 내성외왕(內聖外王)을 추구했다. 안으로는 성인의 마음가짐을 배워야 하고 밖으로는 올바른 지배자의 노릇을 하라는 뜻이다. 따라서 일부 사가들은 연산군에 대한 비판적 기록이 반정에 성공한 역사적 승자들의 기록이라 진실을 은폐하고 있다고 평가한다. 그러나 조선의 왕도라는 통념적 기준에서 본다면 연산군은 확실히 패륜적인 왕이다. 조선 왕도의 길잡이라고 할 수 있는 천리(天理)를 추구하지 않고 개인의 육체적 욕망, 즉 인욕(人慾)에 따라 살았기 때문이다.

중국 북송의 주돈이는 『태극도설』에서 성인을 "성인은 중정(中正)과 인의(仁義)를 본성으로 삼고 마음이 고요하면서 욕심이 없게 함으로서 사람이 걸어가야 할 도리를 세우는 것"이라고 규정한다. 그러나 욕심이라는 것은 인간에게 있어 버리기 힘든 것이다. 왜냐하면 우리의 존재 이유가 이 욕심이라는 것과 밀접하게 연관되어 있기 때문이다.

중국 원나라 주진형이 편찬한 의서 『격치여론』에서는 욕심이라는 것을 "음식남녀(飮食男女)"라고 규정한다. 그리고 이렇게 말한다. "남녀의 욕정은 인간에게 관계된 바가 크고 음식에 대한 욕심은 몸에 있어 더욱 절실하다. 세상에는 이 둘에 빠진 사람이 적지 않다." 성욕과 식욕은 인간 본성의 자연적 토대라고 할 번식과 생존과 직결된 것이기 때문이다. 물론 성리학은 성욕과 식욕이 인간 본성의 자연적 토대라는 것은 인정한다. 그러나 사람이라면 자연적 인간 본성을 극복하고 한 걸음 더 나아가야 한다고 가르친다.

주자의 어록을 집대성한 『주자어류』를 보자. "음식에서 무엇이 천리이고 무엇이 인욕이냐고 제자들이 묻자, 주자가 '음식은 천리이지만 좋은 맛을 찾는 것은 인욕이다.'라고 말씀하셨다."라는 문장이 나온다. 우리가 생명을 유지하고 활동을 하기 위해서 음식을 섭취하는 것은 하늘의 이치에 부합하는 것이지만, 더 나아가 음식의 맛과 색과 양을 추구하는 것은 욕심일 뿐이라고 지적하고 있는 것이다.

인욕을 추구한 군주답게 연산군의 음식에 대한 집착은 대단했다. 나라 안에서 구할 수 있는 것뿐만 아니라 이웃나라의 진귀한 음식물을 탐했다. 실록 기록을 보자. 연산군 2년 2월 19일 "사당(沙糖), 채단(綵緞), 술의 독을 푸는 빈랑(檳榔), 괘향(掛香, 회향), 각양의 전융(氈絨), 각양의 감리(甘梨), 용안(龍顏) 등속의 물건을 성절사(聖節使, 중국 황제, 황후의 생일 등을 축하하기 위해 보내던 사신)의 내왕편에 사가지고 오게 하라."

연산군 8년 12월 4일에는 중국에 가는 사신을 보고 수박을 구해 오라고 시킨다. 그러나 장령 김천령이 나서서 반대한다. "지금 듣건대, 북경에 가는 사람으로 하여금 수박을 구해 오도록 하셨다고 하는데, 그 종자를 얻으려고 한 것이겠으나, 대체로 먼 곳의 기이한 음식물도 억지로 가져오는 것이 불가하온데, 하물며 중국에서 구하는 일이겠습니까? 신이 일찍이 북경에 갔을 적에 들으니, 중국의 수박이 우리나라 것과 그다지 서로 다른 점이 없다고 했습니다. 또 수개월이 걸리는 여정에 반드시 상하게 될 것이니, 우리나라에는 이익이 없고 저쪽 나라에게 비방만 받을 것입니다."

바른 말을 한 김천령은 능지처참을 당한다. 연산군은 가감 없이 수박 문제에 대한 보복임을 명확히 한다. "이는 오로지 곧 천령의 짓인데, 전일에 재주를 믿고 마음을 오만하게 먹은 자이다. 내가 일찍 중국의 수박을 보고 싶어 했거늘, 그때에 천령이 크게 주장하여 막았다. 과연 임금이 다른 나라의 진기한 물건을 구하면 말하여 막아야 하는가? 이것이 어찌하여 그르다고 감히 말하는가? 이로 말미암아 이 사람이 반드시 했으리라는 것을 안다. 아뢴 대로 능지·적몰하고, 그 자식은 종을 만들고, 그 나머지 민휘 등은 처음부터 사형수로 가두라. 또 천령, 덕숭은 효수하여 그 시체를 전시하고, 권헌 등의 소는 삭제하여 버리라." 조선 역사에서 왕의 수박 욕심 때문에 능지처참형을 당한 이는 아마 김천령뿐일 것이다.

연산군 11년 4월에는 "이번 성절사 가는 길에 용안, 여지를 많이 사오고, 수박 참외 및 각종 과일을 많이 구해 오라."라고 지시한다. 여지는 당나라 현종이 양귀비가 좋아해서 남방에서 생산되던 것을 장안까지 실어오느라 백성들의 원망을 들었던 대표적인 과일이다. 연산군은 이것을 거리낌 없이 구해 오라고 주문한다.

연산군이 특히 좋아했던 음식은 소고기의 태(胎)였다. 농업 국가인 조선에서는 소를 식용으로 도축하는 것을 엄격히 규제했다. 태조 7년 9월 태조 이성계는 교지를 내려 "소와 말의 사사로운 도살을 엄금한다."라고 했고, 시시때때로 일반 백성의 우유 음용마저 제한했다. 더욱이 전염병으로 농사용 소가 줄자 농민들이 처한 경작의 어려움을 덜어 주기 위해 왕들마저도 반찬으로 소고기를 먹는 것을 부담스러워했다.

연산군은 완전히 역주행한다. 연산군 11년 4월 20일 임금은 잔치마다 소고기를 쓸 것을 전교한다. "이로부터 여느 때의 홍청을 공궤(供饋, 음식을 줌)하는 데에도 다 쇠고기를 쓰니, 날마다 10여 마리를 잡아 수레로 실어 들였다. 노상에 수레를 끌거나 물건을 실은 소까지도 다 빼앗아 잡으니, 백성이 다 부르짖어 곡했고, 또 군현으로 하여금 계속하여 바치되, 가까운 도에서는 날고기로, 먼 도에서는 포를 만들게 했다. 또 왕이 소의 태를 즐겨 먹으므로 새끼를 낳은 배가 부른 소는 태가 없을지라도 잡히지 않은 것이 없었다."

음식만이 아니다. 연산군은 여색에도 골몰해 색골로 악명이 높았다. 연산군 9년 6월 13일 기록을 보자. "이에 앞서 왕이 미행하여 환자(宦者) 5, 6인에게 몽둥이를 들려 정업원으로 달려 들어가 늙고 추한 여중을 내쫓고, 나이 젊은 아름다운 자 7, 8인만 남기어 음행하니, 이것이 왕이 색욕을 마음대로 한 시초이다." 정업원은 세종 때 궁궐 안에 만든 내불당을 신하들의 반대 의견에 따라 궐 밖으로 옮긴 것으로, 왕실의 비빈들이나 궁녀들이 불심을 달래던 곳이었다. 정업원은 이 사건으로 없어진다.

이후 '홍청망청'이라는 신조어를 만든 홍청(興淸)이 등장한다. 연산군은 전국의 음률을 아는 기생을 골라 궁궐로 불러들인다. 처음에 불러들인 이 기생들을 운평(運平)이라고 했다. 하지만 연산군은 이에 성이 안차는지 벼슬아치의 첩, 창기 가운데서도 운평을 추가하게 된다. 이 운평들 중에 처음에 온 운평들을 가홍청(假興淸)이라고 불렀다. 그리고 또 이 가홍청들을 한 등급 승격시켜 홍청으로 승격시켰다. 이때 뒤에 들어온 자들은 속홍(續紅)이라고 했다. 또 홍청들은 두 종류로 나뉘었다. 임금 곁에서 모시는 자는 지과(地科) 홍청, 잠자리를 같이하는 자는 천과(天科) 홍청이라고 구분했다.

연산군 11년 6월 18일 기록이다. "왕이 금중(禁中, 왕의 거처)에 방을 많이 두어 음탕한 놀이를 하는 곳으로 삼았다. 또 작은 방을 만들어서, 언제나 밖으로 나가 즐길 때면 사람들을 시켜서 들고 따르게 하여, 길가일지라도 홍청과 음탕한 놀이를 하고 싶으면, 문득 이것을 설치하고서 들어갔는데, 그 방을 이름 붙여 '거사(擧舍)'라 했다."

연산군 11년 9월 16일에는 이런 기록도 있다. "그때 장악원에 있는 운평은 천으로 헤아리는 수였으되, 한 순(旬, 10일)에 한 번 간택하고 두 순에 두 번 간택하니, 얼굴이 아주 못났을지라도 두어 순이 지나지 않아서 반드시 뽑혔으니, 이것을 순간택이라고 했다. 밖에서 임신한 홍청은 따로 질병가에 두어 출산하기를 기다려서 곧 묻게 하고, 만약 영을 어겨 묻지 않는 자가 있으면 오작인(仵作人, 지방 관아에서 수령이 시체를 임검할 때 시체를 주워 맞추는 일을 하던 하인)을 중죄에 처했으므로, 낳는 대로 묻으니 젖먹이의 울음소리가 서로 잇달으매, 듣고 이마를 찌푸리지 않는 사람이 없었다." 연산군의 호색 행각과 그 결과들에 대해 상세하게 기록한 것이다.

운평들은 장악원을 이름 고친 계방원에서 관리했고 홍청들은 원각사에 둔 연방원과 궁궐 내 집현전 건물을 고친 취홍원에서 거처했다. 일국의 대표 종교 시설과 학문 시설이 환락의 공간으로 바뀐 셈이다. 이밖에도 연산군은 채홍준사(採紅駿使)라고 해서 전국 각지에 사람을 보내 아름다운 여자와 좋은 말을 찾아내게 했고, 이것에 만족하지 않고 채청사(採靑使)를 보내 어린 처녀들을 색출해 냈다. 그런 식으로 밤낮을 가리지 않고 홍청들과 놀아났다. 자신이 말이 되어 홍청들을 태우고 기어 다니거나, 반대로 자기가 그녀들 등에 올라 타는 말놀이를 즐겼다.

종친과 신하 들의 여인도 건드렸다. 연산군 11년 4월 12일의 기록이다. "왕이 음탕함이 날로 심하여, 매양 족친 및 선왕의 후궁을 모아 왕이 친히 잔을 들어서 마시게 하며, 마음에 드는 사람이 있으면 문득 녹수(장녹수) 및 아끼는 궁인을 시켜 누구의 아내인지를 비밀히 알아보게 하여 외워 두었다가 이어 궁중에 묵게 하여 밤에 강제로 간음하며 낮에도 그랬다."

심지어 큰아버지인 월산대군의 부인 박 씨까지 겁탈했다. 연산군 12년 7월 20일자 실록 기사에는 이런 기록이 있다. "월산대군 이정의 처 승평부 부인 박 씨가 죽었다. 사람들이 왕에게 총애를 받아 잉태하자 약을 먹고 죽었다고 말했다." 월산대군 부인 박 씨가 당시 51세라 그녀가 연산군과 정을 통했고 임신까지 했다는 이야기를 온전히 믿기는 힘들지만, 이 스캔들은 결국 연산군의 정치적 생명을 끊는 결정적 계기가 된다. 그녀의 동생 박원종 등이 주모한 중종반정이 이 2개월 뒤에 일어나기 때문이다.

끝없는 정기 누설이 병으로 이어져

천리보다 인욕을 택해 산 연산군, 그의 행동은 그의 몸에 어떤 형태로든 영향을 미쳤다. 연산군의 질병 기록은 세자 시절까지 거슬러 올라간다. 그는 온갖 잔병을 달고 살았다. 대표적인 것이 세자 시절부터 앓은 면창(面瘡)이다. 이것은 얼굴에 종기가 나는 병이다. 예컨대 성종 23년 10월 21일자 실록 기사에 "그렇다. 요사이 세자가 면창을 앓아 강(講)을 멈추었다."라는 기록이 나온다. 즉위 후에도 중국에 가서 웅황해독산(雄黃解毒散)과 선웅고(善應膏)라는 처방을 구해와 만덕이라는 종에게 실험한 다음 의관의 동의를 얻어 자신의 면창 치료에 사용하기도 했다.

연산군은 자신의 잔병들을 경연 같은 공부를 피하는 핑계로 삼기도 했다. 연산군 2년 11월 8일과 22일에는 기침 감기로 경연에 참석하지 못한다고 하면서 자신의 게으름을 자책하는 기록이 나온다. 연산군 3년에는 안질로 책을 읽을 수 없다고 해서, 10월에는 혓바닥의 통증으로, 또는 눈썹 위가 가렵고 더워서 두통이 난다고 경연을 피한다. 그러나 의관이 입시해 치료를 했다거나 하는 기록은 찾아볼 수가 없다. 다 연산군 스스로의 말만 있다. 아무래도 진짜 아픈 것이 아니라 꾀병일 가능성이 높다.

그러나 이 꾀병들의 그늘 속에서 연산군의 목숨을 위협하는 질병이 자리 잡고 있었던 것 같다. 실록은 이것을 놓치지 않고 기록하고 있다. 시작은 소변을 찔끔찔끔 자주 보는 증상이었다. 연산군 1년 1월 8일 승정원에서 이렇게 아뢴다. "전하께서 소변이 잦으시므로 축천원(縮泉元)을 들이라 하시는데, 신 등의 생각으로는 전하께서 오래 여차(廬次, 여막)에 계시고 조석으로 곡위(哭位)에 나가시므로 추위에 상하여 그렇게 된 것이오니, 만약 바지 안쪽이나 버선에다 모피를 붙여서 하부를 따뜻하게 하면 이 증세가 없어질 것입니다."

남자가 소변을 보기 위해서는 양기가 있어야 한다. 방광에 고이는 소변은 혈관 밖의 물이다. 물은 데우지 않으면 보통 섭씨 4도 정도가 된다. 항온 동물인 인체는 어떤 경우에도 섭씨 36.5도의 체온을 유지해야 세포가 병드는 것을 막을 수 있다. 따라서 본질적으로 차가운 물인 소변을 섭씨 36.5도로 따뜻하게 데워 유지하지 못하면 오장육부가 병든다. 이렇게 체액을 뜨끈뜨끈하게 데우는 힘을 한의학에서는 '양기'라고 규정한다. 만약 이 양기가 부족하면 자기 방어 측면에서 소변을 자주 배출해야만 오장육부가 식는 것을 막을 수 있다. 이것이 바로 야간 빈뇨의 원인이다.

또 소변은 흘러나오는 것이 아니라 압축된 힘으로 짜내는 것이다. 물총이라고 생각하면 된다. 짜내는 힘이 약하면 나가던 물이 다시 밀려 들어와 잔뇨감이 생기게 되고, 변소를 자주 들락거리게 된다. 소변을 데우는 힘과 짜내는 힘, 발기력을 합쳐서 양기라고 하며 오줌발에 남성들이 신경 쓰는 것도 이런 이유에서다.

한의학적으로 양기의 통로는 척추 안쪽을 흐르는 독맥(督脈)이다. 힘 있는 사람이나 득의양양한 사람은 등을 뒤로 젖힌다. 반면 양기가 줄어들면 바람 빠진 풍선처럼 앞으로 푹 숙이게 된다. 바로 고개 숙인 남자가 되는 것이다. 남자들이 정력제에 목숨 거는 이면에는 이런 한의학적 원리가 숨어 있다.

실록 기록에 따르면 연산군은 하복부를 포함해 하체를 따뜻하게 데우고 난 후 증상이 호전되었다고 한다. 이것은 연산군의 타고난 양기가 약하다는 뜻이다. 사실 성 중독증이라고 볼 수 있을 정도로 성에 집착한 것치고 그의 자식 농사는 신통치 않았다. 왕후 신 씨에게서 2남 1녀, 후궁에게서 2남 1녀를 얻은 게 전부다. 성종이 16남 12녀를 둔 것에 비교하면 왜소해 보인다. 이것은 그의 빈뇨 증상과 사뭇 관련이 크다. 실제로도 양기가 모자랐던지 연산군은 정력에 좋다는 약재를 계속 찾았다. 특히 연산군 9년에는 양기를 보충하려고 백마를 골라서 내수사로 보낼 것을 명한다.

백마의 음경을 잘라먹고 벌레를 회쳐 먹고

우리 역사상 엽색 행각으로 가장 유명한 사람 중 하나는 고려 말 신
돈이다. 성현의『용재총화』에는 신돈의 엽색 행각이 적나라하게 적혀 있
다. (성현은 성종 때 예조판서, 연산군 때 공조판서를 지냈고 대제학을 겸했다. 그리고 갑자
사화 때 부관참시당했다.)

"신돈의 권세가 커지자 사대부의 아내와 첩에 얼굴이 어여쁜 자가 있
으면 그 사대부에게 매번 허물을 씌워 감옥에 넣었다. 그리고 말하기를,
만약 그 아내와 첩이 찾아와서 남편의 억울함을 호소하면 죄를 면해 준
다고 했다. 신돈은 그렇게 찾아온 여인들 상대로 엽색 행각을 벌였다.
양기가 쇠약해질까 두려워 백마의 음경을 잘라 먹고 지렁이를 회쳐 먹
었다." 백마를 탐낸 것은 연산군도 마찬가지였다. 연산군 9년 2월 8일
왕은 "백마 가운데 늙고 병들지 않은 것을 찾아서 내수사로 보내라 했
다. 흰 말고기는 양기에 이롭기 때문이다."라고 지시한다.

한의학에서 말은 뜨거운 양기의 상징이다. 예를들어 어떤 지점에서
정북과 정남을 잇는 선을 자오선(子午線)이라고 하는데, 여기서 남쪽을
뜻하는 오(午)라는 한자는 원래 말이라는 뜻이다. (자(子)는 북쪽, 차가운 것을
의미하고 오는 남쪽, 뜨거운 것을 상징한다.) 이처럼 말은 양기를 상징하는 대표적
인 동물이었다.『본초강목』에는 백마의 음경을 얻는 방법까지 상세하게
기록되어 있다. 그 방법의 핵심은 수말이 암말과 교미할 때 강성하게 발
기된 것을 얻어야 한다는 것이다.

『본초강목』에는 소와 말을 음양으로 대조한 대목도 나오는데 음양론을 읽는 또 다른 재미를 준다. 말의 발굽은 둥글어서 하나로 있으니 양이고 소의 발굽은 갈라져 둘로 있으니 음이다. 말이 병들면 앉아 있고 소가 병들면 서 있는 것, 말이 일어설 때 앞발을 먼저 일으키고 소가 일어설 때는 뒷발을 먼저 일으키는 것들 모두가 말이 양이고 소가 음이기 때문이라는 것이다. 따라서 말이 사납게 날뛸 경우 소고기를 먹이면 온순해진다고 한다.

연산군의 정력제 욕심은 말을 넘어 곤충에까지 뻗쳤다. 연산군 12년 5월 "각사의 노복 가운데 총명한 자를 골라 궐문 밖에서 번을 나누어 교대로 근무시키되 이름은 회동습역소(會童習役所)라고 하고 이전(吏典)으로 통솔하게 하되 이름은 훈동관(訓童官)이라 하여 귀뚜라미, 베짱이, 잠자리 등 곤충을 잡아오게 하라."라고 특별 지시를 내린다. 그 속에는 메뚜기도 포함되어 있었다.

『본초강목』을 보면 곤충들을 약재로 쓰는 법에 대한 설명이 상세하게 나온다. "잠자리에는 여러 종류가 있는데, 그중에서 크고 푸른 것을 청령(蜻蛉)이라고 한다. 동쪽의 이(夷) 인들은 푸른 새우가 변해서 생긴 것으로 믿기 때문에 그것을 먹는다. 날개와 발을 떼고 볶아서 먹어야 한다." 잠자리의 실제 효능도 양기를 돕고 신장을 데우는 것이다. 『본초강목』에 따르면 베짱이는 저계(樗鷄)라고 하는데, 약재로는 주로 수컷을 사용하며 성기가 시들어 위축된 것을 크게 만들며 정액을 더하고 자식을 생기게 한다고 기록되어 있다. 그리고 메뚜기는 책맹(蚱蜢)이라고 하는데, 위장의 소화 작용을 도와주는 약으로 여겼다. 뒷다리가 튼실한 메뚜기가 정력에 도움이 될 것으로 판단했기 때문이다.

사실 뒷다리가 튼실한 메뚜기가 정력에 도움이 된다는 생각은 현대 과학적으로도, 의학적으로도 일리 있는 생각이다. 인간의 체온을 유지하는 온기는 40퍼센트 이상이 근육에서 만들어진다. 그 근육의 70퍼센트 이상은 허리와 허벅지 등 하반신에 분포한다. 나이가 들어 하반신의 활동량이 줄고 근육이 부실해지면 체온 유지를 위한 온기를 만드는 힘이 약해진다. 야간에 소변을 자주 보고 발기 부전이 오는 것도 이 탓이다. 하반신의 든든한 근육이 바로 양기 발생의 근원인 셈이다. 미사일 쏠 때 발사대가 좋아야 하듯 하체가 튼튼해야 오줌발이 세지고 양기도 개선된다. 따라서 백마나 물개의 성기를 잘라 먹고 곤충을 잡아먹는 것보다 하체 근육을 발달시킬 수 있는 운동을 일상적으로 하는 게 차라리 정력 개선에 도움이 된다. 일상적인 건강 관리는 팽개친 채 주색에 빠져 놀아 젖힌 연산군의 백마와 곤충 탐닉은 완전히 맥을 잘못 짚은 것이다.

그런데 연산군의 정력제 찾기는 백마와 곤충에서 그치지 않았다. 도마뱀도 먹었다. 연산군 11년 8월 7일 새로 조제한 홍원룡(紅圓龍), 흑원룡(黑圓龍), 홍갈호(紅蝎虎), 흑갈호(黑蝎虎) 250환을 재상에게 선물했다는 기록이 나온다. 원룡, 갈호는 도마뱀과 개구리 등으로 만든 약으로 양기를 북돋는 약이다.

도마뱀은 본래 색깔을 잘 바꾸는 동물이다. 주역의 역(易)이라는 글자는 바로 하루 열두 차례씩 때의 변화에 맞추어 색깔이 변한다는 도마뱀의 속성을 형상화한 것이다. 동양 철학의 기본 전제는 변화다. 도마뱀은 "변화하지 않는 것은 변화한다는 사실뿐이다."라는 생각에 가장 부합하는 동물이다. 대부분의 뱀 종류가 성기능을 향상시키는 처방에 약재로 사용되듯 도마뱀도 정력제로 사용되었다.

재미있는 것은 처녀성 증명에 도마뱀이 사용되었다는 사실이다. 중국의 옛 책『박물지』를 보면 처녀성을 증명하는 수궁사(守宮砂) 이야기가 나온다. "수궁사의 재료가 되는 것은 도마뱀이다. 도마뱀을 그릇 속에 넣어 기르면서 주사를 먹이게 되면 도마뱀의 몸이 온통 붉은색이 된다. 계속 먹여서 일곱 근이 되었을 때 아주 여러 번 절구질을 해서 여자의 지체에 바르면 죽을 때까지 색깔이 변하지 않게 된다. 오직 성관계를 가질 때만 없어지기 때문에 자궁을 지킨다 해서 수궁이라고 한다. 한무제가 시험해 보니 과연 효험이 있었다."

시대의 색골이 마지막 순간에 찾은 여인

중종 1년 11월 6일 중종반정을 통해 왕에서 쫓겨난 연산군이 세상을 뜬다. 31세였다. 실록은 그의 죽음을 이렇게 기록하고 있다. 교동 수직장 김양필, 군관 구세장이 와서 아뢰기를, "초 6일에 연산군이 역질(疫疾)로 인하여 죽었습니다. 죽을 때 다른 말은 없었고 다만 신 씨(연산군의 부인)를 보고 싶다 했습니다."

역질은 전염병을 뜻하는 역병으로 면역력이 약해지면서 생기는 대표적 질환이다. 한의학에서는 면역력이 약해지는 이유 중 하나로 과다한 성관계로 정기가 누설되는 것을 꼽았다. 중국의 방중서인『소녀경』이나『옥방비결』등은 과다한 성생활이 심신을 지치고 쇠약하게 만들어 면역력을 약화시켜 병을 초래하고 수명을 단축시킨다고 강조한다.

한의학에서는 정기를 매우 중요시한다. 예를 들어『동의보감』에는 이런 말이 나온다. "정은, 자신에게 머물면 자신을 살리고, 남에게 베풀면 사람(아기)이 생긴다." 정기가 생명의 힘을 간직하고 있다고 본 것이다. 중국 마왕퇴 한묘에서 발견된 2000년 전의 건강 지침서 『양생방』도 정기 누설을 강하게 금기시한다. "한 번 정기를 누설하지 않으면 이목이 총명해지고 두 번 정기를 누설하지 않으면 목소리에 탄력이 생긴다. 아홉 번에 이르면 신명에 통할 수 있다."

결코 되돌아오지 않는 인생의 한때처럼 인체에서 흐르는 정기도 한번 나가면 돌아오지 않는다. 어머니의 부재로 시작된 광기를 풀고 정상으로 되돌아가기 위해 연산군은 수많은 사람을 죽였고 여색을 탐하며 정기를 끝없이 누설했다. 한번 풀려나간 광기와 정기를 되돌리지 못한 연산군은 결국 희대의 패륜아이자 폭군으로 역사에 기록되었고, 제 몸 하나도 건사하지 못하고 역질에 걸려 허무하게 죽었다.

그에게는 수많은 여자가 있었겠지만, 그가 죽음을 눈앞에 두고 보고 싶어했던 사람은 단 한 사람, 바로 자신의 부인이었다. 연산군의 왕후였던 폐비 신 씨는 후덕하고 엄정했고 남편의 폭주를 막아 보려고 여러 번 시도했다. 심지어 반정 세력들조차 그녀를 가리켜 "어진 덕이 있어 화평하고 후중하고 온순하고 근신하여, 아랫사람들을 은혜로써 어루만졌으며, 매양 왕이 무고한 사람을 죽이고 음란, 방종함이 한없음을 볼 적마다 밤낮으로 근심하였으며, 때론 울며 간하되 말뜻이 지극히 간곡하고 절실했는데, 왕이 비록 들어주지는 않았지만, 그렇다고 성내지는 않았다."라고 기록할 정도였다. 그녀는 연산군이 폐위되고 강화도 교동에 유폐되자 따라가려고 했으나 따라가지 못했다.

아마 연산군이 광기의 폭주 속에서 자기 부인의 말을 들었다면 정상적인 군주로 돌아올 수 있었을 것이다. 생의 마지막 순간에 깨달아서 그랬지 사실 어머니의 부재로 시작된 연산군의 광기는 사실 돌아갈 지점이 있었던 것이다.

6장 중종

대장금과 조광조에서 중종의 두 얼굴을 보다

　조선의 왕들에게는 자신이 믿고 의지하는 의사들이 있었다. 선조에게는 허준이 있었고, 광해군에게는 그가 총애한 허임이 있었고, 인조에게는 자신의 몸을 믿고 맡긴 이형익이 있었다. 그러나 조선 왕의 몸과 관련된 정보들은 지금으로 말하면 국가 기밀에 속하는 중요한 일이었다. 그렇기에 왕의 건강 문제는 전문가인 의관들이 아니라 당연히 성리학자인 사대부들의 책임이자 몫이었다. 일종의 왕실 의료 자문 위원회라고 할 수 있는 내의원 삼제조라는 직책과 시스템을 둔 것은 치료 기술은 기예를 익힌 의사에게 맡겨야 하겠지만 그 논리적 타당성과 윤리적 적절성을 성리학자인 자신들이 검증해야 한다고 생각했기 때문이다.

　조선 후기 유학자 이이교는 그 당위성을 이렇게 설명한다. "내가 일찍이 술수에 관한 책을 본 적이 있다. 점을 치거나 의술을 펴거나 관상을 보는 것, 풍수를 논하는 것은 각각 하나의 기능에 치우친 것일 뿐이어서 심신을 다 보충할 수 없다. 유학은 성현이 준행한 바이며 오직 의리로써 설했기에 사람이 입문하기에 어렵다." 세상의 중심은 바로 유학이라고 외치는 것이다.

약방 기생으로 전락한 여의

장금은 조선 제11대 임금 중종(中宗, 1488~1544, 재위 1506~1544년) 이역
(李懌)이 가장 신뢰하고 의지하면서 내밀한 문제까지 치료를 맡긴 여의
였다. 유학자의 세상 그것도 남성 위주의 조선 사회에서 여의 장금은 어
떻게 중종의 신뢰를 얻었을까? 실록은 중종이 장금으로부터 어떤 치료
를 받았는지까지는 세세하게 기록하고 있지 않지만 장금이 중종을 밀
착 치료했으며 굉장한 총애를 받았음은 기록하고 있다.

여의가 처음 생겨난 것은 태종 6년이다. 허도가 건의했다. "그윽이 생
각건대, 부인이 병이 있는데 남자 의원으로 하여금 진맥하여 치료하게
하면, 혹 부끄러움을 머금고 나와서 그 병을 보이기를 즐겨하지 아니하
여 사망에 이르게 됩니다. 원하건대, 창고나 궁사(宮司)의 동녀(童女) 수십
명을 골라서, 맥경과 침구의 법을 가르쳐서, 이들로 하여금 치료하게 하
면, 거의 전하의 살리기를 좋아하는 덕에 보탬이 될 것입니다." 이를 옳
게 들은 태종이 제생원(濟生院)에 명하여 동녀에게 의약을 가르치게 한
것이 시작이다.

교육을 마쳐도 여의가 되는 것은 아주 극소수에 불과해서 태종 18년
의 기록에 따르면 7명에 불과했다. 의녀의 수업 연한은 3년이었고 그 능
력에 따라 내의녀와 간병 의녀, 그리고 초학 의녀로 나뉘었다. 내의녀는
진료와 치료를 전문으로 하고 간병 의녀는 간병을 주로 담당했는데, 여
기에는 조산의 역할이 포함되었다. 초학 의녀는 간병하지 않고 학업에

전념하는 의녀였다.

여의의 지위는 역대 왕들의 관심도에 따라 부침이 심했다. 특히 연산군 때에는 창기(娼妓)로 전락했다. 연회에 내의원의 의녀를 부르면서 '약방 기생'으로 만든 것이다. 이후 사대부나 관원 들의 희롱 대상으로 전락하면서 여의의 제자리 찾기는 많은 어려움을 겪는다. 그런데 의녀에 대한 중종의 대우는 파격적이었다. 중종 5년에는 연산군 때 생긴 폐습을 없애기 위해 왕실과 관리들의 연회에 의녀를 부르는 것을 엄금하는 법을 만들기도 한다. 이것은 아마 중종과 밀접했던 장금의 건의로 만들어진 것으로 보인다.

그러나 기강이 한번 무너지면 회복하기 힘든 것은 옛날이나 지금이나 마찬가지다. 중종 30년에는 의녀를 희롱한 사건으로 대사헌 허항이 관원들을 고발하고 체직(遞職, 벼슬이 갈리는 것)할 것을 왕에게 요청한다. 그 고발 내용이 자신의 형인 제조 허흡이 통솔하는 여의들을 혜민서 훈도들이 돈을 받고 휴가를 보내고 술을 먹이고 희롱해 대사헌의 체면을 구겼다는 것이고 보면 중종의 엄금령 이후에도 약방 기생이라는 의녀의 오명은 계속된 것으로 보인다.

내 증세는 장금이 안다

한류의 중심 드라마 「대장금」. 방영 당시 조선 시대 여의의 실제 처지에 비하면 너무 과장된 게 아니냐는 지적이 많이 나왔다. 장금에 대한 기록은 실록에서 중종 10년 3월 8일자 기사에서 처음 나타난다. 중종의 계비 장경왕후가 그해 2월 25일 원자(후일 인종)를 출산하고 출산 후유증으로 숨을 거둔다. 이때 원자마저 위독해지는데 장금은 그를 살리는 데 결정적인 역할을 한다. 그러나 관례대로 대간은 장경왕후의 죽음에 의관과 의녀 들이 책임이 있다고 벌줄 것을 건의한다. "의녀 장금의 죄가 의원 하종해보다 더 심하다."라면서 곤장을 때려야 하므로, 속바치는 것을 허락하지 말아야 한다는 것이다. 그러나 중종은 그 건의를 물리친다.

중종 28년 1월 9일 중종이 종기를 앓아 고생하게 된다. 이번에는 내의원 남성 어의가 강한 '견제구'를 던진다. 내의원 장순손은 말한다. "대체로 종기를 앓을 때에는 젊은 여자로 하여금 가까이 모시게 해서는 안 됩니다. 종기가 터진 후에도 더욱 부인들을 기피해야 미더운 일입니다." 라고 말하면서 장금의 접근 자체를 견제한다. 그런 견제 때문이었는지 장금의 이름은 실록에서 중종이 죽음 문턱에 가서야 재등장한다.

"상에게 병환이 있었다."라는 문장으로 시작하는 중종 39년 10월 26일자의 기록을 보자. 승정원에서 문안하고 증세를 묻자 중종은 건조한 말투로 대변을 잘 보지 못해 처방을 의논하고 있다고만 말한다. 이어서 나온 말은 놀랍다. 내의원 제조가 문안하자 "내 증세는 여의가 안다."라고 답한다.

내의원 제조는 알다시피 중신으로서 임금의 질병 치료를 책임지는 자리다. 최측근 중의 최측근이다. 이런 신하보다 여의가 임금의 상태에 대해서 더 잘 안다는 것이니 이 여의가 얼마나 총애를 받았는지 짐작할 수 있다. 바로 이 여의가 바로 대장금이다. 내의원 제조는 결국 장금에게 임금의 상태를 물어본다. "지난밤에 오령산(五苓散)을 달여 들었더니 두 번 복용하시고 삼경에 잠이 드셨습니다. 또 소변은 잠깐 통했으나 대변은 전과 같이 통하지 않아 오늘 아침 처음으로 밀정(蜜釘)을 썼습니다."라고 장금은 대답한다.

중종이 앓았던 질병은 산증(疝症)이었다. 산증은 하복부의 통증이 위로 치받쳐 올라 대소변을 잘 보지 못하는 병이다. 의관들은 중종의 증세에 맞추어 이날까지 여러 날에 걸쳐 반총산(蟠葱散)을 처방해 왔다. 그러나 차도가 없자 장금이 극적인 처방을 구사한 것이다. 바로 밀정이다. 밀정은 일종의 관장법이다. 다시 말해 관장을 해 대변을 직접 배설시켰다는 것이다. 피마자기름이나 통유탕(通幽湯) 등 여러 가지 방법을 써 보다가 안 되니 직접 관장을 한 것이다. 이것은 장금과 중종의 관계를 잘 설명해 준다. 사흘 뒤인 10월 29일자 기사는 중종이 대변을 봤다고 기록하고 있다.

같은 해 1월과 2월 사이에 중종이 감기에 걸려 기침과 가래로 심하게 고생할 때에도 중종은 진맥도 치료도 장금으로 추정되는 의녀에게 맡겼던 것 같다. 심지어 내의원의 어의와 제조 들이 "의녀의 진맥이 어찌 의원의 정밀한 진찰만 하겠습니까. 의원으로 하여금 진맥하게 하소서." 하고 의녀들만의 치료를 경계해도 번거롭다고 아예 문안하지 말라고 지시한다. 실록에 기록되지는 않았지만 언제부터인가 장금은 임금 곁에서 밀착 진료를 해 가며 중종의 질병 치료를 총괄하고 있었던 것이다.

서양에서 여성 간호사들의 활약이 본격화되고 국가적으로 여성 간호사를 양성하기 시작한 게 19세기 중반이었던 것을 보더라도 30년 가까이 왕실 의료의 중심에서 활동한 장금의 활약이 얼마나 앞선 것이었는지 잘 알 수 있다.

장금 말고 실록에 남아 있는 의녀 기록 중 특기할 만한 것으로 제주도 의녀에 대한 것이 있다. 세종 13년 임금은 제주 의녀 효덕에게 안질과 치통을 잘 치료했다고 쌀과 장 등을 하사한다. 또 성종 23년 임금이 치통을 앓자 치과와 안과, 그리고 이비인후과 관련 질환 치료로 유명한 의사를 초빙하라는 명을 내린다. 그리고 곧 치통 치료에 일가견을 가진 제주 의녀 장덕이 죽었기에 그 제자인 귀금을 불러 치료법을 물어봤다는 기사가 나온다. 제주도 의녀들이 특별한 기술을 대물림하고 있었다는 이야기다.

왕 노릇은 수명을 단축시킨다

47세라는 조선 왕들의 평균 수명을 보면 왕 노릇이 정말 힘들다는 것을 실감하게 된다. 대체로 왕실에서 나고 자라 왕이 된 이들은 질병에 자주 걸리고 단명했다. 그러나 반정으로 왕이 되거나 궁궐 밖에서 살다가 갑작스럽게 왕이 된 사람들은 질병도 없고 장수하는 경향이 있다.

중종은 반정으로 왕이 된 대표적인 경우다. 19세에 왕이 된 중종은 40세에 이르러서야 종기를 앓은 기록이 나온다. 중종은 어깨 부위가 아프고 붓는다고 고통을 호소한다. 이때 합병증으로 기침과 치통까지 생기면서 의원들과 신하들은 치료 순서에 대해 고민하지만 종기를 먼저 치료하기로 결정한다. 약으로 천금루노탕(千金漏蘆湯)을 처방하고 종기를 침으로 터뜨린다. 종기는 의외로 곪지 않아 태일고(太一膏), 호박고(琥珀膏), 구고고(救苦膏) 등 고약을 붙인다. 종기의 나쁜 피를 직접 거머리로 빨아 먹게 하고서야 종기가 호전된다. 거의 6개월이 지나서야 종기가 어느 정도 치료되어 왕은 의관들에게 상을 준다.

이후 건강에 큰 문제를 보이지 않다가 57세가 되던 중종 39년에 왕은 다시 병에 걸렸다고 이야기한다. 중종 39년 1월 17일자 기록을 보자. 중종은 치통에 걸렸다가 나았으나 잇몸이 아직 아프고 기침병도 생겨서 경연을 열지 못했다는 이야기를 한다. 이 기침병은 가래를 동반하는 감기로 발전한 것 같다. 이 감기를 치료하기 위해 삼소음(蔘蘇飮)이 처방되었다. 삼소음은 기운을 북돋는 사군자탕(四君子湯)을 기본으로 해서 감기약을 첨가한 약으로, 위장의 온기를 도우면서 가슴을 시원하게 하며 기침을 진정시키는 처방이다. 몇 차례 복용 후 기침과 가래 증세가 호전되자 찬 음식을 피해야 재발하지 않을 것이라는 건강 지침을 준다.

2월 9일 삼정승들이 이렇게 말한다. "상의 옥체가 찬바람에 감환(感患)이 드셨다가 오래지 않아 쾌차하시니 조정의 기쁨과 경사를 이루 다 전달할 수 없습니다. 지난번 해소가 아직 완쾌되지 않았는데 심한 추위를 무릅쓰고 경연에 나오셨기 때문에 전일의 증세가 재발한 것입니다. …… 또 해소 증세는 냉한 음식을 과하게 드셨기 때문이니 지금부터 절대로 드시지 않으면 영구히 나을 것입니다." 거꾸로 해석하면 중종은 찬 음식을 즐겼다는 이야기가 된다.

4월이 되면서 다시 어깨 통증을 호소한다. 구고고라는 고약을 붙여보고 찜질도 하면서 치료하지만 효험이 신통찮아 고민한다. 중종은 오목수(五木水)로 치료해 보자고 한다. 오목수는 다섯 종류의 나무에서 나오는 물. 곧 홰나무(槐), 뽕나무(桑), 복숭아나무(桃), 버드나무(柳), 느릅나무(楡) 혹은 닥나무(楮) 등에서 나오는 수액을 말한다. 이 수액을 물에 타서 목욕물로 쓰거나, 오목을 물에 넣고 끓여 목욕물로 사용하는 처방이 있는데, 효험이 좋았던 것 같다. 덧붙여 중종은 오목수로 목욕하면서 왕위에서 물러나 쉬고 싶다는 뜻을 은근히 피력하기도 한다.

오목수는 중종에게만 효능을 보인 게 아니라 여러 사람에게 적용 가능한 상당히 보편적인 처방이었던 것 같다. 중종의 후궁인 숙용 김 씨가 온천으로 목욕하러 가고자 청하자 "이제 바야흐로 농사철인데 왕자군이 선왕의 후궁을 모시고 왕래하는 것은 옳지 않다. 오목수와 벽해수(碧海水, 바닷물)로 목욕을 하면 병을 고칠 수 있으니, 내려가지 마라."라고 이르는 기록이 나온다.

앞에서 말한 것처럼 중종 39년 10월 24일부터 중종은 산증이 악화되어 대변이 막혀 곤욕을 치른다. 10월 29일 장금 등의 노력으로 대변이 통하자 한숨을 돌렸지만 죽음의 그림자가 다가오는 것을 완전히 막지는 못했던 것 같다. 11월이 되자 중종은 심열과 갈증을 호소한다. 혀가 갈라지고 입이 마르고 손바닥에도 번열이 나타났다. 내의원에서는 청심환(淸心丸), 생지황고(生地黃膏), 소시호탕(小柴胡湯) 등 다양한 처방을 동원한다.

결국 중종 39년 11월 4일 의관들은 아주 특별한 약물을 처방한다. 야인건수(野人乾水)다. 바로 똥물이다. 『동의보감』은 이 처방에 대해서 이렇게 설명한다. "성질이 차서 심한 열로 미쳐 날뛰는 것을 치료한다. 잘 마른 것을 가루로 만들어 끓는 물에 거품을 내어 먹는다. 남자 똥이 좋다." 야인건수는 곧바로 효험을 발휘한 것 같다. 11월 8일에는 박세거가 들어가서 진찰하고 이렇게 적었다. "갈증이 줄어들고 열은 이미 줄었다." 왕도 이런 효험을 인정했다. "전일 열이 올랐을 때 야인건수를 써서 열을 물리쳤다. 혹시 밤중에 열이 심하면 쓰려고 하니 미리 준비해서 들여오라 했다."

야인건수는 전염병에 걸려 열이 심할 때 먹으면 관 속에 든 사람도 살아 나온다 해서 파관탕(破棺湯)이라고 불리기도 했다. 판소리 명창들이 득음을 하기 위해 수련하다가 목에서 피가 나오고 열이 나면 절간의 똥물을 길어다 끓인 다음 마시고 치료했다는 이야기도 같은 맥락이다.

이 처방의 뿌리는 담즙(쓸개즙)과 상관이 있다. 우리는 온갖 색깔의 음식들을 먹는다. 그러나 이것이 위장에서 버무려진 다음 대변으로 배설되는 것은 노란색이다. 이 노란색은 쓸개즙이 희석되었을 때 나타나는 색이다. 쓸개즙이 간으로 역류해 혈액 속에 퍼지면 몸이 노랗게 되는 황달도 이 쓸개즙의 작용이다. 똥은 분해된 쓸개즙의 일부가 포함하고 있어서 열을 식히는 약재로 쓸 수 있다. 중국 춘추 전국 시대 오나라에 패배한 월나라 왕 구천이 복수를 위해 와신상담(臥薪嘗膽)했다는 고사는 스트레스로 인한 열을 식혀 주는 쓸개즙의 효능을 보여 주는 또 하나의 사례이기도 하다.

같은 약리적 맥락에서 오줌도 약으로 쓰였는데, 환원탕(還元湯)이라는 이름으로 처방되었다. 송시열이 어린아이의 오줌을 받아 마셔 건강을 유지했다는 이야기는 유명하다. 오줌을 달여서 만든 약을 추석(秋石)이라고 하는데 정력 보강에 좋은 약재다. 물론 추석도 음련추석(陰煉秋石)과 양련추석(陽煉秋石)으로 나뉘어 있어서 음기가 허약한 사람과 양기가 허약한 사람 각각 다르게 처방한다. 특히 약효가 좋은 것은 7세 이전 어린아이의 오줌이다. 궁중 내의원에서는 관상감, 봉상시, 사역원에 속해 있는 어린 노비들을 동변군(童便軍)으로 차출해 소변을 받아 한약재로 사용했다.

중종은 8회에 걸쳐 야인건수를 복용한다. 그때마다 열이 잡히면서 치료 성과를 올린다. 죽기 전날까지도 야인건수와 청심원을 복용한다. 그러나 결국 중종 39년 11월 15일 열이 잡히지 않으면서 혼수 상태에 빠졌고 불알이 오그라들었다. 음축증(陰縮證)이다. 죽음을 앞두고 생명력이 다했던 것이다. 중종은 이날 57세를 일기로 세상을 떠났다.

엽기적인 치통 치료법

중종은 치통으로도 고생했다. 실록은 중종 14년부터 39년까지 무려 25년 동안 중종이 치통으로 고통 받았음을 기록하고 있다. 치통이 주는 고통은 상당했던 것 같다. 중종 34년 8월 18일 중종은 치통 때문에 영정(影幀, 옛 임금들의 초상화)을 맞이하는 일을 세자에게 맡긴다. 39년 6월 29일 다시 치통이 말썽을 부리자 의관과 치통에 대해 구체적으로 논의한다. "나에게 본디 이앓이 증세가 있는데 아픈 것은 빠졌으나, 지금 있는 이가 또 아프고 흔들린다. 이 이가 빠지면 음식을 먹기 어렵겠고 잇몸도 붓고 진물이 나오는데, 약으로 고칠 수 있겠는가?"

원인도 중종 자신이 분석한다. "대저 감기에는 반드시 열기가 생기므로, 이가 움직일 때에 잇몸도 헐고 열이 나니, 감기 때문에 이렇게 된 듯하다. 잇몸이 조금 붓고 진물이 나는데, 어떻게 하면 이를 튼튼하게 할 수 있겠는가." 내의원 제조 강현이 대답한다. "먼저 옥지산(玉池散)으로 양치질한 다음에 청위산(淸胃散)을 복용하고 뇌아산(牢牙散)을 아픈 이 곁에 바르고 또 피마자 줄기를 아픈 이에 눌러 무는데 뽕나무 가지를 써도 됩니다. 다만 뇌아산에는 양의 정강이뼈를 넣으므로 쉽게 지을 수 있는 것이 아닙니다."

잇몸에는 치주 인대가 붙어 있다. 이 인대가 뜨거워지면 늘어나 이빨과의 결합이 약해지면서 입 안의 노폐물이 느슨해진 이와 잇몸 사이를 채우게 된다. 이런 상태가 지속되면 잇몸에 염증이 잘 생긴다. 이것이 바로 풍치의 원인이다. 중종은 풍치의 병리에 대해 확실히 이해하고 있었던 셈이다.

내의원 제조 강현이 제시한 치료법은 후대에 편찬된 『동의보감』에도 다시 나오는데, 잇몸이 패여서 이뿌리가 드러나고 치아가 흔들리는 현상을 다시 튼튼하게 되돌리는 처방이다. 양의 정강이뼈와 몇 가지의 약재를 조합한 '엽기적인' 처방이기도 하다. 그런데 『중약대사전』을 보면, 양 정강이뼈의 화학적 성분 중 중요 성분이 인산칼슘과 불소임을 알 수 있다. 치아를 구성하는 주요 성분이 인산칼슘이고 충치를 막고 보호하는 성분이 불소라는 현대 과학의 연구 결과와 견주어 보면 앞의 처방이 근거가 없는 '엽기적인' 것만은 아님을 알 수 있다.

또 『동의보감』 「치아」 편에는 버드나무 껍질로 치통을 치료하는 조문도 나온다. 버드나무 껍질이나 잎을 끓여서 머금었다 뱉으면 어금니의 통증을 치료할 수 있다는 것이다. 현대적 진통제의 대표라고 할 아스피린의 원료는 살리실산인데, 이것은 버드나무 껍질에서 추출해 얻을 수 있다. 앞의 『동의보감』 조문대로 했다면 치통을 어느 정도 완화시킬 수 있었을 것이다. 우리 조상의 지혜가 현대 과학과 맞닿아 있음을 알 수 있다.

치아가 빠지는 문제에 대한 처방도 있었다. 지금이야 임플란트로 빠진 치아를 대신하면 되지만 조선 시대에는 틀니조차 없었다. 대신 『동의보감』은 빠진 치아를 재생하기 위한 낙치중생방(落齒重生方)이라는 처방을 제시한다. 이중에는 엽기적인 처방이 있다. "치아를 자라나게 하고 치아를 다시 나오게 하는 데는 숫쥐 뼈를 가루 내어 쓴다." 쥐의 뼈를 발라내는 방법도 기재되어 있다. "쥐를 잡아 껍질을 벗긴 다음 노사라는 약물을 문지르면 3일이 지나서 살은 다 헤어지고 뼈만 남는다." 그리고 이런 처방도 기재되어 있다. "눈을 뜨지 못한 쥐새끼 서너 마리를 다섯 가지 약재를 넣고 빚어서 사용한다." 쥐가 이로 뭔가를 갉아내는 게 특징인 설치류인 점을 감안한다면 다른 생물의 생기를 빌려서 약물로 쓴다는 한의학의 기본 원리 중 하나가 반영된 처방임을 알 수 있다.

조광조를 사사하다

실록의 사관은 중종 시대를 총괄하며 이렇게 평가했다. "중년에는 학문을 좋아하고 착한 일을 즐겨하여 옛날 정치에 뜻을 집중했으나, 신진(新進)만을 전임(專任)했으므로 일이 과격한 것이 많아 뜻을 능히 성취하지 못했다. 그 뒤에 비록 여러 차례 간사한 사람들에게 속임을 당했으나, 능히 다시 개오(改惡)했으니, 학문의 힘에 힘입은 것이었다." 굴곡진 중종 시대의 정치사가 이 한 문장에 다 담겨 있다.

중종 시대의 정치 아이콘은 조광조다. 앞에서 언급한 '신진' 사림의 대표 주자다. 그가 세상에 나와 뜻을 펼친 모습이나 갑자기 날개가 꺾여 중종의 버림을 받은 모습 모두 중종 시대의 본질을 보여 준다.

중종 14년 12월 16일 중종은 조광조에게 죽음을 내린다. 이 사사(賜死) 명령을 내리면서 이렇게 말한다. "지난날 조광조, 김정, 김식, 김구, 윤자임, 기준, 박세희, 박훈 등이 모두 시종으로 있으면서 성리의 학문을 아침저녁으로 부지런히 진강(進講, 왕에게 글을 강의하는 일)하여, 내 그들의 사람됨이 나의 정치를 도와서 이루어 줄 수 있으리라 여겼다. 그래서 좋은 관직을 가려서 임명하고, 직급을 뛰어넘어 승진시켜서 몇 년 안 되는 사이에 모두 높은 자리에 발탁했으니, 내가 그들을 대우함에 부끄러움이 없다 할 만하다. 그런데 뜻하지 않게도 조광조 등이 서로 어울려 결탁해서 자기에게 붙는 자는 퇴출시키고 자기와 다른 자는 배척하며, 명성과 위세를 서로 의지하여 힘 있고 중요한 자리를 틀어잡았다. 조종(祖宗)의 법도는 지킬 것이 못 된다 하고 원로의 말씀은 쓸 가치가 없다고 하며, 후배들은 유인해서 과격한 언행이 버릇이 되도록 하고, 심지어 일을 의논할 때 조금이라도 다른 견해가 있으면 반드시 극구 배격하고 막아서 상대를 꺾고 자기를 따르게 하니, 국론이 뒤집히고 나라 정치가 날로 잘못되었다. 조정 신하가 가만히 분개하고 개탄하는 자가 많았다." 차갑기 이를 데가 없다.

조광조를 몰아내는 음모에서 중심적 역할을 맡았던 남곤마저 사사하지 말고 멀리 유배 보내거나 절도에 안치하는 정도로 그치자고 간곡하게 주장하지만 중종은 조광조만은 반드시 죽여야 한다고 고집하고 결국 그 뜻을 관철했다. 내의원 남성 의원들로부터 끊임없이 견제를 받은 장금을 수십 년 동안 곁에 두고 아꼈으며 죽음의 순간 가장 내밀한 곳을 맡겼던 중종의 모습을 여기서는 조금도 볼 수 없다. 사관도 이것을 씁쓸한 어조로 이렇게 평가한다.

"전일에 좌우에서 가까이 모시고 하루에 세 번씩 뵈었으니 정이 부자처럼 아주 가까울 터인데, 하루아침에 변이 일어나자 용서 없이 엄하게 다스렸고 이제 죽인 것도 임금의 결단에서 나왔다. 조금도 가엾고 불쌍히 여기는 마음이 없으니, 전일 도타이 사랑하던 일에 비하면 마치 두 임금에게서 나온 일 같다."

실록은 조광조의 사사 장면도 상세히 기록하고 있다. 당시 조광조는 38세였다. 조광조는 사약을 받자 자신을 죽이겠다는 것이 왕의 뜻인지 알기 위해 의금부 도사 유엄에게 사사의 글이 따로 있는지, 자신의 정적이었던 심정이 어느 벼슬에 있는지 묻는다. 유엄의 답을 듣고 나서는 거느린 사람에게 말한다. "내가 죽거든 관을 얇게 만들고 두껍게 하지 마라. 먼 길 가기 어렵다." 그리고 거듭 내려서 독하게 만든 술을 가져다가 많이 마시고 죽었다고 한다. 독주를 많이 마신 것은 사약을 먹었는데 죽지 않았기 때문이다.

사실 조선 전기만 해도 독약의 독성은 그리 강하지 않았다. 사약에 부자(附子) 같은 독물(약재이기도 하다.)이 들어갔을 것으로 추정되는데 그 독성이 약해 사약을 마신다고 바로 죽는 사람이 많지 않았고, 대개는 사약을 마신 사람의 목을 나졸들이 끈 같은 것으로 졸라 죽였던 것 같다. 우리는 조광조의 죽음을 다룬 야사에서 이것을 확인할 수 있다. 조광조가 사약을 마셔도 숨이 끊어지지 않자 나졸들이 달려들어 목을 조르려 했다. 그러자 조광조는 "성상께서 이 머리를 보전하려 사약을 내렸는데 어찌 너희들이 감히 이러느냐."라고 소리치고는 독한 술을 더 마시고 죽었다고 한다.

두 얼굴의 약재, 부자

당나라 고종 때 제정된 당률에서는 대표적인 독약으로 짐독(鴆毒), 오두(烏頭)와 부자의 독, 야갈(冶葛)을 꼽는다. 오두와 부자는 한 식물에서 나온 독이다. 오두는 모근이고 부자는 그 곁가지인 자근에 속한다. 짐독은 짐새의 독이다. 짐새는 중국 남해에 살고 있다고 하는데, 그 새의 털을 술에 담가두면 독주가 되어 치명적인 독으로 사람을 죽인다. 『본초강목』에는 꿩과에 속하고 형태는 공작과 비슷하며 목은 검고 부리는 붉으며 뱀을 통째로 삼키며 이 새가 물을 마신 곳에서는 모든 벌레가 전멸한다고 적혀 있다. 오직 코뿔소의 뿔, 즉 서각(犀角)만이 이 짐독을 해소할 수 있다고 하나 짐새를 봤다는 사람 자체가 없어 전설적인 독약으로 그 이름만 전해질 뿐이다.

반대로 오두와 부자는 실제 독으로 사용되었다. 부자의 맹독성은 예로부터 사냥에 이용되어 왔으며 북반구의 여러 민족들이 부자 뿌리를 가지고 화살독을 만들어 새나 짐승을 잡았다. 중국에서는 그 즙을 달인 것을 사망(射罔)이라고 불렀는데 재미있는 것은 이 독으로 새와 짐승을 사냥해도 조리하면 안전하게 먹을 수 있다는 것이다. 부자의 독성분이 위장에서 잘 흡수되지 않고 가열하면 독성이 약해지기 때문이다. 오두와 부자는 북반구 고지대에서 서식하는 식물에서 추출하는데 우리나라에서는 자생하지 않아 거의 다 중국에서 수입했다. 남아메리카 원주민들은 부자와 비슷한 큐라레(curare)라는 독약을 사용한다. 콘드라덴드론 속의 덩굴식물(콘드로덴드론 토멘토숨(Chondrodendron tomentosum) 등이 대표적이다.)이나 마전과의 식물이 스트리크노스 톡시페라(Strychnos toxifera)에서 채취한 물질을 원료로 해서 만드는 독인데, 현재는 약품으로 개발되어 골격근 이완제와 전신 마취의 보조 약품으로 사용된다.

부자는 여러 문명권에서 사용되었고 다양한 명칭으로 불렸다. '독의 꽃', '악마의 뿌리', '살인자' 등으로 불리기도 했으며, 심지어는 일본에서는 '골짜기를 못 건넘'이라는 뜻의 별명으로 불리기도 했다. 서양에서는 아코니틴(Aconitine)으로 불리는데 그리스의 아코네라고 하는 마을에서 따온 이름이다. 그리스의 대철학자 아리스토텔레스도 아코니틴에 의해 사망했으며 영웅 테세우스를 독살하기 위해 메디아가 사용한 약물도 바로 아코니틴이라고 한다.

부자는 약이기도 하다. 부자는 한방에서 가장 힘 있는 처방인 팔미지황환(八味地黃丸)에 들어가는 중요한 약재 중 하나이다. 양기가 부족해 야간에 소변을 자주 보는 증상을 가진 노인들에게 좋은 처방이다. 조광조가 먹은 사약이나, 팔미지황환이라는 보약 모두 부자가 들어간다. 그러나 사약의 부자는 날것이고 팔미지황환에 들어가는 부자는 포제(抱製)라고 해서 통째로 구워서 장시간 숙성한 것이다.

조광조에 대한 퇴계의 평가도 부자와 닮은 측면이 있다. "조광조의 타고난 성질은 신실하고 아름다우나 학문이 충실하지 못했다. 그래서 정치에서 시행한 것이 사리에 지나쳐 합당하지 못한 것이 있어 마침내 일이 실패했다. 만약에 학문이 충실하고 덕성과 재능이 성취된 이후에 정사를 담당했으면 어디까지 갔을지 짐작하기 어렵다." 학문적으로, 인격적으로, 그리고 정치적으로 성숙하지 못했다는 것이다. 그렇지 않았다면 보약에 쓰이는 부자처럼 중종과 갈등을 벌이지 않고 개혁의 리더십을 거머쥘 수 있었을 것이다.

중종도 마찬가지다. 부자처럼 두 얼굴을 가지고 있었다. 실록의 사관은 중종의 시대를 이렇게 평가한다. "임금은 인자하고 유순한 면은 남음이 있었으나 결단성이 부족하여 비록 일을 할 뜻은 있었으나 일을 한 실상이 없었다. 좋아하고 싫어함이 분명하지 않고 어진 사람과 간사한 무리를 뒤섞어 등용했기 때문에 재위 40년 동안에 다스려진 때는 적었고 혼란한 때가 많아 끝내 소강(小康)의 효과도 보지 못했으니 슬프다. …… 인자하고 공검한 것은 천성에서 나왔으나 우유부단하여 아랫사람들에게 이끌려 진성군(중종의 이복형제)을 죽여 형제간의 우애가 이지러졌고, 신비(중종의 첫 왕비 단경왕후 신 씨)를 내치고 박빈(중종의 후궁인 경빈 박씨)을 죽여 부부의 정이 없어졌으며, 복성군(중종의 서장자)과 당성위(중종의 부마)를 죽여 부자간의 은의가 어그러졌고, 대신을 많이 죽이고 주륙(誅戮)이 잇달아 군신의 은의가 야박해졌으니 애석하다."

중종은 연산군의 폭정으로 망가진 조선을 중흥시켜 중종이라는 묘호를 얻었지만 반정 공신과 사림의 틈바구니에서 우유부단과 잔인함의 면모를 보여 주면서 결국 권신과 외척이 권력 투쟁을 일삼는 시대를 열었다. 사실 중종이 죽인 선비들의 수는 형 연산군보다 많다. 우리는 부자 같은 중종의 두 얼굴을 서로 다른 삶을 산 대장금과 조광조에게서 엿볼 수 있을지도 모른다.

7장 인종과 명종

성리학은 왕에게서 건강할 권리도 빼앗았다

문정왕후 윤 씨는 조선 제12대 왕 인종(仁宗, 1515~1545년, 재위 1544~1545년) 이호(李峼)의 계모이자 제13대 왕 명종(明宗, 1534~1567년, 재위 1545~1567년) 이환(李峘)의 생모로 중종의 계비다. 인종과 명종의 시대는 문정왕후를 이야기하지 않고는 논할 수 없다.

연산군을 내쫓은 반정 공신들은 첫 번째 부인인 단경왕후 신 씨와 중종을 강제로 헤어지게 만든다. 신 씨의 아버지인 신수근이 연산군과 처남매부 사이로 반정을 반대했기 때문이다. 인왕산의 치마바위는 쫓겨난 신 씨가 중종이 혹시 구중궁궐에서 자신을 바라볼지도 모른다는 기대감에 바위 위에 치마를 걸치고 궁궐을 바라봤다는 애달픈 한이 깃든 장소다.

중종의 두 번째 부인은 장경왕후 윤 씨였는데 출산 후유증으로 세상을 떠났다. 그때 태어난 아이가 바로 인종이다. 장경왕후의 출산을 돕고 그때 태어난 인종을 살린 이가 여의로 유명한 장금이다. 장경왕후 이후 중종이 맞이한 세 번째 왕비가 바로 조선 역사상 여성으로서 가장 강력한 권력을 휘둘렀던 문정왕후다. 두 딸을 낳은 그녀는 중종 29년 결혼 17년 만에 훗날 명종이 되는 왕자를 생산했다. 인종에게는 계모가 되고 명종에게 생모가 되는 것이다. 문정왕후는 인종과 명종 두 왕들의 건강 과 죽음에 중요한 영향을 미쳤다.

강력한 여군주였던 문정왕후

명종 20년 4월 6일, 문정왕후가 죽은 날 사관이 실록에 쓴 문정왕후 윤 씨의 졸기는 이렇게 시작한다. "윤 씨는 천성이 강한(剛狠)하고 문자 를 알았다. 인종이 동궁으로 있을 적에 윤 씨가 그를 꺼리자, 그 아우 윤 원로, 윤원형의 무리가 장경왕후의 아우 윤임과 틈이 벌어져, 윤 씨와 세자의 양쪽 사이를 얽어 모함하여 드디어 대윤·소윤의 설이 있게 되 었다. 이때 사람들이 모두 인종의 고위(孤危)를 근심했는데 중종이 승하 하자 인종은 효도를 극진히 하여 윤 씨를 섬겼다. 그러나 인종이 문안할 때마다 빈번히 원망하는 말을 하고 심지어 '원컨대 임금은 우리 가문을 살려 달라.'고 말하기까지 했다. 인종이 이 말을 듣고 답답해 하고 또 상 중에 과도히 슬퍼한 나머지 이어서 우상(憂傷)이 되어 승하하게 되었다." 인종의 죽음에 문정왕후가 일정한 책임이 있음을 밝히고 있는 것이다.

게다가 친아들인 명종의 건강이 상한 것도 문정왕후의 책임이라고 지적한다. "스스로 명종을 부립(扶立)한 공이 있다 하여 때로 주상에게 '너는 내가 아니면 어떻게 이 자리를 소유할 수 있었으랴.' 하고, 조금만 여의치 않으면 곧 꾸짖고 호통을 쳐서 마치 민가의 어머니가 어린 아들 을 대하듯 했다. 임금의 천성이 지극히 효성스러워서 어김없이 받들었으나 때로 후원의 외진 곳에서 눈물을 흘리었고 더욱 목 놓아 울기까지 했으니, 상이 심열증(心熱症)을 얻은 것이 또한 이 때문이다." 죽는 순간까지 명종을 괴롭힌 심열증의 뿌리는 바로 어머니 문정왕후였던 것이다.

4월 20일 명종이 지시해 만든 공식 문서는 사뭇 다르다. 자신의 친자식보다 장경왕후가 낳은 자식들을 더 살갑게 보살핀 문정왕후의 모습을 강조하고 있다. "인종이 원자로 있을 때 부지런히 애써 무양(撫養, 어루만지듯이 잘 돌보아 기름)함이 자기 소생보다 더 나았다. 항상 인종의 학문이 날로 달로 진취함을 기뻐하여, 유모, 보모, 시인(侍人)의 무리에게 자주 상을 주었다. 인종과 효혜공주가 어려서 어머니를 잃은 것을 애통히 여겼고, 공주의 자제에 이르러서도 모든 일을 일체 공주의 예에 의했다."

문정왕후는 딸을 낳은 후 결혼 17년 만에 아들 명종을 낳는다. 왕의 후사를 낳지 못한 왕비의 권력은 불안한 법. 의붓자식들을 자기 자식들처럼 보살핀 것은 철저히 자신을 감추고 권력을 잡을 날을 기다린 여장부다운 처신이었을지도 모른다. 결국 문정왕후는 권력을 잡자마자 반대파였던 대윤파를 일소한다. 이때 인종의 외삼촌인 윤임 등이 제거되면서 인종 때 등용된 사림들도 대거 피해를 봤는데 이것을 을사사화라고 한다. 을사사화는 대윤과 소윤의 정쟁이지만 그 배경에는 기득권을 유지하려는 훈구 세력과 성리학 원리주의자인 사림 세력 간의 갈등이 있었다.

사림은 선조 이후 조선의 정치 권력을 완전히 장악한다. 사림은 같은 사림이면서 조광조를 사사하는 데 나름 일조한 남곤을 간신으로 폄하했고 권력을 찬탈한 세조의 정통성을 깎아내리고 사육신의 충절을 높게 샀다. 사림 출신의 실록 사관들이 여성으로서 권력을 휘두른 문정왕후를 어떻게 평가했을지는 명약관화하다. 당시 문정왕후가 누리던 권세와 그녀가 받던 비판을 동시에 가늠할 수 있는 사건은 양재역 벽서 사건이다. 양재역 벽에 지금으로 하자면 대자보 성격의 글이 붙은 것이다.

실록은 이렇게 기록하고 있다. "그 글은 붉은 글씨로 썼는데 '여주(女主)가 위에서 정권을 잡고 간신 이기 등이 아래에서 권세를 농간하고 있으니 나라가 장차 망할 것을 서서 기다리게 되었다. 어찌 한심하지 않은가." 여주란 바로 여왕처럼 권력을 휘두르는 문정왕후를 가리킨다. 이 벽서를 본 문정왕후는 불같이 화를 냈지만 이 벽서를 쓴 사람을 잡을 수는 없었다. 결국 이 사건으로 중종과 희빈 홍 씨 사이에서 난 봉성군 이완이 사사당한다.

사림이 문정왕후를 비판한 또 다른 이유는 그녀의 불교 숭상이었다. 불교는 조선에서 이단 종교였다. 평생 불교를 마음의 위안처로 삼았던 세종도 절 하나 마음대로 지을 수 없었다. 조선 사회의 지배 이념을 거스르며 불교를 육성하고 도첩제를 만들며 승려 보우를 우대했던 문정왕후의 배짱은 미스터리라고 할 수 있을 정도다. 반면 성리학자들의 왕으로서 키워졌고 성리학자 신하들에 포위된 명종이 어머니와 신하들 사이에서 얼마나 압박을 받았을지는 쉽게 짐작할 수 있다.

인종의 자기 파멸적 성리학 원리주의

인종은 조선 사림의 기대를 한몸에 모은 성리학의 메시아나 다름없었다. 명종 즉위년 7월 27일 실록은 인종의 삶을 이렇게 기록하고 있다. "왕은 총명하고 슬기로웠고 공손 검소하고 관후 인자하였다. 젊어서부터 학문에 힘써 성경현전(聖經賢傳)을 널리 관통하지 않은 것이 없었는데 널리 보고 나서는 이를 요약하였고 깊은 이치를 깨달아 그것을 실천하였다. …… 보위를 계승함에 이르러서는 발언과 행사를 한결같이 옛 도(道)에 따랐으며 강건하게 덕을 지켜 속론(俗論)에 흔들리지 않았으며 밝게 사물을 살펴 사정(邪正)에 현혹되지 않았으며 쇠퇴한 금세의 누습을 혁신시켜 융성했던 옛날의 대도(大道)를 회복해 보려 하였다.'

당시 사림이 인종에게 건 기대가 잘 느껴진다. 게다가 인종은 문종 이래의 바른 생활 사나이이기도 했다. 행장의 기록이다. "왕의 성품이 엄중하여 평소 한가로이 소일할 적에도 조용히 침묵하면서 희롱하는 말이 없었고 찡그리거나 웃는 모습을 외형에 나타내지 않았고 좌우의 근시들에게도 일찍이 나태한 모습을 보이지 않았다. 항상 자신의 미덕을 감추고 남에게 알리려 하지 않았으며 혹 칭찬하는 말을 들으면 언제나 좋아하지 않는 빛이 있었다. …… 성색(聲色, 여자)을 가까이 하지 않았고 사치스러운 것을 좋아하지 않았다. 그래서 어떤 시녀가 복장을 약간 화려하게 한 것을 보고는 노하여 내보낸 일도 있었다. 아랫사람에게는 너그럽고 간솔하게 임했으나 궁정은 항상 숙연했다."

유학이 공자를 조종으로 하여 국가와 사회의 질서 유지를 목적으로 했다면, 성리학은 주자를 조종으로 하여 태어난, 마음의 이치를 연구하는 학문이었다. 고대 유학이 포함하지 못했던 불교적 공(空)의 세계와 도교의 도(道)의 세계를 포함해 마음의 태극(太極)을 닦아 가는 공부였다. 조선 성리학의 왕도는 내성외왕이었다. 안으로 성현 같은 인격을 완성하고 밖으로 왕다운 왕 노릇을 하는 것이었다. 성현은 당연히 공자와 주자를 롤 모델로 삼아야 했다. 인종은 이런 면에서도 철저했다.

공자는 『논어』 「향당편」에서 자신의 식생활 습관을 밝히면서 "생강을 끊지 않고 먹었다."라고 했다. 그리고 생강이 정신을 소통하고 체내의 탁한 기운을 없앤다고 설명을 달았다. 인종은 세자 시절 세자시강원(世子侍講院, 조선 전기에 왕세자의 교육을 맡아 보던 관아)의 궁료들에게 생강을 하사한 적이 있다. 그리고 이렇게 이야기했다.

"내가 『논어』에 공자의 음식에 대한 절도를 기록한 것을 보니 '생강을 끊지 않고 먹었다.'고 했다. 이것은 입과 배를 채우기 위한 것이 아니라 다만 정신을 소통시키고 입 냄새를 제거하기 위해서 그랬던 것이다. 여러분은 공자를 사모하는 사람들로서 비록 말단인 음식 같은 것에 있어서도 반드시 법도를 따르고 있을 것이기에 지금 이 채소를 시강원 궁료에 보내는 것이니, 한 번 맛보는 것이 어떻겠는가?" 인종은 먹을거리 같은 사소한 부분에서도 공자 같은 성현을 따라하려 한 것이다.

인종의 성리학 원리주의는 사실 지나친 면이 없지 않았다. 결국 그의 근본주의적 사고와 행태는 자신의 건강을 해치기에 이르렀다. 실록은 인종의 효심이 죽음의 원인이 되었음을 담담히 적고 있다. 인종은 세자 시절부터 왕위에 오르기까지 별다른 질병이 없었다. 누나인 효혜공주의 죽음을 슬퍼하며 초췌해졌다는 기록이 유일하다. 그러나 중종의 국상을 치를 때 몸을 지나치게 상하게 된다.

"왕이 성복(成服, 초상이 나서 처음으로 상복을 입음)에서 졸곡(卒哭, 삼우제를 지낸 뒤에 곡을 끝낸다는 뜻으로 지내는 제사)까지 죽만 먹고 염장(鹽醬)은 먹지 않았으며 밤에 편히 자지 않고 곡성이 끊이지 않았다. 장례를 마치고 나서도 상차(喪次, 상주가 머무는 방)를 떠나지 않았다. 왕이 시질(侍疾, 어버이의 병을 돌봄) 초두부터 초췌함이 너무 심했는데, 대고(大故, 국상)를 당함에 이르러서는 너무 슬퍼한 나머지 철골이 되어 지팡이를 짚고서야 일어날 지경이었으므로 대신이 선왕의 유교를 가지고 아뢰면서 권도를 따라 육선(肉膳, 고기 반찬)을 진어하라고 청하면 '나의 효성이 미덥지 못하여 이런 말이 나오게 되었다.' 하면서 더욱 애통해 했다." 게다가 이렇게 상중에 병을 얻은 상태에서 중국에서 온 사신들을 극진히 영접하느라 병을 더욱 악화시켰다. 무리에 무리를 더한 것이다.

이질 합병증이었을까, 독살이었을까?

인종의 재위 기간은 8개월이다. 인종 1년 윤 1월 1일부터 약방 제조와 의원들은 계속해서 진찰을 받고 약을 쓸 것을 건의하지만 거절당한다. 1월 9일 "심폐와 비위의 맥이 미약하고 입술이 마르고 낯빛이 수척하며 때때로 가는 기침을 했다. 정부 및 육조, 한성부가 아뢰기를, '상의 옥체가 매우 피곤하고 비위가 미약하십니다.'"라면서 세종의 경우처럼 고기 반찬을 먹을 것을 종용한다. 그러나 인종은 1월 27일, "나도 아들인데 이러한 일을 하지 못한다면 어디에다 나의 마음을 나타낼 수 있느냐."라고 오히려 반문한다. 실록은 인종이 정말로 하늘이 내린 효자라고 기록하고 있다. 그러나 현대인이 보기에 이것은 일종의 거식증일 뿐이다.

인종의 이러한 거식증은 결국 오장육부를 망가뜨렸는지, 이질(痢疾, 대장 질환으로 설사와 복통 등을 동반하는 경우가 많다.)과 심열증으로 발전한다. 인종 1년 6월 25일 이질을 앓기 시작하면서 급격하게 몸 상태가 나빠진다. 조정에서는 "상의 증세는 대개 더위에 몸이 상한 데다가 정신을 써서 심열이 나는 증세인데, 매우 지치셨는데도 약을 물리치는 것이 너무 심하여 광증을 일으키실 듯합니다."라고 경고한다.

결국 7월 1일 인종은 세상을 떠나고 만다. 지나친 효도가 스스로의 목숨을 끊은 것이다. 인종의 부왕에 대한 극진한 애도로 건강을 해친 데 대해 사관은 이렇게 평가한다. "아들은 부모의 마음을 자기 마음으로 삼아야 효도라 할 수 있는데, 효도를 다하려 하다가 도리어 효도를 상하게 한다면 진정한 효도라 할 수 없다." 사관의 이 담담한 비판 속에는 성리학의 메시아가 될 수 있었던 인종의 죽음에 대한 아쉬움이 가득 담겨 있다.

죽기 하루 전인 6월 29일, 인종은 죽음의 고통 속에서도 성리학의 메시아답게 죽은 조광조를 잊지 않는다. 자신의 마지막 비원을 윤임에게 이렇게 털어놓는다. "조광조를 복직시키고 현량과를 부용(復用)하는 일은 내가 늘 마음속으로 잊지 않았으나 미처 용기 있게 결단하지 못했으니, 참으로 평생의 큰 유한이 아닐 수 없다."

야사는 문정왕후가 인종에게 떡을 주어 독살했다고 전한다. 아마 인종의 죽음을 아쉬워한 당시 사림의 분위기가 이 야사에 살과 뼈를 붙였을 것이다. 실록은 어떻게 기록하고 있을까? 6월 18일자 기록을 보자. "상이 경사전에 나아가 주다례(晝茶禮, 삼년상 중 혼전이나 산릉에서 낮에 지내는 제례)를 지내고 자전(慈殿, 문정왕후)에게 문안했다. 자전이 어가를 모시고 온 시종, 제장에게 술을 먹이고 또 시종에게 호초를 넣은 흰 주머니를 내렸다." 아마 이때 문정왕후는 인종에게도 어떤 음식을 주었을 것이다. 그리고 환궁한 뒤 문안하는 신하에게 인종은 "내 기후는 평상하다."라고 말한다. 그러나 그날 바로 인종의 건강은 위독해지기 시작한다. 사관은 이 기사 바로 뒤에 야사의 추측에 힘을 보태는 기록을 적어 놓는다.

"원기가 이미 다하여 병세가 심해져 경사전의 제사는 여기에서 그치고 다시는 거행하지 못했으니, 아, 슬프다." 그러나 인종은 독살되었다고 보기보다는 상례를 지나치게 지키다 몸을 망쳤고 그렇게 얻은 심열증과 이질 합병증으로 죽었다고 보는 게 맞을 것 같다.

인종과 연산군은 매우 대조적이지만 비슷한 면이 많다. 일찍 세자로 책봉되었고 어머니는 얼굴도 모르는 시절에 여의었으며 계모의 손에서 자랐다. 그리고 다음 왕위가 계모의 아들로 이어졌다. 어머니가 모두 파평 윤 씨이며 31세에 사망한 점도 닮았다. 하지만 인종은 사림의 열렬한 지지를 받았으며 극단적 효자이자 도학자로서 금욕적인 삶을 실천한 반면, 연산군은 처용무 같은 유희에 몰두하고 백모도 겁간하면서 소의 태를 먹는 등 극단적인 쾌락을 추구했다. 극단적인 도덕성도, 극단적인 쾌락도 건강을 해친다는 평범한 진리를 연산군과 인종은 확인해 준다.

스태미나 약했던 명종

지나친 효도로 자신의 생명을 갉아 먹은 인종을 보고 느낀 바가 있었는지 문정왕후는 명종 20년 4월 6일 자신이 운명할 날이 다가오자 이런 유언을 남긴다. "주상은 원기가 본래 충실하지 못하여 오래도록 소선(素膳, 고기나 생선이 들어 있지 않은 반찬)을 들 수 없으니, 모든 상례는 모름지기 주상의 기체(氣體)를 보양하는 것을 선무로 삼아 소식을 멈추고 고기를 먹는 것을 졸곡까지 기다리지 말고 모든 방법을 써서 조보(調保)하는 것이 곧 나의 소망이오." 상례를 지나치게 지키는 것이 인종을 비롯해 문종 등 여러 왕의 목숨을 앗아 간 것을 보면 이 유언은 지극히 당연한 것이다. 동시에 이 유언은 명종이 그리 건강한 체질은 아니었음을 잘 보여 준다.

명종은 즉위 직전 전염병이라고 할 역질을 앓았다. 현대적으로 볼 때 면역력이 약했던 것이다. 보통 사람들은 면역력이 약해지면 감기에 잘 걸린다. 명종의 단골 질병 중 하나가 감기이기도 했다. 명종 8년 9월 17일 환절기에 바람을 쐬어 머리가 아프고 기운이 나른하다고 말한 것을 필두로 명종은 계속 감기로 고생한다. 명종 12년 10월 27일에는 날씨가 따뜻하지 않아 왕의 감기가 오랫동안 낫지 않는다면서 궁전 처마 밑에 털로 장막을 쳐서 임금을 추위로부터 보호해야 한다는 제안이 나올 정도였다. 명종 13년 11월과 14년 1월에도 명종은 기침과 어지럼증 같은 감기 증세 때문에 진료를 받는다.

감기에 잘 걸리고 추위를 잘 탄다는 것은 몸속의 보일러인 신장의 양기가 약하다는 뜻이다. 양기가 약하다는 것은 스태미나가 약하다는 의미기도 하다. 신장은 차가운 쪽과 뜨거운 쪽 양면이 있다. 차가운 쪽이 물을 상징하는 신수라면 신장의 뜨거운 쪽이 명문으로 보일러 역할을 한다. 명문은 무협지 등에 많이 나오는 단전이나 현대 의학에서 다양한 호르몬의 생산자로서 중요시되는 부신을 가리킨다. 명문은 생명의 문으로서 생명을 유지하는 데 필요한 양기를 만드는 보일러이며, 남자 스태미나의 원천이다. 명문이 약한 명종은 스태미나도 약했을 것이다. 스태미나가 약한 명종은 자식 농사도 힘들어 순회세자 하나만 낳았는데 이마저도 일찍 죽고 만다.

명종의 약골 체질은 실록 곳곳에서 확인할 수 있다. 명종 즉위년 8월 15일 문정왕후는 경연과 곡림(哭臨, 곡을 하는 상례의 하나)을 중지한다. 명종이 큰 역질을 앓은 지 얼마 되지 않았고, 기가 아직 허약해 음식을 제대로 먹지 못하기 때문이라는 이유에서였다. 극성스러운 엄마의 치맛바람을 보는 것 같다. "주상께서 큰 역질을 겪으신 지 오래지 않았기 때문에 아직도 기가 허약하여 음식을 제대로 드시지 못한다. 학문과 양기(養氣)가 모두 중요하나 내 생각으로는 기운을 기르는 것이 더욱 중요하다." 문정왕후의 말이다.

하지만 실록의 사관은 문정왕후의 이러한 지적을 대놓고 못마땅하게 여기면서 기운을 보양하는 것이 학문보다 중요한지 모르겠다고 딴죽을 건다. 그런데 성리학자로 이름 높았던 대신 이언적은 의외로 문정왕후의 하교가 지당하다고 지지한다. "어제 전교를 들으니 '주상께서는 춘추가 어리신 데다가 금년에 또 역질을 앓으셔서 기체가 충실하지 못하니, 학문이 진실로 힘써야 하는 것이지만 신기(身氣)를 보양하는 일 또한 큰일이다. 곡림과 경연은 위에서 헤아려서 조처하겠다.' 하셨는데 상교가 지당하십니다." 혈기가 안정되지 않은 어린 시절에는 여색을 경계해야 한다는 말까지 덧붙이면서 명종의 건강과 스태미나 회복을 최우선 국정 과제로 꼽는다. 상례에 몰두하다 자기 몸을 챙기지 못한 인종이 죽은 지 두 달도 되지 않은 상황임을 생각하면 이언적의 이러한 반응은 당연하다고도 할 수 있다.

권력 지형 변화가 심열증을 악화시키고

명종은 결국 자식은 순회세자 하나만 보았는데 그가 명종 18년 13세로 죽으면서 명종의 건강도 결정적인 타격을 입는다. 명종의 외아들 순회세자 이부(李暊)는 본래부터 약한 체질로 태어났다. 명종 6년 5월 30일 원자가 탄생한 지 일주일도 되기 전에 피우(避寓, 병자의 거처를 옮기는 일)를 한다. 명종이 사세가 부득이하다고 하는 것을 보아 원자의 병세가 심각했음을 알 수 있다.

순회세자의 질병 기록은 계속된다. 명종 9년 8월 14일 "원자의 보양은 조심해서 하지 않으면 안 됩니다. 원자가 전일 걸음이 자유로울 적에는 뛰어다녀 별다른 증세가 없었는데, 올 봄여름부터는 다리 힘이 쇠약해져 건강하게 걷지 못하고 때로는 일어서는 것도 어렵게 여깁니다. 간혹 차도가 좀 있기는 해도 역시 전일처럼 건강하지는 못합니다. 이렇게 된 까닭을 알 수 없었는데, 의원 김윤은이 가서 맥을 짚어 보고 '습증(濕證)이다.'고 하기에, 신이 '보통 사람들은 거처가 잘못되어서 그런 증세가 있게 되지만 원자가 무엇 때문에 그런 증세가 있겠느냐?' 하니, '유모에게 습증이 있기 때문이다.'고 했습니다."

명종 12년 8월 19일의 기록은 순회세자가 그사이에 큰 병에 걸린 적이 있음을 보여 준다. "사옹원 주부 김윤은은 전일에 세자가 어리고 약한 데다 기가 허하여 거의 죽게 되었을 때 약을 잘 조제하여 효험을 보게 했으니 참으로 가상한 일이다. 백관을 가자할 때 역시 친수하게 하라." 그러나 왕세자 이부는 명종의 애정 어린 보살핌과 수많은 어의들의 노력에도 불구하고 결국 명종 18년 9월 20일에 세상을 떠나고 말았다.

이후 명종의 건강이 급격히 나빠진다. 명종 19년 윤 2월 24일 왕은 세자를 잃은 자신의 심경을 이렇게 피력한다. "나의 심기가 매우 편안하지 않으며 비위가 화(和)하지 않고 가슴이 답답하며 갑갑하다. 한기와 열이 쉽게 일어나며 원기가 허약하여 간간이 어지럼증과 곤히 조는 증세가 있고, 밤의 잠자리가 편안하기도 하고 편안치 못하기도 하다. ……
나이가 30이 넘었는데도 아직도 국가에 경사가 없다. 지난해에 세자를
잃은 뒤 국가의 형편이 고단하고 약해진 듯하니 심기가 어찌 화평하겠
는가."

후계자 문제에서 명종은 마지막까지 자신의 핏줄을 염두에 두었다.
심지어 지나친 방사(房事)로 죽었다는 이야기가 나올 정도로 자식을 보
기 위해 노력했다. 그러나 정치 지형이 급변하고 명종의 몸 상태가 악화
되면서 그 뜻을 이루지 못한다. 명종 20년 4월 6일에는 강력한 후원자였
던 어머니 문정왕후가 승하한다. 문정왕후의 동생으로 명종의 외삼촌
이자 당시 정권의 핵심인 윤원형은 바로 영의정 자리에서 쫓겨난다. 윤
원형의 첩이면서 안방에서 조정을 흔들었던 정난정은 본처를 독살한
혐의로 고소당한다. 왕후의 작은아버지였던 심통원마저 쫓겨나면서 명
종의 친위 세력들이 모두 사라진다.

본래부터 심열증을 앓고 있었던 명종은 이러한 정치적 환경 변화에
큰 충격을 받으며 거의 죽음 직전까지 간다. 명종 20년 9월 15일 왕은 열
이 심해져 입시한 신하를 알아보지 못할 정도에 이른다. "내가 요즈음
심열이 극심하여 여러 날을 겨우 부지했고 원기도 허약하여 기거할 수
없다. 약방 제조가 여러 차례 들어와 살피기를 청했으므로 경들도 함께
들어와 살피게 한 것이다."

그러나 대신들은 이런 명종에게 후계자 문제를 빨리 결정하라고 압
박한다. 대신 이준경이 대표로 나선다. "동궁을 오래 비워 두고 국본(國
本, 왕의 후계자)을 아직 정하지 않으시니 요즈음 인심이 불안해하고 의심
하는 이유가 모두 여기에 있습니다. 성상의 춘추가 한창이시고 인신(人

神)이 모두 도우니 머지않아 성사(聖嗣, 임금의 후사)의 탄생이 있을 것입니다. 그러나 국본은 반드시 미리 정해야 하는 것이니, 그렇게 해야 인심이 매이는 바가 있고 종사가 힘입는 바가 있는 것입니다. 상께서 이 일에 대하여 생각해 보셨는지 모르겠습니다만 신들은 항상 절박하게 걱정하고 있었는데 오늘 인견하시니 감히 이 뜻을 여쭙니다."

사관은 대신들의 압박에 명종이 굉장히 불편해 했다고 기록하고 있다. 그래서 명종은 대신들의 상소를 재삼 읽어 보고 오래 기다리게 하고 나서야 답한다. "나의 걱정도 항상 세자에 대한 일에 있다. 그러나 큰일을 미리 정할 수 없으니 지금 형편으론 그렇게 할 수가 없는 일이다." 친자식이 아닌 다른 종친을 후계자로 삼는 것이 내키지 않았던 것이다.

하지만 신하들은 병으로 약해진 명종을 계속 압박한다. "여러 신하들의 뜻도 감히 즉시 정하고자 하는 것은 아닙니다. 상께서 만일 생각하고 계신 곳이 있으시다면 미리 마음속으로 정하시고 가끔 인견하시어 배양하는 뜻을 보이시면 종사는 그래도 힘입는 바가 있게 될 것이고, 후일 성사가 탄생하게 되면 저절로 물러가게 될 것이니, 이것이 대계에 통달한 생각입니다." 왕권이 강한 왕이 들었다면 반역이라고 날벼락을 내릴 소리였다.

그러나 명종은 강하게 내치지 못하고 이렇게 대답한다. "내전(內殿)에서 생각하여 처리할 것이다." 물론 본심은 종친이라고 해도 다른 이의 아들을 후사로 정할 뜻이 없었을 것이다. 그것은 당시 대신들뿐만 아니라 사관들도 알고 있는 사실이었다. 이 논쟁을 기록한 기사 말미에 사관은 다음과 같은 글을 남겨 놓았다. "당시에 상이 하답하기가 어려워서 이같이 하교했으나 실은 후사를 정하겠다는 뜻이 없었다."

명종의 마음을 알고 답답해진 대신들은 다시 왕비를 압박했고 왕비 인순왕후 심 씨는 마지못해 언문으로 하성군 이균(선조)을 지목했다. 이 것이 바로 '을축년의 하서' 사건이다. 명종은 이 사건으로부터 2년 뒤에 세상을 떠나지만 병으로 허약해진 왕의 권력이 후계자도 마음대로 못 할 정도로 약해졌음을 확인할 수 있다.

상열하한증에 시달린 심약한 왕

왕권이 약해진 명종 시대에는 권신들의 전횡과 지방관들의 부정부 패는 극에 달했다. 외척 윤원형의 권세가 하늘을 찌르고 그의 집에 뇌 물이 몰려든 것과 함께 백성들의 삶은 궁지에 몰렸고 임꺽정이라는 도 적까지 출현했다. 임꺽정의 토벌 방안을 영의정 상진, 좌의정 안현, 우의 정 이준경, 영중추부사 윤원형이 함께 의논하는 자리를 기술해 놓은 명 종 14년 3월 27일 기사에 사관은 "도적이 출현하는 것은 수령의 가렴주 구 탓이며 수령의 가렴주구는 재상이 청렴하지 못한 탓이다." 주를 달 아 놓았다. 당시의 시대 상황을 짐작할 수 있다.

시대가 시대니 만큼 특이한 상황도 많았다. 명종 21년 2월 29일자 기 사가 전해 주는 다음 이야기는 단적인 예다. "사서(士庶, 사대부와 평민)들이 주색을 즐기다 음창(陰瘡, 성병)에 걸린 이들이 많았다. 한 의관이 이르기 를 '사람의 쓸개를 가져 치료하면 그 병이 즉시 낫는다.' 하므로, 많은 재 물로 사람을 사서 사람을 죽이고 그 쓸개를 취하곤 했다. 이보다 앞서 서울 안의 동활인서, 보제원, 홍제원 및 종루 등처에 걸인들이 많이 모 여 떨어진 옷을 입고 바가지를 들고 가두에 걸식하는 자가 누누이 있었는데, 4~5년 이래 길에 한 명의 걸인도 없었다. 이는 대개 쓸개를 취하는 자에게 죄다 살해되어서이니 걸인들을 살해하기는 매우 쉬웠기 때문이다. 그들이 다 없어지자 다시 평민에게 손을 뻗쳤기 때문에 여염 사이에 아이를 잃은 자가 자못 많았다." 음창은 사타구니에 생기는 부스럼으로 일종의 성병 후유증이다. 이것을 사람 쓸개로 치료하고자 했던 것이다.

이러한 혼란 상황에서 왕은 리더십을 발휘해야 한다. 그러나 명종은 자신의 심열증만 걱정할 뿐 문제 해결을 위한 리더십을 보여 주지는 못한다. 그는 어머니와 외삼촌, 그리고 신하들의 위세에 눌려 한번도 왕권을 제대로 행사해 보지 못한 전형적인 마마보이였던 것이다.

사관은 명종의 졸기에서 명종의 성격을 이렇게 평가했다. "환시(宦侍)를 대할 때에는 매우 질타했지만 외신(外臣)을 대하면서는 조금도 잘못됨이 없게 했으니, 공론을 두려워하고 조정을 높이는 것이 지극했던 것이다." 명종 17년 7월 12일자 기사를 보면 명종의 성격과 그의 리더십이 가진 문제를 좀 더 구체적으로 확인할 수 있다.

"주상은 성품이 강명하여 환시들의 잘못을 조금도 용서하지 아니하고, 항상 궁중에서 조금이라도 거슬리거나 소홀히 하는 자가 있으면 즉시 꾸짖고 매를 치기까지 했다. 다만 스스로 심열을 걱정했다. 희로가 일정하지 않아 아침에 벌을 주었다가 저녁에는 상을 주고 또는 저녁에 파면시켰다가 아침에 다시 서용하니, 환시들이 임금의 마음을 미리 헤아려 심히 두려워하지 않았다."

윤원형 등의 권신들은 심약한 왕의 눈을 피해 자신들이 하고 싶은 대로 했다. 그러나 무를 대로 무른 명종은 그들을 제어하지 못했다. 사관은 이러한 상황을 다음과 같이 설명했다. "임금이 군자를 쓰려고 하면 소인이 자기를 해칠까 두려워 죽여 버리고, 임금이 소인을 제거하려고 하면 소인이 자기에게 붙어 좇는 것을 이롭게 여겨 서로 이끌어 나왔다." 명종의 지리멸렬한 리더십은 당시의 정치적 상황이나 그의 성격 탓이기도 했지만 그의 건강 상태도 큰 역할을 했을 것이다.

앞에서 이야기한 것처럼 순회세자의 죽음 이후 명종의 병은 악화된다. 명종 20년 명종은 자신의 병을 '심열증'이라고 진단한다. 자신이 본래 체질이 약했고 위는 열이 나고 아래는 냉한 증세가 있었는데 요사이 더욱 심해져서 가슴과 명치가 막힌 듯하여 음식이 내려가지 않는다고 고통을 호소한다. 명종 21년 9월 13일에도 명종은 자신이 약질로 본디 심열이 있어 병을 자주 앓아 왔는데 계해년에 세자를 잃고 매우 상심한 데다가 다시 모후의 상을 당해 한없이 괴롭다고 이야기한다. 명종 22년에는 중국 사신을 접대하는 문제로 고민하다가 심열증이 악화되는 것 같다고 이야기한다. 같은 해 6월 9일에도 위는 뜨겁고 아래는 냉한 증세가 있다고 해서 내의원의 진료를 받는다.

명종을 괴롭힌 '심열증'은 아마도 한의학에서 이야기하는 상열하한 (上熱下寒)의 증상일 것이다. 상열하한은 얼굴 쪽은 화끈화끈 열이 오르고 배와 팔다리는 차가운 증상을 가리키는데, 한의학에서는 이것이 음양오행에서 불에 해당하는 심장과 물에 해당하는 신장 사이의 균형이 깨져서 생기는 병이라고 해석한다.

원래 정상적인 사람의 경우 심장에서 나온 양기가 아래로 내려와 신장의 음기를 데우고, 데워진 음기가 위로 올라와 심장의 양기가 지나치게 과열되지 않도록 억제하는 조화와 균형이 유지된다. 이것을 한의학에서는 수화상제(水火相濟)라고 한다. 신장의 음기는 위로 잘 올라가고 반대로 심장의 양기는 아래로 잘 내려가는 상태가 가장 건강하고 정상적인 상태라고 보는 것이다. 하지만 몸의 균형이 깨져 아래로 내려와야 할 심장의 열기가 위로만 올라가 버리고 반대로 신장의 음기가 위로 올라가지 못하고 아래로만 내려가면 병이 된다. 이것을 심신불교(心腎不交)라고 하고 상열하한의 원인이 된다.

상열하한을 치료하는 처방의 요체가 바로 수승화강(水升火降)이다. 마음을 다스려 심장의 열기를 아래로 내리고 신장에 저장된 차가운 물을 데워 상승하게 하는 것이다. 명종은 스트레스로 심열이 심해져 불이 위로 향하고 스태미나를 상징하는 신수는 고갈되어 상승할 수 없었다. 이것은 결국 심장 질환으로 악화되었다.

명종은 평소 의식주 습관도 문제가 있었다. 너무 더운 곳에 거처하고 너무 두꺼운 옷을 입었으며 찬 음식을 즐겼기 때문에 소화 기능이 더욱 떨어질 수밖에 없었다. 일반인도 여름에 찬 음식을 먹고 배탈이 나는 경우가 많은데 오랫동안 심열증을 앓은 명종의 소화 기능은 약해질 대로 약해져 있었다. 명종 22년 6월 27일 실록은 명종의 마지막 증상을 이렇게 기록했다. "상께서 열기가 위로 치받쳐 올라 인사를 살피지 못한다." 그다음 날 명종은 경복궁 양심당에서 세상을 떠났다. 34세였다.

『동의보감』은 이런 증상을 간열(肝熱)과 비허(脾虛)로 파악한다. 간열의 증상은 이렇다. "몹시 성내어 간을 상하면 열기가 가슴에 밀려오고 숨이 거칠고 짧아지면서 끊어 질하며 숨을 잘 쉬지 못한다." 비허의 증상은 이렇다. "지나치게 생각하여 비(신장)를 상하면 기가 멎어서 돌아가지 못하므로 중완에 적취가 생겨서 음식을 먹지 못하고 배가 불러오르고 그득하며 팔다리가 나른해진다." 명종도 인종과 마찬가지로 세상을 떴다. 명종의 심열증은 상열하한의 증상과 이 간열과 비허 증상이 복합된 일종의 심장 질환이었을 것이다.

성리학은 사람의 본성과 하늘의 이치를 파악하고 수양으로써 기질과 욕망을 억제하고 경건하게 살 것을 주문한다. 성리학 이전의 유학이 천인교감(天人交感)의 수준에서 머물렀다면 성리학은 천인합일(天人合一)의 경지를 추구했다. 그러나 현실적으로는 상열하한을 수승화강을 치료하는 한의학처럼 마음 공부 과정에서 쌓인 스트레스를 풀 수 있는 치유 체계도 가지고 있어야 했다.

인종과 명종은 그 치유 체계를 스스로 마련하거나 이용하지 못했다. 그들이 그러지 못한 것에는 조선 왕조가 안정되어 감에 따라 갈수록 교조화되어 가던 성리학의 탓도 크다. 성리학은 왕에게서 건강하게 살아갈 권리를 빼앗았다. 성리학 원리주의자였던 인종과 심약한 마마보이 명종은 조선의 이념적 질곡 속에서 죽어 갔던 것이다.

8장 선조

사림과의 신경전이 준 극심한 스트레스 속에서

필자는 한의사다. 한의학으로 환자를 치료하고 병과 치료법을 연구한다. 한의사는 질병을 그 자체로만 보지 않는다. 환자의 역사, 즉 환자가 살아온 삶의 흐름과 이력을 읽고 질병의 함의와 맥락을 통찰하려 한다. 환자가 느끼는 신체적 고통만이 아니라 질병이 생긴 이유를 되새기면서 환자의 상태를 수용하고 이해하려고 애쓴다. 한의사는 환자와의 만남을 통해 질병이 던지는 메시지를 깊이 이해하고 공감하게 된다.

이런 만남을 통해 환자를 치료하면서 그간 많은 가치를 부여하던 것들이 공허해지고 사소한 편린이 중요한 의미로 새롭게 부각되기도 한다. 현재의 고통을 낳은 원인이 과거에도 고통이었을 리 없으며, 현재 즐거움의 원인이 내일에도 즐거움을 낳아 줄지 알 수 없기 때문이다. 한의사는 환자의 삶 전체를 응시해야만 질병의 근본을 알 수 있게 된다. 이것은 한의사 자신에게는 일종의 수행이기도 하다. 질병과 몸에 대한 성찰을 통해 인생과 자연에 대한 깊이 있는 통찰을 얻으며 조금씩 성숙해 갈 수 있기 때문이다.

조선 왕의 질병에는 그가 어떤 인생을 살았는지 그 이력이 담겨 있다. 왕의 인생은 왕조 시대 역사의 큰 흐름을 형성해 왔다. 따라서 왕의 질환은 역사적 상황의 산물이라고 볼 수 있다. 거꾸로 그가 어떻게 살았는지, 어떤 일 때문에 괴로워했는지를 살펴보면 그가 앓은 질병이 왜 생겼는지도 보인다. 또한 당시 어의나 치료자 들의 의료 행위가 타당한 것이었는지, 만약 타당하지 않은 의료 행위를 했다면 그 이유가 무엇인지 알 수 있다.

조선 왕조가 그 역사의 딱 중간에 온 시대, 조선사와 세계사의 전환기, 사림의 시대, 왜란의 시대를 살아간 임금, 조선 제14대 왕 선조(宣祖, 1552~1608년, 재위 1567~1608년) 이연(李昖)은 조선의 어느 왕보다 파란만장한 삶을 살았다. 재위 초반 여러 인재를 발탁한 영명한 군주가 어떤 이유로 재위 후반 돌팔매질을 당하는 무능한 군주가 되었는지 그 이유를 밝히는 것은 역사가들의 몫이다. 한의사인 필자는 실록에 남겨진 그의 질병을 응시하고 그가 호소한 육체적 고통에 공감함으로써 그의 삶과 질병이 어떤 관계를 맺었는지, 그리고 그의 질병이 역사에 어떤 흔적을 남겼는지 유추할 따름이다.

서자 콤플렉스와 성리학 원리주의에 시달린 어린 왕

명종 22년 6월 27일, 왕이 갑자기 위독해지자 중전인 인순왕후 심 씨와 몇몇 대신들이 임종을 지켜보기 위해 모였다. 명종은 아직 숨이 붙어 있었지만 말은 제대로 할 수 없는 상태였다. 명종의 분명한 하교가 없는 가운데 영의정 이준경이 후계자를 누구로 할 것인지 하교해 주기를 인순왕후 심 씨에게 청하자, 인순왕후는 하성군 이균을 지명했다. 이가 바로 선조다.

선조의 아버지는 반정으로 왕위에 오른 중종과 창빈 안 씨 사이에서 태어난 덕흥군 이초(李岹, 1530~1559년)다. 후궁의 자손으로 태어난 이균이 왕이 된 사실은 많은 풍수가들의 입에 올랐다. 창빈의 묘소는 본래 경기도 장흥 땅에 있었는데 서울 동작으로 옮기고 난 후에 손자가 임금 자리에 올랐다 하여 연구 대상이 될 정도였다.

후계가 불투명한 상황에서 이뤄진 방계 왕족의 왕위 계승은 선조에게 벼락같은 출셋길을 열어 주었지만 동시에 씻을 수 없는 콤플렉스와 스트레스를 안겼다. 이것은 곧 질병으로 이어졌다. 마음의 병이 몸으로 이어진 것이다. 실록에서 가장 많이 언급된 선조의 질병은 크게 세 가지로 나눌 수 있다. 소화 불량과 이명(耳鳴, 귀울음), 편두통이 그것이다. 감기와 근골격계 질환 기록도 보이지만 선조의 삶에 큰 영향을 끼친 것은 앞의 병들이다. 이 병들의 뿌리는 마음에 있다. 현대 의학적으로 말하자면 스트레스성 질환인 셈이다.

선조의 시대는 사림의 시대였다. 사림은 송나라 주자학을 중심으로 한 성리학을 추종했다. 적통이 아닌 선조를 전격적으로 왕위에 올린 세력도 바로 이들이다. 그 때문일까, 사대부들의 역할이 커질수록 왕은 주눅 들고 신하들은 큰소리 쳤다. 왕권의 시대는 저물고 신권의 시대가 도래한 것이다.

선조 즉위 초반 사림파 사대부들은 선조의 내면 세계를 뜯어 고치기 위해 안간힘을 썼다. 성리학의 이상적인 군주로 키우려고 교육에 나섰다. 퇴계 이황, 율곡 이이, 고봉 기대승 등 쟁쟁한 성리학의 거두들이 모두 선조의 경연 강사로 나섰다. 이황은 『성학십도(聖學十圖)』를, 이이는 『성학집요(聖學輯要)』를 바치며 선조를 위대한 군주로 키우려고 노력했다. 어린 선조가 보기에 그들은 신하가 아니라 스승이었고, 정치적 후원자였다.

선조를 왕위에 옹립하고 원상(院相, 왕의 사망 시 임시로 정무를 이끄는 정승)에 올라 선조 시대 초기 국사를 총괄한 이준경의 경우 입시해서, "대간의 말을 관대하고 겸허한 마음으로 받아들이지 않으면 안 된다."라며 신하들의 의견을 존중하라고 끊임없이 타이른다. 또 기대승은 경연에서 이황을 옛 성현처럼 존대하라고 강권한다. 심지어 "마치 배우는 사람이 엄한 스승을 만나서 반성하듯" 이황의 조언을 구하고 그의 말을 따르라고 이야기한다.

이황은 당시 사림의 종주였다. 선조 시대 초반 실록은 기대승 말고도 이황을 불러 지혜를 구하라는 신하들과 사대부들의 상소로 가득하다. 어린 국왕을 자신들의 이념으로 물들이려는 사림의 정치적 속내를 생생하게 확인할 수 있다. 그러나 선조는 이렇게 투덜댄다. "그(이황)를 옛사람으로 가칭하여 말했는데, 어떠한 사람이며 옛사람의 누구에게 비교할 만한가? 이런 말로 묻는 것이 미안하지만 평소에 궁금했기 때문에 말하는 것이다."(선조 1년 12월 6일) 어린 선조가 느낀 압박감이 짐작된다.

압박이 강해지면서 강해질수록 반감도 커지는 법. 임진왜란 후 이황과 사림에 대한 선조의 평가는 참혹한 경지에 이른다. 선조가 대신들과 함께 왜적에 대한 대책을 논의한 선조 26년 10월 22일의 기록이다. "듣건대 경상도의 풍속은 누구라도 아들 형제를 두었을 경우 한 아들이 글을 잘하면 마루에 앉히고 무예를 익히면 마당에 앉혀 노예처럼 여긴다.

국가에 오늘날과 같은 일이 있게 된 것은 경상도가 오도(誤導)한 소치다." 이황과 그 제자인 유성룡을 필두로 한 성리학자들을 힐난한 것이다.

이처럼 기라성 같은 성리학자 신하들과 선조의 신경전은 선조 시대를 처음부터 끝까지 관통했다. 선조는 사림의 요구에 따라 국정을 운영하기도 하고 사림 내부의 갈등을 조장하기도 하고 이용하기도 하면서 왕권을 유지해 갔다. 이 치열한 신경전에서 선조의 질병은 선조 자신의 방어 무기이기도 했고, 신하들에게는 선조를 압박할 공격 무기이기도 했다.

사림과의 끝없는 신경전은 병을 낳고

조선 중기 성리학이 도덕성명(道德性命) 문제에 편중되어, 국가와 국민의 실제 문제에 대한 연구는 적고, 교조적이며 도덕적인 문제에 치중한 점은 잘 알려진 사실이다. 이것은 당연히 의학계에도 영향을 미쳐 도덕적 관점에서 사람의 성욕을 절제하거나 억제하는 것을 의학 논의의 중심으로 삼았다. 중국 금·원 시대의 명의인 주진형은 자신의 책『격치여론』에서 욕망을 줄여 오래 살겠다는 "절욕양생(節慾養生) 사상은 유학의 이욕(理欲) 논변에서 시작된 것"이라고 잘라 말할 정도였다.

중국과 한국을 포함해 고금의 모든 유학자는 성(性)과 건강이 밀접한 관계가 있다고 지적해 왔다. 공자의『춘추』를 전국 시대 노나라 사람 좌구명이 재해석한 책『좌전』에는 전국 시대 명의 의화가 진나라 제후의 병을 논하면서 "그 병은 여자를 가까이하면서 절도에 맞지 않고 때에 맞지 않았기 때문에 생긴 병이다."라고 진단하는 대목이 나온다.

성리학자인 선조의 신하들은 바로 이 절욕양생의 사상으로 선조를 길들이려고 했다. 이것은 선조의 질병에 대한 실록의 첫 번째 기록에서도 확인할 수 있다. 선조 6년 1월 3일 신하들 사이에서 선조의 목소리가 끊어져 책 읽는 소리가 이상하다는 이야기가 조심스럽게 오가기 시작한다. 승정원에서 이렇게 아뢴다. "옥음이 정상적이 아닌 지 이미 여러 해가 지났어도 오래 끌고 낫지 않으니 입시한 신하로서는 누구나 물러가서 조심합니다."

이후 여러 차례 선조의 이상한 목소리에 대해 근심하는 논의가 계속되지만 직접적인 언급은 모두 자제한다. 이런 가운데 선조 6년 9월 21일 율곡 이이가 처음 입시하자마자 포문을 연다. 이이의 성격을 두고 실록은 "쾌직(快直)"하다고 표현했다. 거침없이 직설적이라는 뜻이다.

"소신이 병으로 오래 물러가 있다가 오늘 옥음을 들건대 매우 통리(通利)하지 않으시니 무슨 까닭으로 그런지 모르겠습니다. 전하께서는 여색을 경계하는 말을 즐겨 듣지 않으신다 하니 성의(聖意)가 어디에 있는지 모르겠습니다." 목소리가 맑지 못한 것이 여색을 삼가지 않았기 때문이라는 책망이 직설적으로 나온 것이다.

이에 대해 선조는 "그대가 전에 올린 상소에도 그렇게 말했으나, 사람의 말소리는 원래 같지 않은 것인즉 내 말소리가 본디 그러한데 무슨 의심할 것이 있겠는가."라고 답변한다. 실록은 "옥색이 자못 언짢아하며"라고 선조의 이때 심기를 자세히 적고 있다.

목소리는 성호르몬의 영향을 많이 받는 게 사실이다. 남성 호르몬이 분비되면서 남자의 목소리가 굵어지며 저음이 되고 여성 호르몬이 분비되면서 여자의 목소리가 고음이 되는 것은 당연한 사실이다. 지금이야 성호르몬이 신장 곁에 붙은 부신에서 분비되고 성호르몬의 분비에 따라 아이가 어른의 몸을 가지게 되며 성징(性徵)이 변한다는 것을 과학적으로 알고 있지만, 조선 중기에는 그렇지 못했다. (당시 선조는 18세였다.)

그러나 한의학에서는 부신을 포함한 신장의 부위가 사람의 성장과 성징의 변화와 관계가 있음을 알고 있었다. 부신을 신장의 일부인 명문이라 규정짓고 목소리와 성호르몬과의 관계를 당연시하며 생리학적으로 설명하기도 했다. 사실『동의보감』에서 목소리 문제에 대해 기술해놓은 「성음문」첫 구절은 "목소리는 신장에서 나온다."이다.

퇴계와 율곡이 놓친 선조의 진짜 질병

따라서 필자는 선조의 갈라진 목소리가 여색을 밝혀 남성 호르몬이 고갈 또는 소진된 데에서 기인한 것이라고 본 이이 등의 생각에 동의하지 않는다. 선조는 즉위 초부터 극심한 스트레스를 받아 왔다. 스트레스를 오랫동안 받으면 외향적인 사람은 교감 신경이 흥분하고 내향적인 사람은 부교감 신경이 흥분한다. 선조는 내향적인 사람이었다.

부교감 신경이 항진되면 미주 신경 과긴장증이 오는데 발성 장애를 야기해 목이 쉬거나 위장 운동 장애가 생긴다. 목소리 이상을 호소하기 시작하면서부터 선조가 위장 장애로 위장약을 복용하거나 소화 불량 증상을 지속적으로 호소하는 것을 실록에서 볼 수 있다. 율곡 이이를 비롯한 신하들이 성리학적 의학 이론에 사로잡혀 왕을 압박하느라 스트레스를 유발한 자신들의 책임은 망각한 것이다.

현대는 자기 표현의 시대다. 말을 하는 것이 직업인 사람도 부지기수다. 말로 사상과 감정을 전달하며 살다 보니 성대가 피로해지는 것은 당연지사. 성대를 지나치게 사용하면 목이 마르고 건조해져 결국에는 쉰목소리가 나온다. 실제로 목소리가 거칠어져 고통을 호소하는 환자들도 많다. 이런 사람들을 위해 『동의보감』은 목소리를 윤택하고 탄력 있게 내는 양생법을 이렇게 소개하고 있다. "말하거나 와우거나 읽을 때 언제나 기해(氣海, 배꼽 아래 있는 혈 이름) 속에서 소리가 난다고 생각하는 것이 중요하다."

고운 목소리를 내는 약물도 거론되어 있다. 껍질을 벗긴 살구 씨와 졸인 우유, 꿀을 반죽하여 알약을 만들어 먹거나 곶감을 물에 담갔다가 늘 먹는 것이 좋다고 했다. 흔히들 목소리가 안 좋을 때 달걀을 먹는데 『동의보감』은 이것에 대해서도 언급하고 있다. 달걀의 흰자는 "성질이 서늘해서 인후두의 열을 식히고 염증을 없애서" 목소리를 좋게 한다고 한다. 노래 부르기 전에 날달걀을 먹는 것도 나름 근거가 있는 셈이다. 율곡과 신하들은 여색이니 경계니 하기 전에 이런 처방이라도 찾아봐야 했다.

선조의 더 큰 문제는 소화 불량 증상이었다. 선조 7년 1월 7일 선조는 자주 체한다는 말과 함께 "비위가 상했는지 음식 생각이 나지 않는다."라고 소화 불량 증상을 호소한다. 잠도 자지 못한다는 이야기도 덧붙였다. 사실 스트레스와 소화 불량은 아주 밀접한 관계가 있다. 스트레스를 받으면 혈관이 수축하게 되고 위의 소화 운동을 담당하는 위장관 근육에 혈액을 공급하는 혈관들도 위축된다. 위장의 운동 능력이 떨어지면서 잘 체하게 되고 속이 더부룩해지는 것은 현대인이라면 누구나 아는 상식에 속한다. "비위를 맞춘다."라는 말이나 "사촌이 논을 사면 배

아프다."라는 말이나, "속 좁다." 같은 말들은 마음과 위장의 관계에 대해 옛사람들도 잘 알고 있었음을 보여 준다.

스트레스가 갉아먹은 내면의 상처가 얼마나 깊었는지 선조의 위장장애는 이듬해에도 계속된다. 선조 8년 1월 25일 실록 기사는 좌의정 박순이 왕의 비위에 이상이 생겨 지극히 민망하다고 이야기한 것을 기록하고 있다. 선조 7년 5월 20일 보다 못한 유희춘이 왕의 병을 음식으로 치료하고자 식료 단자를 지어 올린다. 중국 양생서인 『연수서』, 『수친양로서』, 『산거사요』, 『명의잡서』, 『사림광기』 등을 발췌해 만든 건강 식사 지침서인 것이다. 또 가미웅신산(加味凝神散)이라는 처방과 양위진식탕(養胃進食湯) 같은 위장 기능 개선 처방을 올렸지만 고질이 된 선조의 위장병은 쉽게 낫지 않고 평생을 괴롭혔고 화병으로 발전하기까지 했다.

선조 34년 9월 30일 왕은 "내 병이 다시 도져 고질이 되었는데 그중에서도 심화(心火)가 가장 치성(熾盛, 불길같이 성하게 일어남)하여 날이 가고 달이 갈수록 심해지기만 한다."라고 솔직히 토로한다. 화병을 안고 살았던 임금의 가장 솔직한 고백이라고 볼 수 있다. 이때 왼쪽 다리가 열이 나고 아파 신발을 신기조차 힘들었다는 이야기도 덧붙인다.

선조의 위장병은 말년에 극에 달하는데, 선조 41년 1월 7일 왕은 도통 입맛이 없는데 무를 곁들여 겨우 수저를 든다며 "만일 약 중에 무를 꺼리는 재료가 들어간다면 장차 음식을 폐할 것 같으니 고민스럽다."라고 한숨을 내쉴 정도다. 하지만 선조를 괴롭힌 가장 무서운 질환은 귀울음, 즉 이명이었다. 이명 증상은 선조 28년 8월부터 시작되어 평생 동안 이어졌다.

선조의 평생을 괴롭힌 이명과 편두통

『동의보감』에서 규정하는 귀의 본질은 공한(空閑)이다. 텅 비어 한가롭다는 뜻인데 온갖 소리를 모으는 귀가 본래는 고요함을 소중히 여긴다는 것이다. 그래서 마음이 번뇌로 가득 차거나 화가 뻗치면 귀에 병이 생긴다. 귀는 고요하면서 차가운 기관이다. 우리가 뜨거운 불에 손을 데면 반사적으로 귓바퀴를 잡는 것도 그 때문이다.

공포 영화에 소리가 없으면 싱거워지듯 귀는 어둡고 차가운 공포를 주관하는 기관이기도 하다. 생긴 모양도 외부는 넓고 내부로 갈수록 좁아져 소리를 모으기 좋게 생겼다. 그래서 한의학에서는 귀를 기를 응축하는 구심성의 음적인 기관이라고 규정한다. 한의학에서 뜨겁고 팽창하는 힘은 불이며 차갑고 수축하는 힘은 물이다. 귀는 확실히 음적이며 물과 깊은 관련이 있다. 차가운 귀에 뜨거운 화가 올라오면 귀가 달아오르면서 자기 소리(자기 몸 안의 소리)를 시끄럽게 증폭한다. 이것이 바로 스트레스가 귀울음을 유발하는 기전이다. 이명이 오면 자신의 심장 소리가 천둥소리처럼 들리기도 한다.

선조는 이명 치료를 위해 약물을 먹으라는 신하들의 청을 거절하고, 조선 최고의 침의인 허임을 찾는다. 선조 39년 4월 25일 "귓속이 크게 울리니 침을 맞을 때 한꺼번에 맞고 싶다. 혈을 의논하는 일은 침의가 전담해서 하라. 침의가 간섭을 받으면 그 기술을 모두 발휘하지 못하여 효과를 보기 어려우니 약방은 알아서 하라."라고 엄포까지 놓는다.

여러 차례 침을 맞았고, 쓸데없는 이론적 처방에 휘둘리지 않고 전문가인 침의에게 확실히 의존한 점 등을 보면 침이 확실히 선조의 이명 치료에 효능을 발휘했던 것으로 보인다. 선조의 질환을 치료한 공으로 허임은 양반이 되고 부사 자리에까지 오른다. 그리고 그는 동아시아 최고의 침구 서적인 『침구경험방』을 쓰기도 했다.

선조는 편두통도 앓았다. 침으로 편두통을 치료한 의관에게 선물을 하사한 기록도 있다. 사실 선조의 편두통의 난치병에 가까운 것이었다. 명저 『편두통』의 저자 올리버 색스(Oliver Sacks)는 편두통을 "뚜렷한 절망과 은밀한 위로"라고 표현한다. 편두통은 크게 소화 불량, 월경, 호르몬 분비 이상을 원인으로 해 일어나는데, 선조의 편두통은 소화 불량과 연관지어 생각할 수 있다. 올리버 색스는 "발작이 임박하면 위가 평소처럼 편안하지 않다고 말한다. 먹는 것을 조심하면 발작이 덜 일어나고 위장을 부담스럽게 하면 발작이 더 잦고 심각해진다."라고 이야기한다. 평소 선조의 소화 불량 증상과 잘 맞아떨어지는 부분이다.

색스는 편두통을 크게 붉은 편두통과 하얀 편두통으로 나누었는데, 선조의 편두통은 하얀 편두통에 속한다. "정서적인 자극을 받으면 얼굴이 창백해지면서 의기소침해지고 극적인 증상을 일으키는 유약한 억제형이면서 미주 신경 긴장증에 가깝다."라는 색스의 지적은 선조의 증상에 부합한다.

선조의 의사, 의성 허준

소화 불량, 이명, 편두통을 앓던 선조의 주치의는 어의 허준이었다. 『동의보감』을 지은 허준을 선조는 어떻게 평가했을까? 실록이나 허준의 평생 후원자였던 유희춘의 『미암일기』를 통해 드러난 그의 모습은 드라마와 많은 차이가 있다. 실록상 허준은 여러 차례에 걸쳐 탄핵을 당한다. 사대부들이 허준을 고깝게 보았다는 뜻이다. 야사로 전해오는 '난리탕' 이야기는 당대 사대부들이 허준을 어떻게 평가했는지 잘 보여 준다.

허준이 당대의 명의로서 어의가 되자 사대부들의 왕진 요청이 쇄도했다. 비록 어의였지만 사대부와 의관의 신분 차이는 엄청난 것이었다. 왕진 청탁을 거부할 명분이 필요했던 허준은 자신이 각기병에 걸려서 움직일 수 없다는 핑계를 댔다. 그런 와중에 임진왜란이 일어난다. 신하들이 선조를 모시고 몽진을 떠나는 상황에서 허준은 제일 앞장서 종종걸음으로 내달렸다. 이 모양을 보고 오성 이항복이 "어의 허준의 각기병에는 '난리탕'이 최고요."라고 비꼰다.

그러나 유희춘의『미암일기』에는 수많은 진료 청탁과 이 청탁을 정성껏 수행하는 허준의 모습이 잘 드러나 있다. 허준을 내의원으로 천거한 해에 유희춘은 나주에 사는 나사침과 그의 아들 나덕명의 병을 진찰해 달라고 부탁한다. 또 남원에 거주하는 신흔의 병 치료도 부탁하는데 허준은 병이 비록 중하지만 치료될 수 있다고 보고한다. 또 서울에 올라온 허준에게 자신의 병은 물론 부인의 고질병 치료도 부탁한다. 허준은 종기 치료를 위해 얼굴에 지렁이 즙을 바르고 토사자환(菟絲子丸)을 처방한다. 또 서울 근교에 살고 있던 송사재 송순의 병 치료도 맡긴다. 난리탕이 필요할 정도로 왕진 청탁을 거절하던 허준의 다른 모습이다.

유희춘의 청탁 비결은 다른 게 아니다. 유희춘은 허준의 은인이었기 때문이다. 텔레비전 드라마에서와 달리 허준은 의과 시험을 보지 않고 내의원에 들어갔다. 선조 2년, 즉 1569년 그의 평생 후원자였던 미암 유희춘이 이조판서 홍담에게 천거를 했던 것이다.

『조선왕조실록』은 왕의 말과 행동을 기록한 것이기도 하지만 본질적으로 사대부의 시각에서 씌어진 기록이기도 하다. 선조가 죽자 사간원은 허준을 강력히 비난한다. "허준은 본디 음흉하고 외람스러운 사람으로 자신이 수의가 되었는데 약을 쓸 때 사람들의 말이 많았습니다. 옥체가 미령한 뒤에도 조심하여 삼가지 않고서 망령되이 한기(寒氣)를 높이는 약을 씀으로써 마침내 천붕(天崩, 임금의 죽음)의 슬픔을 초치(招致)시켰으니, 다시 국문하여 율에 의거하여 죄를 정하소서." 1608년, 즉 광해군 즉위년 3월 10일 기사다. 선조의 죽음에 대해 어의로서의 책임을 묻는데에서 그치지 않고 그의 천성과 자질까지 의심하는 것이다. 비난이 쇄도하면서 결국 허준은 의주로 귀양 가게 된다. 사대부들의 왕진 청탁을 거절한 대가를 톡톡히 치른 셈이다.

하지만 선조에 이어 왕위에 오른 광해군은 허준의 고집이 세고 남의 말을 듣지 않은 이러한 성격을 소신 있는 것이라고 긍정적으로 평가한다. 광해군 1년 12월 30일 광해군은 사간원이 허준의 석방 명령을 취소하라고 주청하자 이렇게 답한다. "약을 처방함에 있어 허준의 치료 능력을 잘 안다. 죽음을 두려워하지 않고 소신대로 옳다고 생각하면 시행하며 정성껏 처신하는 그 뜻을 감안하여 석방한다." 고집 센 그의 소신을 높게 평가해 오히려 석방했다는 이야기다.

망령되이 차가운 약을 썼다는 대목을 살펴보자. 이 문제와 관련해서는 선조도 직접 언급한 바 있다. 선조 40년 10월 9일 새벽 선조는 잠자리에서 일어나 방 밖으로 나가다가 넘어져서 의식을 잃는다. 그러자 의원들은 청심원, 소합원, 생강즙, 죽력, 계자황, 구미청심원, 조협 가루, 묵은 쌀죽 등의 약을 한꺼번에 올렸다. 심혈관 질환인 중풍을 치료하려는 처방들이엇다. 그런데 이중 청심환이나 구미청심환, 죽력 등은 모두 성질이 찬 약제들이다.

의식을 되찾은 선조는 이튿날 노골적으로 불만을 토로한다. 10월 10일 기사다. "의관들은 풍증이라고 말하나 내 생각에는 필시 명치 사이에 담열이 있는 것 같다. 망령되이 너무 찬 약제를 쓰다가 한 번 쓰러지면 다시 떨치고 일어날 수 없을 것이다. 미음도 마실 수 없으니 몹시 우려된다. 다시는 이처럼 하지 마라."

이런 말을 했는데도 불구하고 내의원에서는 계속 찬 약을 처방한 모양이다. 2주 후인 10월 26일 선조는 지속적으로 복용하고 있던 영신환(寧神丸)이라는 약물에 대해서 거부한다.

"새로 지어들인 영신환을 복용한 지 벌써 여러 날이 지났다. 그러나 그 약 속에는 용뇌(龍腦) 1돈이 들어 있다. 용뇌는 기운을 분산시키는 것이니 어찌 장복할 수 있는 약이겠는가. 더구나 지금처럼 추운 시기이겠는가. 요즈음 먹어 보니 서늘한 느낌이 들어 좋지 않다. 의관들이 필시 오용했을 것이다."라고 말한다. 12월 3일에는 허준의 이름을 직접 거명하며 진료에 노골적으로 불만을 터뜨린다. "사당원(砂糖元)을 들이자마자 또 사미다(四味茶)를 청하니 내일은 또 무슨 약과 무슨 차를 계청(啓請)하려는가. 허준은 실로 의술에 밝은 양의(良醫)인데 약을 쓰는 것이 경솔해 신중하지 못하다."

사람은 흙 토(土)에서 와서 흙으로 돌아간다. 우리 몸의 오장육부 중 흙의 역할을 하는 것이 바로 비위다. 미음도 먹을 수 없었다는 것은 선조의 소화력이 약해졌다는 증거다. 그러나 허준은 심혈관 질환인 중풍에 주목했고 선조는 소화력이 약해진 것에 관심을 가졌다. 바둑을 두다 보면 직접 두는 사람보다 훈수 두려고 옆에 있는 사람에게 수가 환히 보이는 경우가 종종 있다. 승패나 성패에 집착하다 보면 시야가 좁아지기 때문이다. 선조의 질병을 치료하던 허준도 시야가 좁아졌던 것일까, 결국 선조는 중풍과 소화 불량을 완치하지 못한 채 3개월 뒤인 선조 41년 2월 1일 떡을 먹다 체해 57세를 일기로 갑자기 세상을 떠난다.

물론 당대에 허준은 전체적으로 조선 최고의 의원이라는 평가를 받았다. "고금의 의료 서적에 널리 통달하여 약을 쓰는 데 노련하다." 선조의 평가다. "허준은 내가 어렸을 때 많은 공로를 세웠다. 근래 나의 질병이 계속되어 그를 곁에 두고 약을 물어서 쓰고 싶다." 광해군의 평가다.

그래서인가, 시기하는 사람도 많았다. 실록은 심지어 허준에 대해 "성은을 믿고 교만을 부리므로 그를 시기하는 사람이 많았다."라고 기록할 정도다. 왕진 청탁을 거절하면서 쌓은 사대부들의 불만과, 소신대로 치료를 진행하는 과정에서 성리학자 사대부들과 부딪히면서 낳은 갈등, 그리고 사람에 대한 호불호가 분명했던 모난 성격이 여기저기서 만든 감정의 상처가 그의 인간성에 대한 실록의 박한 평가를 낳았을지도 모른다. 하지만 만약 그가 온갖 청탁대로 여기저기 불려 다녔다면 『동의보감』을 비롯한 의학사의 걸작들은 나올 수 없었을 것이다.

선조를 위한 변명

많은 사람들이 전쟁이 나자마자 허둥대면서 도망간 선조에 대해 비난하지만 그의 나약함은 어쩌면 시대가 준비한 것인지도 모른다. 성리학 원리주의자였던 사대부들은 내성외왕의 이념을 왕에게 강요했다. 성인도 되고 왕도 되라는 것이다. 그러나 뿔이 강한 짐승은 강한 이빨을 타고날 수 없고 이빨이 강한 짐승은 강한 뿔을 타고날 수 없다. 성리학의 성인은 학문에는 능할지 모르지만 전쟁에도 능할 수는 없었다.

임금을 성리학이라는 거푸집에 가두려 했던 사림과 사림의 갈등을 조장하며 그 속에서 왕권의 자리를 확보하고자 했던 선조 사이의 신경전은 왜군 앞에서 무력하게 무너지는 조선을 낳았다. 덤으로 선조 자신에게는 소화 불량, 이명, 편두통이란 질병을 안겼다. 의주까지 쫓겨 간 선조는 유명한 시를 읊는다.

관산에 뜬 달 보며 통곡하노라(痛哭關山月)
압록강 바람에 마음 쓰리다.(傷心鴨水風.)
조정 신하들은 이날 이후에도(朝臣今日後)
동인이니 서인이니 나누어 싸움을 계속할 건가.(寧腹各西東.)

9장 광해군

무속과 여색에 빠진 왕이 된 남자

건강은 비결을 통해 획득되는 것이 아니라 상식적인 지혜의 실천을 통해서 만들어 나가는 것이다. 의학에 정통한 의사보다는 반대로 의학이라는 단어조차 들어보지 못한 시골 할머니들이나 벽지의 할아버지들이 더 건강하게 장수하는 게 그 증거다. 음식물을 잘 씹되 모자란 듯 먹고, 일찍 자고 일찍 일어나며, 늘 걸어 다니고, 농사를 통해 끊임없이 몸을 놀리며, 작은 것에 만족하고 걱정거리는 쉬 잊어버리는 그들, 건강할 수밖에 없다. 오랜 세월 걸쳐 대를 물려 몸으로 습득한 지혜가 그들의 일상 곳곳에 녹아 있다.

대다수의 사람들이 그들보다 장수하지 못하는 것은 이런 몸의 지혜를 누구나 아는 '귀찮은 지식'으로 치부하고 훨씬 적은 노력으로 훨씬 쉽게 건강해지려고 하는 까닭이다. 공짜 점심은 없다. 게으름은 동서양 의학을 막론하고 건강과 장수의 최대 적이다.

속에 불을 안고 산 광해군

몇 년 전 「광해, 왕이 된 남자」라는 영화가 관객 몰이를 했다. 재미와 더불어 독특한 상상력으로 관객을 사로잡았지만 역사학자들은 역사 기록과 거리가 먼 내용 때문에 불편해하기도 했다. 한의학의 관점에서도 마찬가지다. 영화에서는 조선 제15대 임금 광해군(光海君, 1575~1641년, 재위 1608~1623년) 이혼(李琿)을 건강한 남성으로 표현했지만, 한의사의 눈으로 볼 때 그의 실제 삶은 그렇지 않았기 때문이다. 광해군은 자신의 건강을 무속에 맡기고 여색을 탐하면서 섭생(攝生)에는 게을렀다.

폐모살제(廢母殺弟)의 죄를 저지른 패륜의 폭군, 반정으로 신하들에 의해 폐위된 혼군(昏君), 명나라의 재조지은(再造之恩)을 저버리고 오랑캐와 통한 암군(暗君)이었다는 비판과, 왜란 후 전후 복구 사업을 성공적으로 이끌고 중립 외교를 통해 성리학 이데올로기에 도전하려고 했던 개혁 군주였다는 재평가가 교차하는 왕이지만 의학적 견지에서 볼 때, 그리고 그의 질병 기록으로 볼 때 그는 의외로 소심하고 두려움 많은 '보통 사람'이었다.

실록(『광해군일기』)은 광해군의 건강에 무엇인가 큰 문제점이 있음을 즉위년부터 기록하고 있다. 먼저 인목대비의 광해군 챙기기가 그 실마리다. 그녀가 약방에 내린 교서에는 광해군의 건강 실상이 그대로 드러나 있다.

"주상이 지난번부터 침식을 제대로 하지 못한다고 들었지만 미처 상세히 알아보지 못했는데 어제 문안할 때 친히 뵈온즉 정신이 예전과 달라 혼미한 듯하고 너무 심하게 야위었다. 그리고 수라는 하루 동안에 한

번이나 두 번쯤 드시는데 겨우 한두 수저만 드시고 주무시는 것도 2~4시간에 불과하니 어찌 이처럼 안타깝고 절박한 일이 있겠는가."

광해군 자신도 여러 번에 걸쳐 자신의 건강에 대한 진단을 내린다. 즉위 2년이 지난 후 영의정 이덕형과 만난 자리에서 "어려서부터 열이 많아 이것이 쌓여 화증에 걸렸으니 이는 조석간에 생긴 병이 아니다. 항시 울열증을 앓아 이 때문에 자주 경연을 열지 못한 것이다."라고 이야기한다.

화증(火症)과 심질(心疾)은 실록에서 광해군이 가장 자주 토로하는 질병이다. 광해군 3년에 이원익이 왕의 건강이 좋지 않아 서류 결재가 늦어지고 있다고 걱정하는 대목이 나오는 것을 봐도 광해군의 건강에 확실히 큰 문제가 있었음을 알 수 있다.

광해군이 말한 심질과 화증은 신체 내부에 열이 올라 속이 답답하고 괴로운 증상을 말한다. 한의학에서 보면 울열증(鬱熱症)이다. 이 울열증은 눈에도 이상을 유발한다. 광해군은 이렇게 말한다. "더구나 내가 앓고 있는 병이 안질이고 보면 더더욱 보는 것을 멈추고 조용히 조섭해야 마땅할 것이다. …… 안질 증세가 아침에는 덜했다가 낮에는 심해지니 나 역시 안타깝기 그지없다." 광해군 10년 윤 4월 22일의 기사이다.

예로부터 눈이 나쁘면 쇠간을 먹는다. 전통적으로 간과 눈은 서로 연결된 것으로 이해한다. 간염이 심해지면 눈에 황달이 먼저 오는 것과 같은 이치다. 한의학에서 눈은 본래 몸 안의 불이 들락거리는 통로 역할을 한다. 어두운 밤 고양이의 눈이 파랗게 불타오르듯 보이는 것도 같은 이치다. 사물을 포착하는 시력 역시 불의 밝히는 작용에 따른 것이다. 심질과 화증은 불의 통로에 불을 더하며 안신경을 위축시킨다. 『동의보감』은 안질의 병리를 이렇게 설명한다. "간에 화가 있으면 피가 뜨겁고 기가 위로 치솟아 오르므로 혈맥이 통하지 않게 된다. 간의 열을 내리면 오장이 안정되어 눈의 여러 가지 증상이 회복된다."

종묘사직의 미래가 18세 세자의 어깨에

광해군의 건강에 결정타를 입힌 것은 전쟁, 즉 임진왜란이었다. 선조 25년 4월 13일(양력 1592년 5월 23일) 부산에 상륙한 왜군이 파죽지세로 북상하자 선조는 4월 29일 열여덟 살의 광해군 이혼을 세자로 책봉한다. 5월 20일 평양에 머물고 있던 선조는 "세자 혼은 숙성하며 어질고 효성스러움이 사방에 널리 알려졌다. 왕위를 물려줄 계획은 오래전에 결정했거니와 군국의 대권을 총괄토록 하며 임시로 국사를 다스리게 하노니 무릇 관직을 내리고 상벌을 시행하는 일을 편의에 따라 결단해서 하게 하노라."라고 천명한다. 왜란 당시 전라도 지역에서 의병장으로 활약한 조경남이 지은 『난중잡록』의 기록이다. 선조 본인은 요동으로 건너갈 수도 있으니 세자로 하여금 조선 내에서 전쟁을 수행하도록 조정을 나눈 것이다. 이것을 분조(分朝)라고 한다.

광해군은 선조 25년 6월 14일부터 분조를 이끌고 평안도, 황해도, 함경도, 강원도 지역을 옮겨 다니면서 흩어진 민심을 수습했다. 의병을 모집하고 전투를 독려하며, 군량과 말먹이를 수집·운반하는 등 활발한 활동을 벌였다. 그가 분조를 끌고 다닌 지역은 험준한 산악과 고개가 많아 거동도 힘들었을 뿐 아니라 왜군과 멀지 않은 지역이어서 심리적인 압박감 또한 만만치 않았다.

선조 시대 주부 벼슬을 지냈다고 알려진 유대조가 올린 상소를 보면 광해군이 산악 지역에서 어떤 노숙 생활을 보냈는지 알 수 있다. "그때 산길이 험준하여 100리 길에 사람 하나 없었는데, 나무를 베어 땅에 박고 풀을 얹어 지붕을 하여 노숙했으니 광무제가 부엌에서 옷을 말린 때에도 이런 곤란은 없었습니다."

그 고생이 얼마나 심했던지 광해군은 그 후유증으로 선조 26년 봄과 여름 내내 해주에 머물면서 계속 병석에 누워 있어야만 했다. 구중궁궐에서 손 하나 까딱하지 않던 왕자에게는 산길을 걷고 나무 밑에서 자는 것 자체가 고역이었을 것이다.

『동의보감』은 이런 질병을 노권(勞倦)이라고 규정한다. 노력하고 힘써서 피로한 병이라는 뜻으로, 그 원인과 병리를 이렇게 설명한다. "정신적으로나 육체적으로 피로하면 몸의 원기가 줄어들게 된다. 음식물의 기가 부족해서 상초가 막히고 하초가 통하지 못하여 속이 더워지면서 가슴속에서 열이 난다. 화가 왕성하면 비토(脾土, 비장)를 억누른다. 비는 팔다리를 주관하기 때문에 노곤하고 열이 나며 힘없이 동작하고 말을 겨우 한다. 움직이면 숨이 차고 저절로 땀이 나고 가슴이 답답하며 불안하다. 이런 데는 마땅히 마음을 안정하고 조용히 앉아 기운을 돋운 다음 달고 성질이 찬 약으로 화열을 내리고 신맛으로 흩어진 기를 거둬들이며 성질이 따뜻한 약으로 중초의 기를 조절해야 한다."

왜란이 종결된 후 벌어진 왕위 계승 문제는 엎친 데 덮친 격으로 광해군에게 심리적인 압박감을 더했다. 선조 41년 선조의 병세가 심해지면서 북인 정권의 영수인 대북파 정인홍은 광해군에게 왕위를 넘겨주라고 건의하는 한편, 영창대군을 지지하는 소북파의 영의정 유영경을 공격한다. 그러나 선조는 유영경에게 힘을 실어 준 후 문안을 드리러 온 광해군을 문전박대한다. 심지어 더 이상 왕세자 문안 운운하지도 말고 다시 오지도 말라고 한다. 16년간 공들여 온 왕세자 자리가 무너질지도 모른다는 상실감에 광해군은 결국 피를 토하며 쓰러지고 만다. 엄청난 스트레스를 받고 있었던 것이다.

왕이 된 남자, 여색에 빠지다

결국 선조의 갑작스러운 죽음으로 왕이 되었지만 광해군의 건강은 제자리를 찾지 못했다. 경연조차 제대로 열지 못했다. 내성외왕을 위한 왕의 공부 도량이자, 현실 정치의 토론장이었던 경연을 거르는 회수가 많아지면서 그는 점점 신하들과 멀어져 갔다. 결국 경연은 광해군 때 거의 열리지 않았다.

광해군 2년 승정원은 여러 차례에 걸쳐 경연 재개를 요청하지만, 광해군은 "나의 건강이 회복되면 말을 하겠다. 우선 기다리라."라는 대답이나 "근간에 감기에 걸려서 마땅히 조리하고 즉시 할 것" 혹은 "내가 비록 병을 참고 견디며 경연을 열고자 하나 만약 이른 아침에 거둥하면 더 아플까 염려되니 조강은 우선 늦은 시각으로 열자."라는 말로 경연을 피해 갔다.

사실 오랜 전란과 왕위 계승을 둘러싼 암투는 광해군의 몸과 마음을 쇠약하게 만들었다. 그러나 그는 스스로 몸과 마음의 건강 회복을 위한 노력을 제대로 하지 않았다. 대신 여색에 집착하고 유교 사회에서는 백안시했던 무속에 빠져 허우적대는 모습을 노출했다. 실록은 이런 광해군의 일거수일투족을 냉소적으로 기록하고 있다.

출발은 상궁 김개시였다. 실록은 비방(秘方)이라는 말로 여색을 탐닉한 광해군을 비난한다. "김 상궁은 이름이 개시로서 나이가 차서도 용모가 피지 않았는데, 흉악하고 약았으며 계교가 많았다. 춘궁의 옛 시녀로서 왕비를 통하여 나아가 잠자리를 모실 수 있었는데 비방으로 인하여 갑자기 사랑을 얻었다."

또 환시 이봉정의 입을 빌려 왕의 여성 편력을 까발린다. "왕이 즉위한 이래로 경연을 오랫동안 폐하고 일반 공사의 재결도 태만해서 매양 결재의 날을 넘겼다. 더러 밤에 들이려 하면 왕이 항상 침내(寢內)에 있었기 때문에 환시들도 뵈올 수가 없었다." 그리고 "왕이 여색과 놀기를 좋아하여 매양 총희 서너 명을 데리고 후원을 노닐었다. 그러다가 꽃나무와 물 바위 등에 이르면 밤낮이 다하도록 지칠 줄 몰랐다."

여기까지는 역사상 다른 왕들의 애정 행각과 별로 다를 바 없다고 볼 수도 있다. 피 끓는 젊은 남자가 공식적으로 허용된 몇 명의 후궁과 놀았다는 것이 그렇게 비난받을 일인가 하고 여길 수 있다. 또 기록 자체가 왜곡된 것은 아닌지 의심해 볼 수도 있다.

사실 실록은 왕들의 기록이기도 하지만 성리학자인 사관들에 의한 기록이기도 하다. 실록 제작은 왕이 세상을 떠나고 새 왕이 즉위하면 실록청이란 임시 기구를 만드는 데에서 시작한다. 사관들의 사초와 승정원의 업무 일지인 『승정원일기』 등 방대한 공식·비공식 기록을 총망라해서 실록을 만든다. 먼저 초서로 씌어진 초벌 원고인 초초본을 만들고, 이것을 가지고 삭제할 것은 삭제하고 보충할 것은 보충해 중간 교정본인 중초본을 만든다. 이 중초본에는 수많은 교정 내용과 수정 내용은 물론이고 수정 지시를 담은 메모지들도 붙어 있다. 이것을 다시 정리해 편찬과 교정을 완료한 인쇄용 대본이 정초본이다.

『광해군일기』는 역대 실록 가운데 유일하게 활자 인쇄되지 않고 필사본으로 남아 있는 기록이며, 중초본과 정초본 두 가지가 다 남아 있다. 인조 2년부터 만들기 시작했다. 인조 반정 이후 북인이 전멸되고 난 이후 반정의 승리자인 서인이 만든 기록이라는 뜻이다. 따라서 광해군에 대한 기록을 곧이곧대로 받아들이기에는 좀 어려운 점이 있다. 그러나『광해군일기』는 이괄의 난과 호란 같은 난리들 때문에 결국 활자로 인쇄되지 않았고 필사본인 정초본과 중초본 형태로 남았다. 우리는 이 정초본과 중초본의 차이를 통해 광해군의 시대를 조금은 더 객관적으로 볼 수 있다.

역사 기록의 한계를 감안한다고 해도 왕이 된 남자, 광해군은 왕이 되기까지 받았던 스트레스를 제대로 된 섭생법이 아니라 여색 탐닉과 무속과 주술로 풀려고 했던 것은 어느 정도 사실인 듯하다. 이것은 광해군의 다른 행동들과 비교해서 살펴보면 보다 확실하게 알 수 있다.

저주는 또 다른 저주를 낳고

조선 시대 사대부들과 사림들이 가장 싫어한 것은 무속, 즉 음사(淫祀)였다. 고려 때부터 도교적 제사를 지내 온 국가 종교 시설인 소격서를 혁파하는 데 총력을 기울이다가 왕의 총애를 잃은 조광조가 좋은 예다. 성리학자들은 푸닥거리를 통해 질병을 치료하는 것을 부정했고 무당이 한양에 들어오는 것조차 싫어했다.

근대 이전 질병 치료의 방법은 의학만이 아니었다. 병의 원인과 본질을 어떻게 보느냐는 질병관에 따라 다양한 방법을 사용했다. 질병을 신의 처벌로 보면 죄를 회개하는 게 맞고, 귀신이 들어 병이 생겼다고 보면 귀신을 쫓는 것이 타당하다. 전통 사회에서 무당은 곧 의사였다. 공식적으로야 무속과 주술을 배격했지만 사적으로는 집안에 액이 끼면 정승부터 시골 선비까지 굿을 했다. 오랫동안 전란과 병에 시달려 온 광해군이 무속에 기댄 것은 그리 부자연스럽지 않다. 하지만 그것은 신하들에게 성리학적 세계관에 도전하는 것으로 비쳤을 것이다.

광해군이 무속과 주술에 얼마나 심취했는지는 광해군 3년 10월 14일의 기록을 보면 잘 알 수 있다. "이때 상이 좌도(左道)에 심히 미혹했기 때문에 명과학(命科學)을 한 정사륜, 환속한 중 이응두 등이 추수(推數, 점술, 도참 등으로 앞일을 미리 헤아리는 일 또는 사람)로 진출해 궁중에서 모시면서 임금의 총애와 대접이 두터웠다. 어떤 움직일 일이 있으면 한결같이 길흉이나 금기만 따지는 그들의 말만 들어서, 곧바로 정전으로 옮기지 않는 것도 역시 이들의 말 때문이었다. 심지어 귀신을 섬기고 복을 비는 일까지 안 하는 일이 없었다. 이때 거처를 옮기는 거둥이 있을 예정이었는데 새 대궐에서 매일 음사를 하느라 북소리, 장구소리가 대궐 밖에 들렸으므로 도성 백성들이 말하기를 죽어서 귀신이 되면 어주(御廚, 수라간)의 음식을 실컷 먹겠다고 했다."

무속과 주술에 대한 심취는 어느새 궁궐을 저주가 난무하는 공간으로 바꾸고 만다. "상궁 김 씨가 왕비를 가장 심하게 투기하여 원수처럼 대했다. 그러다가 궁중에 저주가 크게 일어나 흉악한 물건이 침실에 가득했다. 왕비가 병이 들자 의원은 사악한 귀신으로 인한 것이라고 했

다."(광해군 10년 12월 12일)

궁궐에서 저주가 난무하게 되자 궁궐 깊숙이 무당이 들어오게 된다. 광해군의 총애를 받은 무당 복동에 대한 실록의 기록을 살펴보자. 우리는 여기서 광해군의 질병관을 엿볼 수 있다. "복동이 처음에는 저주를 한 것 때문에 국문을 당했는데, 궁에 들어가 저주한 물건을 파내고 기도를 하기에 이르러서는 도리어 왕에게 총애를 받았다. 이현궁에 기도하는 곳을 설치하고 귀신을 그려 놓았으며, 또 열성위(列聖位)를 설치하고 노부(鹵簿, 임금이 거둥할 때의 의장), 의장, 의복을 극도로 사치스럽게 갖추어 놓았다. 복동은 밤낮으로 가무를 벌여 귀신을 즐겁게 했으며, 또 국내의 산천에 두루 기도하느라고 수만 금의 비용을 낭비했다. 복동을 성인방(聖人房)이라고 부르면서 의심나는 일이 있을 때마다 성인방에 내려보내 점치게 하고 셀 수도 없는 많은 상을 내리니 한 달 남짓 만에 권세가 조야를 흔들었다."(광해군 10년 12월 16일)

당시 저주의 방법에는 크게 두 가지가 있었다. 고독(蠱毒)과 염매(魘魅)의 방법이다. 고독은 곤충이나 파충류를 그릇 안에 모아놓고 서로 잡아먹게 한 다음 최후까지 생존한 한 마리를 주술적으로 사용한다. 그 최후의 한 마리에게는 치열한 생존 경쟁을 이겨 낸 생명력과 그 과정에서 느꼈을 증오와 분노가 응축되어 있으리라고 본 것이다.

염매는 인형이나 화상을 만들어 활로 쏘거나 바늘로 찔러서 저주하는 주술이다. 성호 이익은 염매의 실례를 기록했다. 아이를 죽지 않을 정도로 굶주리게 해서 처절하게 식욕을 자극한 후 죽통에 좋은 음식을 넣어 아이가 죽통을 뚫고 들어가게 유도한다. 이때 아이를 단번에 죽이고 죽통 뚜껑을 닫아 아이의 혼이 죽통 속에 머물게 만든다. 그리고 이 아이 귀신을 부려 다른 사람에게 병을 주기도 하고 치료하기도 하는 것이다.

광해군 5년 대북파가 영창대군과 반대파를 제거하기 위해 일으킨 계축옥사의 배경에서도 무속과 저주가 난무했다. 선조의 정비인 의인왕후 박 씨가 왜란이 끝나자마자 소생 없이 죽고 계비인 인목대비가 영창대군을 출생하자 광해군을 지지하는 대북파와 영창대군을 지지하는 소북파 사이에서는 왕위 계승을 두고 암투가 벌어졌다.

선조 40년(1607년) 겨울 선조가 앓아눕자 궁중에서는 선조의 와병이 죽은 의인왕후 박 씨 탓이라는 소문들이 흘러나왔다. 실록에 따르면 인목대비나 영창대군 수하의 사람들이 의인왕후가 묻힌 유릉(현재의 목릉)으로 사람을 보내 여러 가지 주술을 했다고 보고하고 있다.

의인왕후의 사촌 박동량은 인목대비의 아버지 김제남과 결탁해 영창대군을 왕으로 추대하려 했다는 혐의를 받자 이를 부인하며, 영창대군과 김제남의 사람들이 "선왕(선조)께서 병환에 시달리게 된 이유를 의인왕후에게 돌리고 있다. 그리하여 수십여 명의 사람들이 요망한 무당들과 함께 잇따라 유릉에 가서 저주하는 일을 대대적으로 벌였다."라고 증언한다. 의인왕후의 가상(假像, 인형)을 만든 뒤 의인왕후의 이름을 적어 붙이고 활을 쏘는 등의 저주를 했다는 것이다. 게다가 "이 일이 말할 수 없는 곳(인목대비)과 관련이 되어 있기 때문에 따지지 못했다."라고 해 이 저주 사건의 원흉으로 인목대비를 지목했다. 결국 이 증언은 계축옥사의 발단이 되었다.

광해군 9년 성균관 유생들은 전국 각도의 유생들에게 10조의 통문을 돌린다. 통문에서는 인목대비가 의인왕후의 영혼을 저주했으며 영창대군을 왕위에 올리기 위해 여우 뼈와 목인(木人)을 궁중에 묻고 무당을 끌어들여 빌었으며, 광해군이 즉위한 이래 저주를 수년 동안 계속했고 닭, 개, 염소, 돼지 등의 온몸을 궁중에 던져서 임금을 해치려 했다고 비판하고 있다.

물론 서인의 인조반정이 성공한 이후 인목대비에게 씌워졌던 저주 혐의들은 그대로 광해군에게 되돌려진다. 그가 사람을 시켜 부모의 무덤을 파헤치고 저주로 인목대비를 해치려 했으며 귀매(鬼魅, 귀신과 도깨비)를 궁중으로 몰아넣어 질병을 퍼뜨리려 했다는 것이다. 인목대비에게 전가된 책임이 다시 광해군으로 전가된 것이다. 또 박동량의 증언은 계축옥사를 일으키려고 했던 대북파 쪽의 자작극이었고, 성균관 유생들의 통문 역시 대북파 쪽의 공작이었다고 수사 기록도 바뀐다. 어느 쪽이 진실인지는 알 수 없지만 당시 인간이 생각할 수 있는 온갖 종류의 저주술이 총동원된 전대미문의 드라마가 펼쳐진 것만은 사실인 것 같다.

그러나 인목대비 역시 무속과 저주의 혐의에서 자유롭지 않았던 것 같다. 그 구체적 단서는 광해군이 폐위된 인조반정 이후에 발견된다. 인조 10년 10월 23일 대신들이 인조에게 궁정에서 저주 사건이 많이 일어난다고 엄하게 조사해야 한다고 아뢴다. "상께서 편찮으신 지가 이미 오래되니 조정과 외부가 뒤숭숭합니다. 지금 듣건대 궁중에서 저주하는 변고가 있어 흉측한 물건이 낭자하다고 합니다. …… 엄하게 국문하여 진상을 파악하도록 명하소서." 결국 여러 날에 걸친 조사 끝에 선조의 후궁이었던 귀희와 인목대비를 모시던 나인들 여러 명이 아이 머리를 왕이 인목대비를 문안 올 때 지나다니던 문에 묻는 등 왕을 저주했다는 죄로 사사되고 처형당한다. 그중 몇 명은 곤장을 맞다가 죽기도 하고 감옥에서 죽어 나갔다.

이 사건은 인목대비가 죽었을 때(인조 10년 6월 28일) 발견된 비단 석 점이 발단이었다. 임금을 폐하고 새로 세우자는 내용이 적혀 있었다. 인조는 이것을 발견하자마자 불태워 버렸다. 인조는 인목대비가 이것을 광해군을 겨냥해서 쓴 게 아니라 자신을 향해 쓴 것이라고 의심했던 것이다. 7년 뒤에는 인목대비의 딸인 정명공주를 저주 사건에 연루시켜 처벌하려고 했지만 대신들의 반대로 뜻을 이루지 못한다. 광해군 때 시작된 저주의 고리는 인조 때까지 끊어지지 않고 이어졌던 것이다.

질병관은 어떤 의학 체계에서든 중심적인 역할을 한다. 조선 시대에 성리학과 무속은 나름의 질병관과 치유 체계를 가지고 있었다. 성리학은 몸의 문제를 마음의 문제와 결합시키고 경건하게 마음을 닦는 수양론에 집중했다. 무속은 구체적인 의례(ritual)로써 감정을 달래는 데 힘을 쏟았다. 공식적인 국가 이데올로기의 그늘에서 조선 왕실은 몸의 문제를 푸는 데 무속을 애호했다. 전자가 요즘 말로 '힐링(healing)'이라면 후자는 '위약 효과(Placebo effect)'라고 할 수 있지 않을까.

이런 맥락에서 보면 광해군의 질병관이 무속으로 기울어진 데에는 이유가 있어 보인다. 임진왜란과 정유재란 같은 전란과 형제들 사이에서 벌어진 왕위 계승 투쟁의 소용돌이 속에서 그가 겪은 심신의 피로와 고통은 약과 수양만으로 풀 수 없는 경지에 이르렀을 것이다. 특히 대비전을 중심으로 후궁에서 펼쳐지는 궁중 암투와 저주 소동은 엄청난 공포와 스트레스를 가했을 것이다. 이 엄청난 심적 부담을 힐링과 마인드 컨트롤만으로 극복할 수는 없었을 것이다. 결국 광해군의 발버둥은 무속과 저주로 기울 수밖에 없었다.

계축옥사 이후에도 광해군은 왜란으로 불탄 창경궁을 중건해 놓고도 "궁내의 대조전이 어둡고 유령이 나올 것 같다."라며 거처하는 것을 꺼렸다. 그리고 경희궁처럼 새 궁궐들을 지어 도망가듯 다른 궁궐로 자주 옮겨 다니곤 했다. 아마도 이것은 구중궁궐에서 어딘가에서 누군가가 준비하고 있을 저주를 피하기 위한 시도였을 것이다. 그러나 대대적인 토목 사업은 국가 재정을 고갈시켰고 만백성의 원성을 샀다. 인조반정의 토양은 무속과 저주에 매몰된 광해군 스스로가 만든 것이나 마찬가지였다.

허준도 인정한 조선 최고의 침의, 허임

광해군 10년 6월 17일 광해군은 "내가 평소부터 화증이 많은데 요즈음 상소와 차자(箚子, 간단한 서식의 상소문)가 번잡하게 올라오는 탓으로 광증(狂症)이 더욱 심해져 살펴볼 수가 없다."라고 고백한다. 자신의 화증이 이제는 광증에 이르렀다고 자가 진단한 것이다. 정작 왕위에 쫓겨나고는 18년 넘게 67세에 이르도록 살았다. 이것은 그가 왕으로서 겪었던 질병이 불안과 공포, 그리고 잘못된 질병관이 만든 마음의 병이었다는 증거가 된다.

그래도 광해군이 칠순이 다 되도록 장수할 수 있었던 것은 침의 위력도 한몫했다. 그는 무속으로 마음을 진정시키는 한편 침구 치료에 의존했다. 그의 곁에는 조선 최고의 침의 허임이 있었다. 허임은 임진왜란 때 광해군과 더불어 분조 활동을 하면서 생사를 같이한 전우였다. 여러 기록에 조선의 명의로 이름을 올린 그는 선조를 침으로 치료한 공으로 천민 출신임에도 어의와 부사까지 지냈으며, 중국과 일본에서 오늘날까지 그 진가를 인정받는 『침구경험방』을 저술하기도 했다. 광해군 2년의 기록은 그가 어떤 침의였는지를 잘 보여 준다.

광해군 2년 윤 3월 12일 사간원은 "침의 허임이 전라도 나주에 가 있는데 위에서 전교를 내려 올라오도록 재촉한 것이 한두 번이 아닌데도 오만하게 집에 있으면서 명을 따를 생각이 없습니다. 군부(君父)를 무시한 죄를 징계하여야 하니 국문하도록 명하소서."라고 아뢴다. 이뿐만 아니다. 광해군 6년 6월 11일에는 보다 상세하게 예를 들어 가며 공격한다. "근래 내국(內局) 의관들이 완악하고 게으른 것이 습성이 되어 문안하고 의약(議藥, 처방을 논의하는 일)할 때에 주의를 기울이지 아니하고 으레 게으름을 피우는 일이 많아 식자들이 한심하게 여긴 지가 오래되었습니다. 어제 임금께서 '내일 침의들은 일찍 들어오라'는 분부를 했습니다. 허임은 마땅히 대궐문이 열리기를 기다려 급히 들어와야 하는데도 제조들이 모두 모여 여러 번 재촉한 연후에야 느릿느릿 들어왔습니다. 이 말을 들은 사람들이 경악스러워하니 그가 임금을 무시하고 태연하게 자기 편리한 대로 한 죄는 엄하게 징계하지 않아서는 안 됩니다."

이렇게 사간원이 여러 차례 처벌하라고 요청하지만 허임은 아무런 제제도 받지 않는다. 한술 더 떠 치료를 잘한 공로로 가자(加資), 즉 포상을 받는다. 광해군의 총애를 짐작할 수 있는 대목이다.

조선 시대 불세출의 명의인 허준마저도 침이라면 허임 앞에서 꼬리를 내렸다. 선조 37년 9월 23일 허준이 편두통으로 괴로워하는 임금의 물음에 답한다. "침의들은 항상 말하기를 '반드시 침을 놓아 열기를 해소시킨 다음에야 통증이 감소된다.'고 합니다. 소신은 침놓는 법을 알지 못합니다마는 그들의 말이 이러하기 때문에 아뢰는 것입니다. 허임도 평소 말하기를 '경맥을 이끌어 낸 다음에 아시혈(阿是穴)에 침을 놓을 수 있다.'고 했는데, 이 말이 일리가 있는 듯합니다."라고 답한다. 침술에 관해서는 허임의 말이 가장 권위 있다는 인정이 아닐 수 없다. 당시 허준의 나이가 58세, 허임의 나이 34세 불과한 점에 비추어 보면 대단한 칭송이다. 실제로 이날 선조의 편두통을 치료하기 위해 허준이 병을 진단하고 남영이 혈을 정하고 허임이 침을 놓았다고 한다.

임진왜란 초기에 궁중에 들어와 광해군까지 26년 동안이나 총애를 받은 그의 침구법의 비결은 무엇일까? 여러 기록으로 미뤄 허임은 침 자리나 침에 대한 이론보다 침을 놓는 실제 기법을 중시하는 수법파였다. 수법파 기술의 결정판이 보사법(補瀉法)인데 그의 보사법은 비법으로 인정되어 허임 보사법으로 따로 분류된다. 그가 쓴 『침구경험방』의 서문에도 이 점을 분명히 밝히고 있다. "불민한 나는 어릴 때 부모님의 병을 고치려 의학에 몸담은 뒤로 …… 환자를 치료하는 데 진료의 요점과 질병의 변화 과정, 보사법을 명확히 밝히고자 한다."라고 말하며 자신의 보사법에 대한 자긍심을 보인다.

선조와 광해군을 살린 허임 보사법

허임 보사법은 보법(補法)과 사법(瀉法)으로 이루어져 있다. 만약 침을 5푼 깊이로 찌른다면 2푼을 찌르고 멈추었다 2푼을 찌르고 나머지 1푼을 찌르면서 숨을 들이마시게 한다. 마치 풍선에 바람을 불어넣는 것과 같이 몸에 기를 팽팽하게 채워 넣는 것이라 해서 보법이라고 한다. 사법은 이와 반대의 방법을 쓰며 풍선에서 공기를 빼는 것처럼 침을 놓는다.

특히 허임은 오른손으로 침을 놓는다면 왼손을 놀려서는 안 된다고 지적한다.

이 기법의 원리는 혈(穴)이라고 하는 침 자리의 특성을 알아야 이해할 수 있다. 혈은 구멍이지만 피부로 덮여 막혀 있다. 따라서 피부를 문질러 내면의 기를 활발하게 만들어 혈을 열어야 하고 혈이 열렸을 때 자침해야 효과를 극대화할 수 있다. 허임의 보사법은 이 원리를 충실히 따른 것이다. 또 그의 침법은 천지인(天地人) 침법으로도 불리는데, 상·중·하로 세 번을 나누어서 2푼(상), 2푼(중), 1푼(하)으로 찌른 데에서 기인한다. 그의 침법은 단순하지만 한의학의 근본 원리와 임상이라는 실전에 적용 가능한 기술을 함께 갖춘 비법인 셈이다.

필자도 이 침법을 복원해 임상에 적용해 봤더니 여러 질환에서 효과를 볼 수 있었다. 특히 면역계의 반란이라고 할 수 있는 알레르기 질환에 특효를 보였다. 예를 들어 알레르기 비염은 꽃가루나 온도 변화 같은 외부 환경 변화에 우리 몸이 필요 이상으로 민감한 반응을 보일 때 나타나는 질환이다. 콧물이나 재채기도 이런 외부 환경 변화를 적으로 받아들여 일어나는 자기 방어적 반응일 뿐이다. 이런 알레르기 질환을 치료할 때에는 허임의 보사법 중 사법을 적용해 볼 수 있다. 마치 풍선에서 바람을 빼듯 외부 환경 변화에 지나치게 민감하게 반응하는 몸의 긴장감을 침을 놓아 빼는 것이다. 난치병으로 알려진 이명도 허임 보사법으로 치료 효과를 봤다. 이명은 귀 속 달팽이관에 있는 유모세포(소리의 진동 에너지를 전기적인 신경 신호로 전환하는 세포)가 지나치게 흥분해서 일어나는데 이 흥분을 허임 보사법으로 진정시킬 수 있는 것이다.

조선 최고의 침의인 허임에 대한 기록은 광해군 15년 이후 사라진다.

1623년 인조반정이 일어난 바로 그해다. 광해군은 자신의 질환을 신하들에게 누설한 것을 알고 분노하며 허임 등의 의관을 파직한다. 광해군 15년 2월 19일의 기사다. "요즘의 어의들은 선조(先祖) 때의 의관들과 같지 아니하여 하교한 일들을 모두 경들에게 전할 뿐만 아니라, 적어서 외부로 내보내기까지 하니 그들의 죄는 주벌을 해야 할 것이다. …… 이후 경들은 다시 와서 문안하지 말고 나의 병이 아무리 심하더라도 침과 약을 모두 정지하도록 하라. 그리고 허임, 안언길 등은 즉시 모두 내려가도록 하라." 수없이 궁중에 들락거린 허임이었지만 그해 3월 인조반정으로 광해군이 쫓겨나 다시는 어의로 돌아오지 못했다.

광해군은 추위를 잘 타고 화병과 안질을 달고 살았지만 인조반정으로 폐위되자 오히려 67세까지 장수했다. 도라지가 보통 5년밖에 살지 못하지만 다른 땅에 옮겨 심으면 오히려 위기 의식을 느껴서 20년까지 장수하는 것처럼 강화도로, 제주도로 위리안치되어도 치열하게 살아남은 것이다. 아마 복위할 수 있다는 꿈과 복수의 집념이 그의 생명을 연장시켜 주었을 것이다. 반정 이후 강화도에 위리안치된 광해군의 동정을 살핀 별장 권득수의 보고는 나름 마음을 짠하게 한다.

"광해가 삼시 끼니에 물에 만 밥을 한두 숟갈 뜨는 데 불과할 뿐이고 간혹 벽을 쓸면서 통곡하는데 기력이 쇠진하여 목소리도 나오지 않는 지경입니다."

10장 인조

조선의 미래를 바꾼 저주 타령

질병은 필연적으로 인간의 몸에서 에너지, 기(氣)를 빼앗아간다. 따라서 질병에 맞서려면 음식을 잘 먹고 신진대사를 활성화해 에너지를 보존해야 한다. 그런데 여기서 딜레마에 빠진다. 대부분의 질병이 식욕을 떨어뜨리고 운동 능력을 잃게 만들기 때문이다. 오히려 식욕이 없어지고 입도 까칠해지며 침이 나오지 않는다. 또 위장과 간장의 능력도 떨어져 음식물을 에너지로 바꾸지 못한다. 병이 심할수록 이런 악순환은 심화되고 에너지가 완전히 고갈되면 죽음을 맞는다.

병은 예방이 최선이다. 평소의 섭생이 무엇보다 중요하다. 병이 생기면 일단 자신의 생활 전반을 점검해 일을 줄이고 따뜻하고 부드러운 음식을 공급해 부족한 에너지를 보충해야 한다. 음식은 곧 약이다. 이처럼 평상시보다 서너 배의 노력을 자신에게 집중할 때 병은 물러간다. 건강을 유지해 주는 첫 번째 주체는 의사가 아니라 자신이다. 건강은 누군가가 보증해 주거나 도와줄 수 있는 것이 아니다. 오로지 스스로 식사, 운동, 휴양의 균형을 유지해 가며 몸과 마음, 그리고 생활 습관 전반을 종합적으로 잘 관리해 가야만 지켜 낼 수 있다.

숙부 광해군을 내쫓고 왕이 된 제16대 임금인 인조(仁祖, 1595~1649년, 재위 1623~1649년) 이종(李倧)은 자신의 도덕성을 과시하는 데 골몰한 나머지 재위 26년 동안 세 번의 몽진(蒙塵, 임금이 난리를 피하여 다른 곳으로 옮기는 것), 두 번의 호란을 불렀다. 그리고 '저주 타령'만 하다가 건강을 해쳤다. 몸이 아프면 모두 저주로 인한 것으로 여기고 주변 사람들에게 누명을 씌워 괴롭히고 죽였다. 한평생 정통 의학을 배격하고 사술(邪術)에 의지하다 생을 마감했다. 주술에 대한 집착은 광해군에 못지않았다.

인조의 아버지는 선조의 후궁, 인빈 김 씨의 아들 정원군 이부다. 후궁의 아들도 아니고 후궁의 손자이며 반정으로 즉위한 그는 애초 왕권과는 거리가 많았다. 인조의 아버지 정원군부터 왕의 풍모와는 거리가 멀었다. 그는 공빈 김 씨의 아들로 선조의 첫 번째 서자였던 임해군 이진과 더불어 성품이 포악하고 행동이 방탕해 악동으로 소문이 났던 사람이다.

실록은 선조 시절에 여러 왕자들 중 임해군과 정원군이 일으키는 폐단이 한이 없었다고 기록하고 있다. 그들이 남의 농토를 빼앗고 남의 노비를 빼앗은 정황과 고발 사실을 상세하게 기록해 놓았다. 정원군은 자신의 궁노들이 백모가 되는 하원군의 부인을 가두고 문을 열어 주지 않는 횡포를 부렸는데도 이것을 방조해 종친들의 분노를 사기도 했다. 백수건달이 따로 없었던 셈이다. 광해군도 설마 그 정원군의 아들이 반정의 주역이 될지는 상상하지도 못했다. (정원군은 후일 정원대원군으로 추존되었다가 다시 원종으로 추존된다.)

왕실만 먹던 타락죽의 위력

인조의 질병은 어머니인 계운궁 구 씨(후일 인헌왕후로 추존되었다.)와 선조의 계비 인목대비의 죽음으로부터 비롯됐다. 조선의 역대 왕들은 나라에 변고가 있거나 가뭄과 홍수 등 천재지변이 생기면 근신한다는 뜻으로 고기 반찬을 줄이는 철선(撤膳), 수라에서 반찬의 가짓수를 줄이는 감선(減膳)을 하고는 했다. 또 일부 왕들은 신하들을 압박하기 위해 식사를 끊는 각선(却膳)을 하기도 했다.

인조는 즉위 4년째인 1623년 1월 어머니 계운궁이 죽자 광해군과의 차별성을 강조하기 위해 너무 성실하게 감선과 각선에 임하다 건강을 해쳤다. 실록에 따르면 인조는 오랜 기간 지속된 철선과 비정상적으로 적은 식사량 때문에 몸이 수척해지고 얼굴이 검어지고 목소리까지 변했다. 특히 식사량은 문제가 될 정도로 적었다고 한다.

인조 4년 2월 11일 실록은 이렇게 기록하고 있다. "삼가 듣건대 근일 성상께서 늘 묽은 죽을 진어하시는데 하루에 진어하는 양이 몇 홉에 불과하고 조석의 궤전(饋奠, 신에게 음식을 바치는 의례)에 반드시 직접 참여하신다고 했습니다. …… 황급하고 망극한 상황이라 목전에 손상되는 것을 미처 살피지 못하시지만 원기가 알지 못하는 사이에 점차 쇠약해지신 것이 또한 많을 것입니다."

같은 해 7월의 기록이다. "전하께서는 지난 겨울 시질하실 때 풍한을 무릅쓰고 찬 곳에 오래 계시었고 지나치게 애통하시어 옥체가 수척해지고 용안이 검게 변하셨습니다." 신하들은 임금의 몸이 필부의 것과 같지 않다고 설득한다. "성상의 한 몸은 종사가 의탁하고 신민이 우러르는 바인데 어찌 스스로 대수롭게 여겨 마치 필부처럼 마음 내키는 대로 바로 행할 수가 있겠습니까. 삼가 바라건대 성상께서는 애써 지극한 정리를 억제하고 예제에 맞게 하도록 노력하시며 적절한 보양(補養)의 방도를 깊이 생각하여 신인(神人)의 기대에 부응하소서." 결국 인조는 신하들의 호소를 마지못해 받아들인다. 그런데 이런 광경은 이후에도 여러 번 반복된다.

인조의 건강은 타락죽을 먹고 조금씩 회복된다. 나이가 젊은 덕도 있었을 것이다. 타락죽은 쌀죽에다 우유를 넣고 끓인 것이다. 우리나라 전통 소에서 나오는 우유는 젖소보다 양이 적어 민간에서는 우유를 식재나 약재로 쓰지 못했다. 왕실에서만 썼다.

조선 후기 서유구가 쓴 『임원십육지』는 소에서 젖을 많이 얻기 위해 유방을 발로 차고 꼭지를 비트는 방법을 자세하게 소개하고 있다. 새끼를 낳은 소를 데려다 곡물이 든 죽을 먹이고 뒤집어 하늘을 보도록 한 다음 네 발을 묶는다. 그리고 소의 유방꼭지를 손으로 아프도록 쥐어짠다. 유핵을 깨는 것이다. 다시 유방을 발로 스물일곱 번 세게 찬다. 바로 유맥을 트는 것이다. 이런 작업을 거치고서야 전통적인 소에서 우유를 얻을 수 있었다. 소와 농가 모두에게 피해가 가는 일이라 3월부터 9월까지 목초가 풍성할 때만 시행됐으며, 사용처를 왕실로 한정했다. 왕실에서 우유를 장기간 음용한 것은 우유의 신비한 효과에 대한 믿음 때문이었다.

한의학에서는 우유의 효능을 다양하게 설명한다. 원기를 회복시키고 진액을 만들어 장을 촉촉하고 윤기 있게 하며 당뇨병, 변비를 치료한다. 특히 우유를 먹으면 설사하는 사람은 마늘을 넣어 3~5차례 끓여서

먹으라고 권한다. 그렇게 하면 냉기가 사라지고 몸이 쇠약해지는 것을
막을 수 있다는 것이다.

진정한 효성이었을까, 도덕성 과시의 쇼였을까

인조의 건강은 인목대비의 상을 당한 이후 더욱 나빠졌다. 인조 10년
8월 3일 실록은 이렇게 기록한다. "전하께서 병환에 시중든 처음부터
밤낮으로 애를 태워 주무심과 수라가 절도를 잃어버림이 상사를 당한
이래로 이미 3개월이 지났으며 곡읍(哭泣)을 슬프게 하고 푸성귀 밥에
물을 말아 드심으로써 건강을 손상한 것이 이루 말할 수 없습니다."

증상은 날로 악화된다. 8월 25일에는 인조의 안색이 검게 변하고 땀
이 비 오 듯하면서 몸에 오한이 생겨 반신이 마비된다. 약방에서는 과로
가 큰 질병의 원인이라고 지적한다. "사람의 병이 되는 것은 무리하면서
내상이 되는 것보다 더 큰 것이 없고 곡읍하는 것보다 더 심한 것이 없
다."라면서 지나친 슬픔과 과로를 피할 것을 간청한다.

인목대비의 죽음에 대한 인조의 이러한 과도한 반응은 "하늘이 낸
효성", "신민이 감탄하면서 걱정하는 바" 같은 신하들의 찬사를 이끌어
낸다. 그러나 이것은 인목대비에 대한 깊은 효성에서만 우러나온 행동
이었을까? 실록에 실린 다른 이야기들은 인조의 과도하기까지 한 슬픔
과 과로가 인목대비에 대한 효성에서만 나온 것이 아님을 여실히 보여
준다.

"당초에 인목왕후의 초상(初喪)에 백서(帛書) 3폭을 궁중에서 발견했
는데, 반고(頒告)나 주문(奏聞)에 임금을 폐하고 세우는 내용처럼 되어 있

었다. 상이 꺼내어 척속(戚屬)들에게 보여 주고 얼마 후에 그 글을 가져다가 불살라 버렸다. 어떤 사람은 왕후가 서궁(西宮)에 유폐당했을 때 쓴 것이라고 말하지만, 외부 사람으로는 그것이 그러한지 아닌지를 알 수 없다."

인조는 이 백서가 인목대비가 자신을 제거하기 위해 일찍감치 저주를 건 것이라고 판단했다. 이때부터 인조는 '저주병'에 들렸다. 심지어 인목대비의 측근이자 선조의 후궁이던 귀희와 상궁 옥지가 자신을 죽이려는 저주를 걸었다는 혐의를 씌워 처형한다. 실록의 내용은 끔찍하다. "나인 이애단의 동생 이장풍이 흰 고양이 머리를 주방에 놓아두었으며 애단이 아이의 머리를 가지고 와 왕이 장보문에 문안드리러 다니는 길에 묻도록 했습니다." 귀희의 계집종 덕개의 자백이다.

인목대비의 딸 정명공주도 자신을 저주했다고 몰아붙였다. 인조 17년 10월 14일 원손이 거주할 예정이었던 향교동 본궁에서 저주의 물건들이 발견된다. 이 사건은 무녀 천금과 그의 어미 무인이 관련되어 있었는데 정명공주의 나인과 인목대비의 궁녀가 용의자로 지목되었다. 인조는 정명공주가 관련된 것으로 확신하고 공주 집 하인들을 체포해 진실을 캐내려고 했지만, 최명길을 비롯한 대신들이 선왕의 핏줄을 그렇게 대해서는 안 된다고 막아서자 그때서야 중단했다.

인조의 이러한 처사는 인목대비에 대한 상례가 진심이 아니라 도덕성 과시에 불과했으며 그가 폐모살제의 폭군 광해군을 내쫓은 내성외왕의 이상적 성군이라기보다 저주를 믿는 범부(凡夫)에 불과했음을 보여 준다.

인조를 평생 괴롭힌, 원기 쇠약이 낳은 정신 질환

유학은 질병의 원인을 저주나 사기(邪氣)에서 찾는 행태를 배격하고 사람의 마음에서 찾는다. 치료도 마음의 근본을 돌아보는 수양론에 무게를 둔다. 인조 10년 11월 2일 예조참의 이준은 인조의 저주 타령에 강력한 제동을 걸면서 임금의 병이 국상을 치를 때 과로한 탓이며 이것을 치료하려면 저주 타령을 버리고 의원들의 처방과 성리학적 수행을 제대로 받아들이라고 권한다.

"요즈음 어떤 자는 성후(聖候, 임금의 몸 상태)가 편치 못한 것이 혹 사술(邪術)에서 비롯된 재앙이 아닌가 하고 의심하는데, 그것은 지나친 생각입니다. 전후의 하교에 초상 때에 상한 것이라고 하셨는데, 바로 그것이 지당하신 논의입니다. 그러나 마음이라는 것은 동요되는 바가 있으면 바깥 사기가 끼어들 수도 있는 법입니다. 옛날 사람 중에 술을 마시면서 술잔 속에 뱀 그림자를 보고 마음이 동요된 나머지 그로 인해 병이 든 자가 있었는데 나중에 와서 그때 비쳤던 그림자가 활이었지 뱀이 아니라는 것을 알고 그 병이 즉시 나았다고 합니다."

이 '뱀 그림자' 고사는 원래 배중사영(杯中蛇影)이라는 고사로 유명하다. 중국 진나라 주부 두선이 상관인 응림의 집에서 술대접을 받고 집에 온 후 갑자기 큰 병을 앓게 된다. 두선은 술을 먹을 때 술잔에 어른거린 붉은 뱀의 그림자가 저주로 작용해서 병이 생겼다고 확신했다. 그 이야기를 들은 응림이 두선을 다시 초대하여 벽에 걸린 활을 가리키면서 술잔에 비친 붉은 뱀은 저 활의 그림자일 뿐이라고 설명하니 곧바로 두선의 병이 씻은 듯이 나았다는 것이다.

이준은 인조가 그래도 알아듣지 못하자 성리학의 종주 주자 말씀까지 꺼낸다. 인조 11년 2월 3일 "주자의 말씀에 '병중에는 모든 일을 제쳐 놓고 오로지 마음을 안정하고 기운을 기르는 데에만 힘써야 한다.'고 했으니, 여기에서 병을 치료하는 요법은 조리가 으뜸이고 약물은 그다음이란 것을 알 수 있습니다. 한편 저주란 말세에 와서 나온 것으로 인심이 지극히 사악하여 이러한 일이 있긴 합니다마는 상제가 몹시 밝으시어 내려다보고 계십니다. 옛날의 양의가 이러한 의론을 했기 때문에 그 치료의 방법 또한 의서에 적어 놓지 않았습니다. 이른바 사수(邪祟, 귀신이 붙은 듯 제정신을 잃고 미친 사람처럼 되는 증상)란 것은 호매(狐魅, 여우에게 홀린 듯 정신줄을 잃는 질환)를 가리켜 말하는 것이지 후세에서 말한 바 썩은 뼈가 작용하여 괴변을 부린다는 것은 아닙니다. 마땅히 여러 의원의 말에 따라 한결같이 원기를 보익(補益)하는 것을 위주로 하소서."

인조의 병은 여우 뼈에 걸린 저주 때문에 생긴 것이 아니니 치료법을 무속에서 제대로 된 의학으로 바꾸라는 것이다. 그리고 이 기록은 인조가 당시에 사수와 호매라고 불린 정신 질환을 앓고 있었음을 우리에게 알려준다.

『동의보감』에서는 사수라는 질병을 이렇게 풀이하고 있다. 대체로 유학자들의 논리에 부합한다. 사수란 "사람이 헛것에 들리면 슬퍼하면서 마음이 저절로 잘 감동되며 정신이 산란하여 술에 취한 것 같고, 미친 말을 하며 놀라거나 무서워하며 벽을 향하고 슬프게 운다. 그리고 꿈에 헛것과 방사하며 가위에 잘 눌리고 잠깐 추웠다 잠깐 열이 나면서 명치 끝이 그득하고 숨결이 가빠오며 음식을 잘 먹지 못한다. 이것은 다 정신이 제자리를 지키지 못하고 온전하지 못하기 때문이지 실제로 헛것이 있어서 그런 것이 아니다. 원기가 극도로 허약해진 것이다."

원기를 보충하는 방법도 현대의 건강 상식과 별 차이가 없다. "원기가 모자랄 때는 음식물로 보한다. 쌀, 고기, 과일, 채소와 여러 가지 음식물은 다 몸을 보한다. 약을 쓸 때는 눅눅하고 찐득한 약으로 보한다. 녹각교, 아교 조청, 졸인 젓, 꿀, 인삼, 행인, 당귀, 숙지황 등을 쓴다."

물론 『동의보감』은 당시 일반인들의 믿음을 반영해 10주(疰)5시(尸) 같은 사례도 기록하고 있다. 귀신 들린 경우를 말한다. "사람이 죽어서 3년이 지나면 혼신(魂神)이 풍진(風塵)이 된다. 그것이 사람에게 달라붙으면 병이 된다. 대체로 헛것을 긴 사기가 온몸에 돌아가면 오한과 신열이 나고 땀이 비 오 듯 나며 정신이 착잡해진다. 여러 해가 지나면 점차 심해져서 죽을 수 있고 죽은 뒤에는 곁 사람에게 옮아가서 한 집안이 망하게까지 되는 것이다." 무소의 뿔인 서각과 사향, 붉은 주사나 종유석을 갈아 먹는 것을 치료법으로 제시하고 있다.

귀신 쫓는다는 사이비 침의의 등장

인조는 사수와 호매 같은 증상이 호전되지 않자 저주 타령에 더욱 골몰한다. 저주가 일으킨 사기를 제거하려고 애쓴다. 왕의 원기를 보충해 질병을 치료해야 할 내의원은 본연의 임무를 망각하고 왕에게 잘 보이기 위해 한술 더 뜬다. 세간에 사기 퇴치에 특효인 침법을 소유한 이형익이라는 자가 있으니 급료를 주어 불러 올려야 한다고 건의한 것이다.

처음에는 인조도 이형익을 신뢰하지 않았다. "괴이하고 허탄(虛誕, 거짓되고 미덥지 않음)한 술법"을 쓰는 자라며 처음에는 무시했다. 그러나 증세가 심해지자 결국 이형익을 불렀다. 이형익은 "번침(燔鍼)으로 사기를 물리친다."라고 공언하고 다녔으며 내의원 의관들도 이것을 철석같이 믿었다. 번침에 대한 설명은 침구서마다 해석과 용도가 제각각인데, 침을 따뜻하게 해서 놓는 것만은 틀림없다.

『황제내경』「영추」편에 마비증을 치료하는 데 사용한 쉬자(焠刺)가 나오는데 이것이 번침이다. 당나라 때 왕빙은 쉬자가 화침(火鍼)이라는 주석을 달았지만 명대의 장개빈은 해석을 약간 달리한다. 번침이라는 것은 침을 시술한 이후에 불로 침을 달구어 따뜻하게 하는 것이고 쉬침이라는 것은 침을 불로 달구어 붉은색이 된 후에 시술하는 것으로 구분했다. 또 같은 명대의 『침구대성』은 번침과 화침, 온침(溫鍼)으로 구분해서 설명했다. 번침은 체온 정도로 침을 달구는 것이고, 화침은 마유(麻油)에 침을 적셔서 등불로 달군 것이며, 온침은 침과 뜸을 겸용한 것으로 시골에서 많이 사용한다고 소개하고 있다. 인조의 질환을 음적인 저주나 귀신이 일으킨 사기에서 온 것으로 본 내의원 의원들과 인조 자신은 이 사기를 양기를 가진 번침으로 다스리려고 한 것이다.

이형익은 정식 의관은 아니었다. 충청도 대흥현 지역에서 활약한 침의인데 인조 11년에 내의원의 천거로 임시 채용되었다. 실록을 편찬한 사관들의 평가는 모두 부정적이다. "대흥 땅에 이형익이란 자가 있어 약간 침법을 알아 사기를 다스린다고 세상 사람을 현혹했다."가 대표적이다. 특히 이형익에게는 어떤 병인지 알아보는 진찰 능력조차 없었다고 쐐기를 박는다.

"왕세자(효종)가 앓아 오던 감기가 오랫동안 낫지 않아서 이형익에게 진맥하라고 하자 이형익이 이 병은 사기이므로 침을 놓아야 한다고 주장한다. 인조가 세자에게 침을 맞으라고 하자 세자는 '감기인데 무슨 사질(邪疾, 사기가 일으킨 질환)입니까.'라며 극력 거절했는데 얼마 안 가서 바로 나왔다."

홍문관에서는 나름대로의 검증 결과까지 열거하며 이형익에게 치료 받지 말 것을 주장한다. "이형익은 스스로 괴이한 방법과 신통한 비결로 사람들에게 자랑한 지가 오래되었지만 사대부들 중에 그의 침술을 쓰는 자들치고 효험을 본 사람은 없고 더러는 해가 따랐다." 심지어는 침자리조차 제대로 못 잡는 일도 있었다. 인조 11년 10월 7일 "이형익에게 번침 치료를 자주 받았는데 혈이 좌우에 차이가 있어 확인했다."라고 씌어져 있을 정도다.

이형익은 병자호란 후 청나라에 인질로 끌려갔다가 돌아온 소현세자(昭顯世子, 1612~1645년) 이왕(李汪)의 죽음과도 깊숙이 관련됐다. 소현세자의 독살설에도 연루됐고 그가 걸린 학질에 잘못 대처했다는 비판도 있다. 이형익은 인조의 명에 따라 소현세자의 치료를 맡았지만 침을 놓을수록 소현세자의 병증은 심해져만 갔다.

소현세자의 병환은 학질에서 시작된다. 인조 23년 4월 23일 어의 박군은 세자의 병을 학질로 판정한다. 그리고 24일, 25일 연달아 이형익으로부터 침을 맞는다. 그러나 4월 26일 창경궁 환경당에서 죽었다. 사관은 이렇게 기록했다.

"세자가 10년 동안 타국에 있으면서 온갖 고생을 두루 맛보고 본국에 돌아온 지 겨우 수개월 만에 병이 들었는데, 의관들 또한 함부로 침을 놓고 약을 쓰다가 끝내 죽기에 이르렀으므로 온 나라 사람들이 슬프게 여겼다. 세자의 향년은 34세인데, 3남 3녀를 두었다."

곧바로 이형익에 대한 질타가 잇따랐다. "왕세자의 증후가 하루아침에 갑자기 악화되어 끝내 이 지경에 이르렀으므로, 뭇사람의 생각이 모두 의원들의 진찰이 밝지 못했고 침놓고 약 쓴 것이 적당함을 잃은 소치라고 여깁니다. 의원 이형익은 사람됨이 망령되어 괴이하고 허탄한 의술을 스스로 믿어서 일찍이 들어가 진찰하던 날에 망령되이 자기의 소견을 진술했는데, 세자께서 한전(寒戰, 벌벌 떠는 것)이 난 이후에는 증세도 판단하지 못하고 날마다 침만 놓았으니, 그 신중하지 않고 망령되게 행동한 죄를 다스리지 않을 수 없습니다. 이형익을 잡아다 국문하여 죄를 정하고 증후를 진찰하고 약을 의논했던 여러 의원들도 아울러 잡아다 국문하여 죄를 정하도록 하소서." 그러나 인조는 이형익의 잘못이 아니라며 받아들이지 않는다.

돌팔이, 조선 왕조의 역사를 바꾸다

사실 이형익으로 하여금 학질에 걸린 소현세자에게 번침을 놓도록 한 것은 당시의 의학 상식과도 맞지 않는다. 소현세자가 오한에 몸을 벌벌 떤 것은 양기가 빠진 것으로 내부의 저항력이 약해진 상태다. 이럴 때에는 『동의보감』에서도 약만 쓰고 침을 놓지 않는 것이 좋다고 분명하게 기록하고 있다. 그런데도 이형익은 자신의 침술만을 내세우면서 세자의 원기를 훼손한 것이다.

소현세자의 이른 죽음에 대한 아쉬움은 이형익에 대한 인조의 비호와 결합해 소현세자 독살설을 낳았다. 소현세자의 졸곡제가 행해진 인조 23년 6월 27일 기사에 사관은 이런 기록을 남겼다. "세자는 본국에 돌아온 지 얼마 안 되어 병을 얻었고 병이 난 지 수일 만에 죽었는데 온몸이 전부 검은 빛이었고 이목구비의 일곱 구멍에서는 모두 선혈이 흘러나오므로, 검은 멱목(幎目, 천의 일종)으로 얼굴 반쪽만 덮어 놓았으나 곁에 있는 사람도 그 얼굴빛을 분별할 수 없어서 마치 약물에 중독되어 죽은 사람과 같았다."

이 사관은 독살설을 공식적으로 제기한 것이다. 그러면서 세자 내외와 인조의 총애를 받은 귀인 조 씨(당시에는 소용) 사이에 알력이 있었음을 기록해 두었다. "왕의 행희(幸姬) 조소용은 전일부터 세자 및 세자빈과 사이가 좋지 않았던 터라, 밤낮으로 상의 앞에서 참소하여 세자 내외에게 죄악을 얽어 만들어서, 저주를 했다느니 대역부도의 행위를 했다느니 하는 말로 빈궁을 무함했다."

또 인조 23년 1월 4일자 기사이기는 하지만 조소용과 의관 이형익의 긴밀한 관계를 암시하며 의심한다. "형익은 침술로 상께 총애를 얻어, 일찍이 병을 치료할 일로 조소용의 어미 집에 왕래했는데, 이로 인하여 추잡한 소문이 있었다." 범인이 누구라고 딱 짚어 말할 수 없는 사관이 후세 사람들을 위해 공범자들의 정황 증거를 여기저기 흩어 놓은 것처럼 보일 정도다.

소현세자는 정말 독살되었을까? 그렇다면 소현세자에게 나타난 증상을 일으키는 독약은 무엇이 있을까? 조선 시대의 법의학 지침서라고 할 『증수무원록』에 기록된 독약은 고독과 과실, 금석독약, 서망초, 비상, 야갈이 있다. 이 가운데 실록의 기록처럼 7개 구멍에서 피를 쏟으면서 죽는 증상을 일으킬 수 있는 독약은 서망초뿐이다. 서망초는 목련과에 속한 협엽회향으로 양자강 중하류에서 자란다. 독성을 이용해 물고

기를 잡기도 하고 개어서 피부병 앓는 데 붙이기도 하는 약물이다.

인조는 소현세자의 시신 상태를 몰랐던 것으로 실록은 기록하고 있다. 『증수무원록』도 힘을 발휘할 수 없었다. 그러나 소현세자의 죽음에도 불구하고 인조는 적극적으로 이형익을 비호한다. 심지어는 이형익이 인조 앞에서 거침없는 언행을 하다 대신들의 지적도 몇 차례 받는다. 특히 임금에게 은밀히 부탁해 형제와 자식들에게 모두 관직을 제수한다. 반대로 인조는 소현세자의 장례마저 박대에 가까운 수준으로 간소하게 치렀으며, 예법도 세자의 지위에 걸맞지 않았다.

인조는 소현세자가 죽은 다음해(인조 24년)에 소현세자 부부에 대한 진심을 김자점에게 토로한다. 김자점은 인조와 조소용 사이에서 태어난 효명옹주와 자신의 손자를 결혼시켜 왕실의 인척이 된 인물로 당시 인조의 심복으로 통했다. 또 역사가들이 조소용, 이형익과 함께 소현세자 독살의 배후로 지목하는 인물이다. 2월 7일의 기사이다.

"세자빈 강 씨(강빈)가 심양에서 귀국할 때에 금백(金帛)을 많이 싣고 왔으니, 이것을 뿌린다면 무슨 일인들 못하겠는가. 대신과 육경은 내가 본디 의심하지 않으나, 용렬 비루하고 무식하여 재물에 탐이 나서 의리를 망각한 자들은 꾐을 당할 리도 없지 않을 것이다. 예전에 진나라가 육국을 멸망시킬 적에 제후들에게 수많은 돈을 뿌려 정권을 잡은 자가 결국은 대업을 성취했으니, 어찌 이 일과 다르겠는가."

며느리 강빈만이 아니라 세자까지 자식이 아니라 왕권을 둘러싼 경쟁자라고 생각했음을 자인하는 말이다. 세자의 죽음과 장례를 소홀히 대한 이유가 여기 있는 것이다. 그리고는 증거는 없지만 강빈을 반드시 처벌해야 한다고 목소리를 높인다. 전형적인 억지다. "그러나 국문할 때에 별로 자복한 사람이 없었고 저주한 변도 분명히 드러난 자취가 없었으니, 어찌 이것만 가지고 그의 죄를 단정짓고자 하겠는가. 다만 이 사람이 이처럼 착하지 않으니 후일에 반드시 걱정거리가 될 것이기 때문에 기필코 제거하고자 하는 것이다."

결국 인조는 소현세자의 아들이자 원손인 이석철 대신 봉림대군을 세자로 책봉하고 그해 3월 15일 큰며느리 강빈과 그녀의 노모, 그리고 그녀의 4형제들을 왕의 음식(전복 구이)에 독약을 탔다는 누명을 씌워 사사한다. 소현세자와 세자빈 강 씨의 세 아들은 모두 제주도로 귀양을 갔고 막내 석견을 제외한 석철과 석린은 죽고 만다.

소현세자 내외에 대한 인조의 반감은 세자가 죽었을 때 대사헌 김광현이 "소현세자의 병을 형편없이 간호한 이형익의 죄를 강력히 처벌할 것"을 요구했을 때 이미 드러났다. 인조는 이형익을 비호하면서 김광현이 세자빈 강 씨의 사주를 받아 이형익을 공격했다고 매우 화를 내며 나무랐다. 강빈의 오빠인 강문명이 김광현의 사위였기 때문이다.

소현세자 독살설의 진상

그렇다면 소현세자 죽음의 진상은 무엇일까? 진상을 파악하기 위해서는 소현세자의 건강 상태가 어떻게 변해 갔는지 살펴보는 게 좋을 듯하다. 그리고 무엇보다 소현세자가 청나라로 볼모로 끌려갈 때부터 살펴보는 것이 합리적일 것 같다.

인조 15년 2월 8일 인조는 소현세자를 비롯한 봉림대군 등의 볼모들을 끌고 가는 청나라 구왕 도르곤에게 이런 부탁을 한다. "자식들이 깊은 궁궐에서만 생장하였는데, 지금 듣건대 여러 날 동안 노숙하여 질병이 벌써 생겼다 합니다. 가는 동안에 온돌방에서 잠을 잘 수 있게 하면 다행이겠습니다." 이 말은 소현세자의 몸이 그리 튼튼하지 않았음을 보여 준다.

4월 10일 심양에 도착한 소현세자는 한 달이 넘도록 질병에 시달렸다. 소현세자는 차도가 있는 듯싶다가도 다시 병세가 악화되는 악순환에 빠졌다. 소현세자뿐만 아니라 강빈도 병들었다. 이에 소현세자의 배종 의관이 강빈을 치료하기 위한 약재를 보내 줄 것을 조정에 요청해 허락을 받는다. 어의도 세자가 있는 심양에 파견되고는 했다.

이듬해 인조 16년 5월 2일 배종 의관은 소현세자가 산증(疝症)에 걸렸다고 진단하고 조정에 어떤 처방을 할지 문의한다. 산증에 걸리면 흥분을 잘하고 눈이 나빠지며 아랫배가 긴장되고 굳는다. 소현세자의 과도한 긴장과 스트레스가 간을 상하게 하고 이것이 산증으로 이어진 것이다. 『난경』, 『동의보감』 같은 의서들도 산증이 간 질환에서 유래한다고 본다. "간이 병들면 양쪽 옆구리 아래가 아프면서 아랫배까지 땅기고 성을 잘 낸다."(『동의보감』) "겉으로 나타나는 증상은 깨끗한 것을 좋아하며 얼굴빛이 퍼렇고 성을 잘 낸다. 속으로 나타나는 증상은 배꼽 왼쪽에 동기(動氣)가 있으며 눌러 보면 단단하고 약간 아프다. 병으로는 오줌이 방울방울 떨어지며 대변이 잘 나오지 않는다. 눈은 간이 허할 때 잘 보이지 않는다."(『난경』) 이러한 기록들은 산증의 병리를 잘 설명해 준다.

청나라 장수 용골대도 산증의 병리를 잘 알았던 듯하다. 세자를 병문안 온 자리에서 "세자의 병은 갑작스러운 산증이 아닙니다. 분명 너무 염려해서 병든 것이 분명합니다. 국왕이 세자를 보낼 때, 단단히 타일러서 경계하라고 당부한 것들 때문에 너무 신경을 쓴 탓에 마음이 손상되어 병이 온 것입니다. 마음을 넉넉히 갖고 신중히 병을 다스리기 바랍니다."라고 말한다. (『승정원일기』 인조 16년 5월 11일자 기사) 소현세자는 청나라에서 약한 나라의 볼모라는 설움을 삭이다가 간에 병을 얻은 것이다.

결국 소현세자는 7년 6개월이라는 볼모 생활을 마치고 고국으로 영구 귀국하다가 치명적인 병을 얻는다. 산해관을 넘어 북경을 점령한 청나라는 인조 22년 11월 11일 소현세자에게 조선으로 영구 귀국하라고 명령한다. 11월 20일 북경을 출발한 소현세자 일행은 인조 23년 1월 9일에 심양으로 돌아와 보름간 쉬면서 귀국 준비를 한다. 그리고 심양을 떠나 2월 18일 한양에 도착한다. 북경에서 출발한 것까지 치면 3개월 가까이 걸렸다. 소현세자에게 병이 생겨 심양과 평양에서 조섭을 하다가 늦어진 것이다.

소현세자의 병은 어쩌면 예정된 것이었다. 인조 22년인 1644년 여름부터 소현세자는 산해관을 넘어 중원을 공격하는 도르곤의 청군을 따라 심양과 북경 사이를 왔다 갔다 하며 강행군을 하고 있었다. 소현세자는 이때 청나라 군이 이자성이 불지르고 도망친 자금성을 점령하는 역사의 현장을 목격했다. 북경에서 20여 일 머물다가 식량 부족을 이유로 도로 심양으로 되돌아간다. 그리고 다시 윤 9월에 청나라 황제 순치제를 따라 북경으로 돌아온다. 자금성 복원과 순치제의 즉위식 준비가 진행되고 있던 북경에서 70일 정도 머무르며 저 유명한 아담 샬 같은 예수회 신부와 만나 서양 문물을 접한다. 그리고 11월 11일 섭정왕 도르곤으로부터 영구 귀국하라는 명령을 받는다.

심양에서 북경으로, 북경에서 심양으로, 그리고 다시 심양에서 북경으로 왔다가 다시 북경에서 출발해 심양을 거쳐 조선으로 돌아오는 여정은 산증으로 간을 상한 소현세자의 몸에 큰 충격을 주었을 것이다. 이국땅으로 볼모로 끌려가면서 여독에 지치고, 조선의 현실과 자신의 처지에 답답했을 심정이 건강을 해쳤으리라는 건 누구나 짐작할 수 있는 일 아닌가? 귀국 여정의 심상치 않은 지연은 소현세자의 몸이 편치 않았음을 보여 주는 방증일 것이다.

내의원에서는 한양으로 돌아온 소현세자의 병을 학질로 진단한다. 소현세자가 걸린 학질은 조선 시대에 아주 흔한 병으로 '학질을 앓고 나야 사람이 된다.'라는 말이 있을 정도였다. '하루걸이 병'이라고도 했는데 발열과 오한이 하루걸러 반복되기 때문이다. 이 증상이 삼일열 말라리아 증상과 비슷해 흔히들 학질을 말라리아로 이해한다. 그러나 이 학질을 꼭 말라리아라고 특정하기에는 좀 무리가 있다.

소현세자의 경우처럼 모기가 활동하기 어려운 겨울에도 학질에 걸릴 수 있기 때문이다. 한의학에서 학질은 말라리아뿐만이 아니라 극단적으로 심한 오한과 발열이 하루걸러 반복되는 병들을 아우르는 용어다. 소현세자의 학질은 말라리아는 아닌 다른 병인으로 인한 증상이었을 것이다. 아무튼 학질은 소아를 제외하면 치사율이 그리 높지 않았고 자연 치유가 되는 경우가 대부분이었다.

필자의 생각에 소현세자 독살설의 진상은 돌팔이 이형익의 오진과 잘못된 치료로 인한 의료 사고에 가깝다. 7년 6개월의 볼모 생활에서 간이 상하는 등 병을 얻은 소현세자가 북경과 심양, 그리고 한양을 오가는 과정에서 여독이 쌓여 새로 병을 얻었거나 기존에 갖고 있던 병이 크게 악화되었고, 이형익이 이 병에 대해 잘못된 진단과 처방을 함으로써 병을 치료할 기회를 놓치게 했던 것이다.

물론 이 과정에서 아들 소현세자를 권력의 경쟁자로 여겨 냉대하며 경계했던 인조의 적대감도 소현세자로 하여금 제대로 된 치료를 못 받게 하는 데 한몫했을 것이다. 며느리 강빈과 그 손자들에게 역모를 뒤집어씌운 인조의 저주에 가까운 억지 조치들을 보면 인조가 소현세자에게 가졌던 적대감을 짐작할 수 있다. 하지만 이런 정황 증거만으로 소현세자가 독살되었다고 주장하기는 부족하다.

소현세자의 죽음에 얽힌 진상을 지금 모두 다 파악하기는 불가능하다. 다만 저주 타령에 빠진 인조의 무능과 돌팔이 의사가 새로운 시대를 열 수 있는 기회를 앗아 간 것만은 분명하다.

저주한 사람을 죽여야 건강해진다고 믿어

계운궁과 인목대비의 상례를 치르느라 악화된 인조의 건강에 결정타를 입힌 사건은 병자호란일 것이다. 오랑캐라고 무시하던 청나라에 대한 굴욕적인 사대 관계 수립, 전란으로 인한 스트레스는 분명 인조의 병증을 악화시킨 주된 요인이었을 것이다. 당시 인조가 얼마나 급박한 처지에 있었는지는 '말죽거리'라는 지명의 유래 설화에서도 짐작할 수 있다. 인조가 피난하다가 배가 고파 동네 주민들에게 팥죽을 얻어먹었는데, 상황이 급박해 말에 앉은 채로 죽을 먹었다고 해서 붙은 이름이라고 한다.

이렇듯 객관적인 발병 원인이 있었음에도 불구하고 인조는 재위 기간 내내 자기 병의 원인을 저주라고 굳게 믿었다. 저주하는 무리를 없애야 건강을 지킬 수 있다며 너무도 많은 사람을 희생시켰다. 이 주술 집착 역시 전쟁과 반란, 그리고 궁중 암투의 충격이 준 외상 후 스트레스 장애(Post-Traumatic Stress Disorder, PTSD)의 일종일 것이다.

인조 25년 4월 25일에는 죽은 강빈의 무리가 자신을 저주해 몸이 아프다며 강빈의 독약 사건에 대한 재심을 벌여 관련자 14명을 사사했다. 이때 강빈의 나인으로 강빈이 인조 독살 음모를 꾸미고 있다고 고변해 죽음을 면한 신생을 시켜 궁궐 여기저기 묻힌 사람의 뼈와 구리로 만든 사람 형상 같은 흉물을 찾아내 증거로 삼았다.

신하들은 신생 역시 저주 사건에 연루되어 있다며 처벌할 것을 주장한다. 그러나 인조는 이렇게 말하며 신생을 비호한다. "을유년 예향의 무리가 곤장을 맞고 죽은 뒤로는 환절기면 으레 아프던 증세가 재발되지 않기 때문에 저주하는 음모가 이미 사라졌다고 속으로 생각하고 지난해에게 신생에게 묻지 않았던 것이다. 또 이 사람은 최근에 흉물을 수없이 많이 발굴했으니 그 공로가 고변자만 못하지 않다."

이 말은 인조가 환절기에 발생하는 허리, 다리의 관절 질환을 가지고 이번 옥사를 벌였다는 뜻이다. 인조의 저주에 대한 두려움이 사람들을 죽이는 데까지 이른 것이다.

저주를 중심으로 한 궁중 암투는 사실 인조 시대 후궁에서는 흔한 일이었다. 인조 21년 7월에는 상궁 이 씨가 저주 사건에 휘말려 사사당했다. 인조는 상궁 이 씨가 귀인 조 씨를 투기해 저주했다며 자진케 했는데, 실록의 사관은 "조 귀인이 스스로 저주해 이 씨를 모해하려고 만든 사건으로 추정된다."라고 기록했다.

인조 25년 6월에는 창덕궁을 수리하게 한다. 창경궁에 저주의 변이 일어나서 창덕궁으로 옮기고자 했기 때문이다. 11월이 되어서도 건강이 회복되지 않자 궁을 옮기는 것이 침의 효험보다 빠르다는 이형익의 말을 듣고 창덕궁으로 옮기는 해프닝까지 벌였다.

마지막까지 사술에 매달린 인조

천하의 돌팔이 침의 이형익의 전성 시대는 인조가 죽기 1년 전인 인조 26년부터 시작된다. 인조의 치료 기록에서 번침이 자주 거론되는 것은 물론이고 요안혈(腰眼穴)에 뜸을 뜬 기록이 나타난다. 요안혈은 허리 쪽에 있는 경외기혈로 제4, 제5요추극상돌기 양방 3.5촌 부위에 있다. 일반적으로 이 혈에 뜸을 뜨면 폐결핵이나 기관지염, 요통 당뇨 등에 효험이 크다고 알려져 있다. 그러나 인조는 일반적인 적응 질환과는 아무런 상관이 없는 사수, 즉 정신 질환을 앓고 있었다. 하지만 이형익은 계속 이 요안혈에 뜸을 떴다.

요안혈에 뜸을 뜨는 치료는 신료들의 반발을 불러왔다. 한밤중에 왕과 단 둘이 있을 때에만 이 치료를 했기 때문이다. 그것도 계해일을 택해 한밤중에 뜸을 떴다. 물론 이론적 근거는 있다. 송대의 장고가 임상 경험담을 모아 펴낸『의설』이라는 책에 나온 처방에 따른 것이기 때문이다.

『의설』은 한의학사에서 최초의 임상 경험담 서적으로 평가되는데 여러 가지 난치병에 대한 임상 일화를 담고 있다. 특히 폐결핵을 치료한 이야기가 실려 있는데 다섯 방위를 지키는 여섯 신이 모두 모이는 계해일 밤 9시와 11시 사이에 요안혈에 뜸을 뜨면 좋다고 기록하고 있다.

인조는 뜸을 뜬 한 달 뒤에 "요안혈에 뜸을 뜨고 난 뒤에도 별로 차도가 없으니 아직 딱지가 떨어지지 않아서 그런 것이 아닌가?" 하면서 오히려 이형익을 위로한다. 형조판서 조경은 펄펄 뛰면서 어떤 의서에도 근거가 없는 요안혈을 치료한 이형익을 벌줄 것을 주청하지만 인조의 대답은 "딱지가 떨어지지 않았다."뿐이었다.

인조 27년 5월 1일 왕은 스스로 상한(傷寒, 감기)을 얻었다고 진단하고 이형익을 불러 침을 맞았는데 증세가 호전되지 않자 의관들을 소집해 진찰하게 했다. 이때까지만 하더라도 병세를 대수롭지 않은 것으로 판단하고 시약청도 설치하지 않았다. 5월 7일 "상이 미시에 한기가 있고 신시에 두드러기가 크게 나고 유시에 한기가 풀렸다. 의관들이 다 말하기를 오늘은 상의 증세가 갑자기 차도가 있으니 학질 증세가 조금 있으나 곧 그칠 것이다."라며 낙관했지만 그것이 마지막 기록이었다. 인조는 그렇게 세상을 하직하고 말았다. 55세였다. 학질은 소현세자의 생명을 거두어 간 질병이었다. 아버지와 아들이 학질 증세로 같이 세상을 떠난 것은 우연일까, 필연일까.

인조가 만약 자신의 건강을 이형익에 맡기지 않고, 저주 타령에 빠지지 않았다면 역사는 어떻게 변했을까? 소현세자가 번침 같은 잘못된 처방이 아니라 제대로 된 처방을 받고 치료되었다면 어땠을까? 소현세자는 새로운 서구 문물을 받아들이면서 새로운 시대를 열지 않았을까?

인조의 삶은 리더의 건강관과 질병관이 국가와 가족, 자신에 이르기까지 엄청난 영향을 미칠 수 있음을 보여 준다. 아무리 권력과 돈을 많이 가진 이라고 하더라도 건강 비결은 소박하다. 자신의 생활 속에서 질병의 원인을 찾아내고, 그것을 고쳐 나가며, 평소 건강 상식을 실천하는 것뿐이다.

조선 왕실의 사랑을 받은 명약들

조선 왕들의 삶이 얼마나 힘든 것이었는지는 부득이하게 왕에서 물러난 태조, 정종과 광해군의 삶을 보면 알 수 있다. 태조는 1차 왕자의 난 당시 위중한 병으로 병석에 누워 있었지만 태종에게 왕위를 물려준 후 74세까지 살았고, 정종은 어렸을 때부터 약골이라서 주변의 걱정을 달고 살았지만 동생 이방원에게 양위한 후 63세까지 살았다. 광해군은 재위 시 온갖 질병에 시달렸지만 퇴위 후 67세까지 장수했다.

스트레스에 시달린 만큼 조선 왕들은 마음의 안정에 효험이 큰 약을 찾았다. 가장 많은 사랑을 받은 약이 바로 우황청심원(牛黃淸心元)으로 실록과 『승정원일기』에서 가장 자주 언급되는 명약이다. 마음을 안정시키면서 열을 내리는 최고의 명약으로 평가받았다. 신라 시대에도 중국에 선물을 보내는 품목으로 선정될 정도였다.

우황청심원의 기원은 『태평혜민화제국방』이라는 책에서 기원한다. 『동의보감』의 우황청심원 처방은 『태평혜민화제국방』의 처방에 경면주사를 첨가해 심신의 안정 작용을 강화한 것이다. 허준은 『본초휘언』이라는 책을 참고해 이 처방을 만들었는데, 이 책에는 "우황은 심(心)을 치료하는 약물이지만 주사와 함께 쓰면 안정시키는 기능이 더욱 커진다."라고 기록되어 있다.

우황청심원의 구성 약물은 29가지에 이를 정도로 많다. 많은 사람들의 우황청심원을 구급약으로만 알지만 사실 그렇지 않다. 크게 보면 세 가지 처방을 합해서 만든다. 원기 회복용 처방인 대산여원(大山蕷圓), 심장 기능 강화 처방인 자감초탕(炙甘草湯), 혼미한 정신을 깨우는 개규(開竅) 처방인 구미청심원(九味淸心元)이 그것이다.

우황청심원은 역사의 현장과 함께하는 경우가 많았다. 1차 왕자의 난 당시 다른 왕자들과 함께 있던 이방원을 불러내기 위해 민 씨 부인이 가슴과 배가 아프다고 하자 옆에 있던 왕자들이 준 치료약이 바로 우황청심원이었다. 영조가 사도세자를 꾸중하자 기절한 사도세자가 복용한 약도 우황청심원이었다. 역사의 고비마다 등장한 조선 왕실의 베스트셀러 약품이다.

중국에서도 우리 우황청심원은 최고의 약재로 평가받았다. 연암 박지원의 『열하일기』에는 연암이 중국으로 가다가 한 노인에게 우황청심원을 주고 서책을 건네받는 등 선물로서 최고의 인기를 누렸다. 조선 후기 실학자인 홍대용도 북경에서 독일 선교사를 만나려 했으나 문지기가 막자 우황청심원을 선물로 주고 만날 정도였다. 이렇게 중국에서도 인기를 끈 것은 우리나라 우황은 진짜 소의 담석을 재료로 쓰지만 중국 우황은 물소나 낙타의 담석을 쓰기 때문이라고 한다.(『열왕세기』) 소가 봄철에 바이러스성 감염에 걸리면 담낭 결석이 생기는데 이 담낭 결석이 소의 담석, 즉 우황이다.

우황청심원의 일부인 구미청심원도 우황청심원만큼 많이 쓰인 또 다른 베스트셀러 약물이다. 인조는 자신의 열증이 계속되자 정화수를 끓인 물과 더불어 구미청심원을 복용했고, 숙종, 현종, 영조도 구미청심원을 복용했다. 감기와 학질은 물론이고 정서적 혼란으로 생긴 화증을 치료하는 데 가장 빈번하게 사용되었다.

우황고(牛黃膏)라는 약도 많이 쓰였는데 고약이 아니라 환약으로 감기에서 천연두의 발열 질환이나 종기에 이르기까지 다양한 질병에 처방으로 쓰였다. 숙종은 양기 부족으로 신경이 날카로워지고 가슴이 뛰는 허번증(虛煩症)에 걸려 잠을 잘 못 자게 되자 우황고 두 알을 먹고 나서야 잠을 잘 수 있었다. 화증으로 생기는 불면증에도 우황고가 사용되었음을 알 수 있다.

저두환(猪肚丸)은 입이 자주 마르는 갈증 증상과 당뇨병 증상 치료에 사용하는 대표적 처방이다. 스트레스가 생기면 입이 마르듯 갈증은 화증의 대표적인 증상이다. 저두환은 인조와 효종, 현종에 이르기까지 왕실에서 폭넓게 사용되었다.

대나무의 진액인 죽력(竹瀝)도 많이 사용된 약이다. 푸른 대나무는 보는 사람에게 시원한 눈맛을 준다. 시원한 눈맛은 죽력이 가진 중풍의 열증이나 가슴의 답답함을 치료하는 효능을 암시한다. 죽력은 푸른 대나무를 불에 구워 받아낸 대나무의 진액으로 정신을 잃은 사람을 치료하거나 가슴속의 심한 열을 없애는 대표적인 약물이다. 병자호란을 치른 인조는 감기와 가슴에 가래가 끼는 증상으로 고생했을 때 죽력의 효험을 톡톡히 봤다. 인조부터 시작해 효종, 숙종, 영조 이후까지 『승정원일기』에서 313회나 검색될 정도로 왕실의 사랑을 받은 또 다른 베스트셀러 약재다.

이 약들 말고도 소합원(蘇合元), 안신환(安神丸), 주사안신환(朱砂安神丸), 용뇌안신환(龍腦安神丸) 같은 약들도 애용되었는데 이름 안에 안신(安神)이라는 글자가 있어 마음을 안정시키는 처방임을 짐작할 수 있다. 왕 노릇의 고단함이 약 이름에서도 배어나온다.

경옥고(瓊玉膏) 역시 왕실의 사랑을 받은 약이다. 경옥고의 경(瓊)은 뇌의 뒷편을 뜻하는 경실(瓊室), 옥(玉)은 신장을 가리키는 옥정(玉旌)에서 따온 것이다. 머리와 신장을 연결하는 척주 안의 척수액이라는 소중한 진액, 즉 정기를 생성한다는 뜻을 가진 이름이다. 생지황, 인삼, 백복령, 꿀을 배합해 만든다. 『동의보감』에는 "전정(塡精)·보수(補髓)하여 모발을 검게 하고 치아를 소생시키며 만성 기침과 허약을 치료한다."라고 적혀 있다. 『동의보감』의 저자 허준도 자신의 평생 은인인 미암 유희춘에게 경옥고를 선물할 정도로 귀하게 여긴 약이다. 인조의 경우 중국 사신이 오자 경옥고를 선물하면서 복용법을 일일이 적어 줄 정도로 소중하게 다루었다. 조선 최장수 왕인 영조는 『승정원일기』에 기록된 것만 250회에 이를 정도로 경옥고를 즐겨 먹었다.

종기는 조선 왕들을 괴롭힌 최고의 질병이다. 거의 모든 왕들이 종기로 고생했고 종기가 원인이 되어 죽은 경우도 많았다. 문종의 경우 종기로 고생하다 일찍 죽어 세조가 찬탈할 빌미가 되었고, 효종은 종기를 치료하기 위해 사혈 요법을 쓰다 지혈이 되지 않아 죽었고, 북벌의 꿈은 역사의 뒤안길로 사라졌다. 정조 역시 종기 때문에 죽었고 그의 죽음 이후 조선의 멸망은 가속화되었다.

종기를 치료하는 대표적인 처방은 고약이다. 중국에서 인정한 종기의 나라답게 조선 왕실에서는 다양한 종기 치료약이 쓰였다. 왕들에게 사용된 고약 중 가장 자주 사용된 것은 만응고(萬應膏)다. 세종 13년 윤봉이 함경도에서 만응고를 보냈다는 기록, 세조 14년 세조가 강옥으로부터 만응고를 진상받았다는 등의 기록이 보인다. 『의방유취』부터 『의림촬요』, 『동의보감』, 『인제지』, 『의방활투』에 이르기까지 다양한 의서에서 만응고의 이름을 볼 수 있다. 주로 종기 발생 초기에 붓고 화끈거릴 때 사용한 것이다.

태일고(太一膏)는 종기에 새살이 나게 하는 처방으로 중종의 종기에 사용되었다. 내의원 도제조 장순손이 중종의 종기에서 새살이 나오지 않자 태일고를 붙여 살이 돋도록 돕는 고약으로 사용했다.

구고고(救苦膏)는 중종의 겨드랑이 종기와 우측 어깨 통증을 치료한 처방이다. 중종 28년 1월 9일 중종은 종기가 쉽게 곪지 않아서 침을 사용해 봤자 낫지 않을 것 같다고 구고고를 사용하게 했다. 어깨가 찌르는 듯이 아픈 곳에 넓게 펴서 붙였다. 현대로 치자면 파스 같은 약이었다.

조선 후기에 등장한 촉농고(促膿膏)는 순수 국산 약이다. 오랫동안 종기로 고생해 온 우리 민족이 고안해 낸 오리지널 고약이다. 촉농고는 효종, 현종, 경종, 영조, 순조 등의 왕에게 40회에 걸쳐 사용되었다. 종기의 농을 빨리 숙성하도록 만든 처방이었다. 약물도 다른 처방과 달리 누룩과 수컷 쥐의 똥 두 가지만을 사용하는 단순하면서도 엽기적인 약이다.

근현대로 오면서는 이명래 고약이 등장했다. 이명래가 프랑스 신부가 전수해 준 서양 의학의 제조법과 자신의 비법을 합해 1906년에 탄생시킨 약이다. 거리의 걸인들을 상대로 효능을 실험하고 개선해 피부병, 종기, 볼거리, 유선염 등의 증상에 처방되었고 전국적인 인기를 얻은 것으로 유명하다. 전통은 다른 전통과 합할 때 생명력을 얻으며 자아의 확장은 자신을 깰 때 가능하다는 것을 보여 주는 좋은 사례다.

납약(臘藥)이라는 것도 기록에서 흔하게 볼 수 있다. 납약은 궁내 내의원에서 미리 만들어 두었다가 급하게 사용하는 왕실 구급약이다. 동지가 지난 세 번째 술일을 납일이라 하는데 이날 만든다고 해서 납약이라고 했다. 언제부터 납약 만들기를 시작했는지는 분명하지 않다. 이때 가장 중시된 게 우황청심원이며, 구미청심원과 소합원 등 응급 처방약과 중풍에 사용하는 지보단(至寶丹), 설사에 사용하는 수자목향고(水煮木香膏), 어린아이의 경기에 사용하는 사청환(瀉靑丸), 소아청심환(小兒淸心丸), 우황포룡환(牛黃抱龍丸), 포룡환(抱龍丸), 천연두에 사용하는 희두토홍환(稀痘兎紅丸), 천식에 사용하는 자금단(紫金丹), 임신 시 태아가 불안할 때 사용하는 안태환(安胎丸) 등의 처방약이 만들어졌다. 정조는 제중단(濟衆丹)과 광제환(廣濟丸) 등의 처방을 추가해 납약의 범위를 넓히고 군사들의 질병을 치료하는 데 도움을 주었다. 납약의 기록은 역사 연구자에게 매우 유용하다. 각각의 시기에 어떤 납약이 많이 만들어졌는지를 보면 당시 유행하는 질병을 알아볼 수 있기 때문이다.

조선 왕들의 건강 비결, 식치와 온천욕

조선의 왕은 단순한 권력자가 아니라 조선의 하늘과 땅을 매개하는 존재다. 그러나 그만큼 힘든 존재였다. 공자는 노나라의 임금이었던 애공에게 이렇게 이야기한 적이 있다. "사람에게 죽음에 이를 세 가지 경우가 있는데 이는 다 자초하는 것입니다. 잠들 때를 놓쳐 숙면의 시기를 놓치거나, 먹고 마시는 것을 조절하지 못하거나, 과로하거나 지나친 편안함에 젖는 것이 그것입니다." (『공자가어』「오의해」)

한의학의 기본 정신은 예방이다. 미리 준비해서 질병이 올 수 없도록 조섭(調攝)하는 것이다. 그러나 조선 왕의 하루는 과로의 연속이었다. 하루 세 번 경연이라고 하는 유교 경전 세미나를 젊은 신하들과 해야 했고, 조참과 윤대에 참석해 대소 신료들과 돌아가며 국가 대사에 대해 논의를 해야 했으며, 입법·행정·사법적 책임을 모두 지고 결정을 해야 했다. 뿐만 아니라 시시때때로 종묘사직과 산천을 찾아가 제사를 지내고 아침저녁으로 대비전을 비롯 대궐 내의 어른들을 찾아가 문안해야 했다. 조선의 왕들은 잠잘 때를 놓치기 일쑤였고, 격무와 과로에 시달려야 했다. 제 명대로 산다는 게 신기할 정도다.

이런 격무 속에서 그들은 나름의 건강 유지법을 실천했다. 어릴 때부터 미래의 왕이 될 수도 있는 왕자들은 남다른 보호를 받았다. 약도 직접 복용하지 않았다. 유모가 먼저 먹어서 약의 독성을 해독한 다음 그 젖을 먹게 했다. 이것을 유도(乳道)라고 한다. 영조 28년 정조가 태어났다. 정조는 태어나자마자 원손으로 책봉되었는데 100일이 되지 않았을 때 홍진이 생겼다. 홍진에 사용하는 약물은 땀을 내는 발산지제로 원손의 원기에 손상을 준다. 바로 이때 유도 처방이 사용되었다. 유모가 먼저 약을 먹고 젖을 통해 약기운을 전달하는 방식이다. 영아들은 바로 약을 먹일 경우 위험할 수 있다. 숙종 15년에도 원자에게 가려움증의 일종인 은진이 생기자 유도의 방법으로 약을 처방했다. 일종의 감기약인 인삼강활산(人蔘羌活散), 시호양격산(柴胡凉膈散) 등도 직접 복용시키지 않았고 유도 처방을 사용했다.

「대장금」 같은 텔레비전 사극을 보면 조선의 왕들이 산해진미에 파묻혀 매일 식도락에 빠졌을 것 같다. 그러나 조선 왕들의 식사는 의외로 소박했다. 성리학은 음식남녀(飲食男女), 즉 식욕과 성욕에 휘둘리는 것을 항상 경계했다. 효종의 경우 지방관을 시켜 전복을 몰래 구해 먹다가 송시열에게 음식을 밝히는 건 천한 사람이나 할 짓이라는 직언을 들어야 했다. 성리학자들이 볼 때 왕의 식사, 즉 조선 팔도의 진상품으로 수랏상을 입과 위로 음미하는 행위는 일종의 통치 행위였지 식도락이 아니었기 때문이다.

또 왕의 수랏상은 음양오행의 조화를 맞춰 차려야 했다. 흰밥과 팥밥으로 흑백의 음양을 맞추고, 따뜻한 찬과 식은 찬으로 온기의 음양을 맞춘다. 또 다섯 가지 맛의 찬을 마련해 오행을 맞춘다. 음양오행, 다시 말해 우주의 질서를 밥상 위에 구현하고 이를 먹음으로써 절욕양생하고 내성외왕의 경지에 이른다는 것이다. 우주적인 음양오행을 도덕적인 음양오행으로 바꿔 유학적 질서로 재편한 성리학자에게 음식은 자신을 성찰하고 도덕을 완성하기 위한 수단일 뿐, 영양과 맛은 부수적인 것이었다.

게다가 격무와 스트레스에 시달리는 왕에게 12첩 반상은 빛 좋은 개살구일 뿐이었다. 소화는 공짜가 아니라 엄청난 에너지를 소모하는 과정이기 때문이다. 위에 들어간 음식물을 삭이고 찌고 분해하기 위해서는 위장에 에너지, 즉 온기가 필요하다. 그러나 스트레스에 시달린 왕들의 위는 불꺼진 용광로처럼 온기가 없어 수많은 조선 왕들이 소화기 관련 질환에 시달렸다. 이 위장의 온기를 되살리기 위해 의관들은 음식으로 처방을 했다. 이것을 식치(食治) 또는 식보(食補)라고 한다. 일종의 보양식 처방을 한 것이다.

조선 왕실에서 보양식으로 가장 많이 활용된 것이 죽이다. 약해진 위장이 해야 할 찌고 삭이는 일을 조리할 때 미리 해 놓은 음식이다. 왕들이 보양식으로 사랑한 죽으로 먼저 타락죽이 있다. 타락은 말린 우유를 넣어 끓인 죽으로 약방에서 처방하고 끓이는 타락장이 따로 있었다.

근대적인 젖소 사육이 일반화되기 전인 조선 시대에는 일반 농우에게 우유를 얻었는데 특별한 방법을 사용했다. 먼저 어미 소에게 곡물이 든 죽을 먹이고, 새끼를 낳은 지 3일 만에 뒤집어 하늘을 보도록 한 다음 네 발을 묶었다. 그리고 소의 젖꼭지를 손으로 쥐어짰다. 유핵을 깨는 것이다. 이어 유방에 충격을 줘 유맥을 텄다. 이런 과정을 거치고서야 비로소 일반 농우에서 우유를 얻을 수 있었다. 젖 짜기는 3~9월 목초가 풍성할 때만 가능했다. 10월부터 이듬해 2월까지는 젖을 짜지 않았다. 송아지가 먹어야 할 우유를 왕이 뺏어 먹는 것이니 만큼 먹을 수 있는 사람은 왕과 왕비 세자 등 몇 명으로 한정되었다.

왕은 국가 원수로서 정치적, 경제적 업무를 처리해야 했을 뿐만 아니라 왕실의 맏이로서 왕실의 온갖 관혼상제를 주관해야 했다. 이것은 격심한 육체적 피로를 동반했다. 그래서 이때 필요한 원기를 보충하기 위해 특별 보양식을 먹었다. 대표적인 것이 인삼속미음(人蔘粟米飮)이다. 인삼과 좁쌀을 물과 함께 끓여 체로 거른 것으로 죽보다 묽은 유동식인데 대규모 국가 행사 등을 앞두고 미리 체력을 보충해야 할 때나 질병을 오래 앓아 기력이 쇠했을 때 주로 먹었다. 인삼속미음은 『육전조례』에 진어 규정이 있을 정도로 오래전부터 탁월한 효과를 인정받은 음식이다.

인삼과 함께 인삼속미음에 들어가는 좁쌀은 한의학에서는 신장의 기를 보하는 곡물로 여겨졌다. 좁쌀은 오곡 가운데 가장 작고 단단하기 때문에 가장 음적이라는 것이다. 따라서 뜨거운 양기를 상징하는 인삼과 좁쌀이 함께 쓰인 인삼속미음은 음양이 조화를 이룬 음식으로 받아들여졌다. 인삼속미음은 예방 의학적 측면에서 현대에도 응용이 가능한 식치 요법이다. 이외에도 연자죽이나 마를 이용한 산약죽, 행인죽, 율무죽 등 다양한 죽이 약방에서 처방되었다.

중국의 가장 유명한 식의(食醫)는 홀사혜다. 원나라 인종이 대외 정복 전쟁으로 성교 불능이 되자 양의 신장과 부추를 더한 양신구채죽(羊腎韭菜粥)으로 양기를 회복시켰다. 구채는 부추를 뜻한다. 스님들이 먹으면 욕망이 발동한다고 금하는 채소다. 『승정원일기』에 따르면 인조의 계비 장렬왕후는 목에서 피를 토하자 지혈을 목적으로 부추죽인 구채죽을 복용하기도 했다.

미숫가루는 여름날 식욕이 없을 때 식사 대용으로 쓰인 특별한 음식이다. 장수로 유명한 영조는 복분자와 오디, 하수오 가루를 넣은 미숫가루를 꿀물에 타 먹었다. 왕에게 설사와 배탈이 자주 일어나면 어의들은 지사 작용이 있는 누런 밤과 연실을 넣은 미숫가루를 권하기도 했다.

약을 떡으로 쪄서 시루떡 형태로 만든 구선왕도고(九仙王道膏)도 자주 등장하는 건강식이다. 인조 4년 왕의 폐와 위가 약해지자 구선왕도고를 특별 보양식으로 처방했다. 영조는 떡을 싫어해 죽의 형태로 끓여 복용했다.

전염병을 예방하기 위한 식치 요법도 있었다. 삼두음(三豆飮)이 그것인데, 『육전조례』나 『내의원식례』에 규정된 연례 진상 품목이었다. 겨울철 기후가 따뜻해 봄에 두창이 발생할 우려가 있거나 도성 근처에 전염병이 돌 때 미리 먹는 예방약으로 팥과 검은콩, 녹두를 감초와 함께 끓여 즙을 먹게 했다.

지금은 흔한 곰탕도 영조 시대에는 귀한 보양식으로 현기증을 치료하는 음식 보약이었다. 물론 여기에는 분명한 근거가 있다. 『본초강목』은 누런 소의 머리를 곤 소머리곰탕이 바람처럼 빙글빙글 도는 어지럼증인 풍현(風眩)을 치료하는 중요 약재라고 소개하고 있다. 뿐만 아니라 전복과 소의 위인 양(䏏), 메추라기 고기, 누런 수탉, 붕어, 메추라기를 추천한 기록도 있다.

온천욕은 조선 왕들이 가장 좋아한 치료법 중 하나였다. 청나라의 강희제가 좌탕 요법은 조선, 만주, 몽고에서 상세히 알고 있다고 평가할 정도로 조선의 온천법은 나름 역사성을 가진 요법이었다. 태종부터 세종, 세조 등 대부분의 왕들이 온천 요법을 선호했으나 왕의 행차에 비용이 많이 들고 백성들의 부담이 극심해지기 때문에 제한적으로 이용했다. 냉천인 초정수는 안과 질환 치료에 사용하기도 했다.

여름철의 더위는 왕들을 괴롭히는 또 다른 위협이었다. 무장의 후손들이라 그런지 몸에 열이 많았던 조선 왕들은 더위에 약한 모습을 많이 보였는데, 특히 성종의 경우는 한명회의 집에서 기거하다가 더위를 먹은 이후 한평생 서증으로 고생했다. 성종은 여름 더위를 물리치는 대표적 음료인 제호탕을 먹었다. 영조 22년에도 대소 신료들과 여름철에 나누어 먹었다는 기록을 볼 수 있다. 더위를 예방하는 향유산(香薷散)이라는 처방도 있었는데 5~8월에 매달 1일, 11일, 21일에 지어 올리도록 정해져 있었다.

당쟁의 시대,
음과 양의 조화는
한낱 꿈일까

11장 효종

허장성세의 약골 임금

조선 왕들은 대부분 즉위하면서부터 국상을 치르다가 건강에 타격을 입는다. 반정을 통해 왕위에 오른 이들을 제외하면 조선의 모든 왕은 선대왕의 국상을 치르는 것으로 정사를 시작했고 건강을 망쳤다. 충효(忠孝)가 국가 운영의 근본 가치였던 만큼 임금은 상사에 있어 만백성의 모범이 되어야 했다.

문제는 선대왕의 장례 절차가 새 왕의 몸을 해칠 만큼 복잡하고 힘들었다는 점이다. 국왕 복식을 하고 겨우 몇 시간 사극에 출연하는 연기자들도 몸살이 날 지경인데, 3년상을 치른 조선의 허약한 왕들은 오죽했겠는가. 체력 소모가 엄청났음은 불문가지다. 아무리 통과의례라고 해도 국상을 치르면서 임금의 몸은 계체량을 통과하기 위해 무리하게 살을 뺀 복서들처럼 흐느적거렸을 것이다.

인조의 둘째 아들로 청나라에서 인질 생활을 하고, 청나라를 정벌하자는 북벌론으로 잘 알려진 조선 제17대 임금 효종(孝宗, 1619~1659년, 재위 1649~1659년) 이호(李淏)도 선대왕의 국상이라는 통과의례를 피해 갈 수 없었다. 최초의 질병 기록은 인조의 국상 직후부터 나타난다.

즉위년 10월 16일 실록은 이렇게 기록하고 있다. "상이 집제(執制, 장례)를 너무 지나치게 하여 날로 매우 수척해지고 오랫동안 평안치 못하여 여러 아랫사람들이 근심했다." 11월 19일에도 "약방에서 주상이 몸이 불편하니 친히 삭제(朔祭, 왕실에서 음력 초하룻날마다 조상에게 지내던 제사)를 행하지 말기를 청했다."라고 기록했다.

사실 효종의 즉위에는 개운치 않은 구석이 많았다. 인조의 맏아들이자 효종의 친형인 소현세자가 의문의 죽음을 당했을 때 대신들이 원손인 효종의 조카 이석철이 왕권을 계승해야 한다고 주장했기 때문이다. 이석철은 어머니인 강빈이 사사된 후 제주도로 귀양 가자마자 죽었지만(1848년) 막내 이석견은 살아 있었다. 이러한 상황에서 왕위에 오른 효종은 아버지 인조의 상사에 열심일 수밖에 없었다. 그 때문일까, 북벌론으로 강골 이미지가 뚜렷한 효종은 의외로 즉위 10년 만에 명을 달리했다. 그의 나이 겨우 마흔이었다.

실제로 효종은 북벌 준비의 일환으로 스스로 말을 달리며 철퇴와 청룡도를 휘두르는 등 무예 연마에 열심이었다. 하지만 무예 연마를 한다고 오래 산다는 법은 어디에도 없다. 효종은 즉위 초부터 매년 감기를 앓았으며 그로 인한 후유증도 만만치 않았다. 효종은 재위 초반에는 감기로 고생을 했으며, 중후반에는 소갈증(당뇨병)과 그 후유증으로 추정되는 종기 때문에 고통을 받았다. 결국 그는 종기 치료 중 출혈 사고로 숨을 거뒀다.

감기를 달고 산 약골 임금

효종의 치료와 관련된 『승정원일기』의 기록은 우리 한의학사에서 귀중한 자료 가운데 하나다. 일종의 면역 질환인 감기는 현대 의학으로도 적확한 치료제를 찾지 못해 대증(對症) 치료만 하는 형편이다.『승정원일기』는 당시 최고 수준을 자랑하는 어의들의 감기 치료 방법뿐만 아니라 증상에 따른 처방의 변화와 효과 유무까지 상세히 기록하고 있어 감기 치료에 대한 새로운 통찰을 얻을 수 있다. 효종의 내밀한 체질적 특징까지 엿볼 수 있다는 점은 덤이다.

감기는 세균이나 바이러스가 사람의 콧구멍이나 기도를 타고 들어오면서 생기는 질환이다. 적이 침입하면 전쟁이 일어나듯이 인체도 국방부 격인 면역계를 작동시켜 이들을 물리치기 위한 전쟁에 돌입한다. 감기에 걸리면 콧물이 나오고 재채기를 하는 것도 면역계가 벌이는 전쟁의 일환이다. 세균이나 바이러스를 몰아내는 물 폭탄이 콧물이라면 재채기는 바람 폭탄이다. 재채기 때 나오는 바람의 세기는 시속 180킬로미터에 달한다. 오한으로 몸이 덜덜 떨리고 열이 오르는 것도 세균과 바이러스를 열로 몰아내려는 면역 반응이다.

우리가 감기 치료제라고 먹는 약들은 대부분 콧물이나 기침, 인후염 각각을 멈추게 하는 증상 개선제일 뿐이다. 근본적으로 감기 바이러스를 퇴치하는 것은 우리 몸의 면역계다. 감기를 고치는 약을 만들면 노벨상감이라는 말이 나오는 것도 이 때문이다. 한의학에서는 우리 몸의 발열 작용을 면역 반응을 활성화하는 고마운 존재로 인식한다. 해열제를 써 무리하게 열을 내리면 면역계로서는 세균과 바이러스를 몰아내기 위해 다른 대안을 찾아야 하므로 그만큼 더 힘들어진다.

영어에서 감기를 cold라고 하고 한자로는 상한(傷寒)이라고 쓰는 데에는 그만한 이유가 있다. 동서양을 막론하고 감기를 체온이 저하되어 면역력이 떨어져 생기는 질환으로 인식한 것이다. 체온이 떨어지면 면역력도 떨어진다. 일부 면역학자들은 체온이 0.5도 떨어지면 면역력이 35퍼센트 저하되고 1도 오르면 6배 정도 활성화된다고 주장한다. 일본의 아베 히로유키 박사 같은 면역학자들은 체온이 높아지면 혈액의 흐름이 빨라지고 그것에 따라 면역 세포인 백혈구도 감염된 부위에 빨리 도달한다는 평범한 원리가 작용한다고 주장한다.

따라서 한의학에서는 감기를 치료할 때 콧물, 기침, 염증, 발열 같은 증상을 완화시키는 게 아니라 활성화시켜 인체의 면역 반응을 돕는다. 감기에 걸리면 고기를 멀리하고 콩나물이나 뭇국을 먹고 생강이나 파뿌리 달인 물을 먹으면서 이불을 덮고 땀을 내도록 한다. 생강이나 파뿌리는 몸을 따뜻하게 하고 콩나물은 배설을 촉진해 세균이나 바이러스를 체외로 빨리 쫓아내는 것을 돕는다. 또 한의학에서는 감기에 걸리면 소화기의 활동도 둔화되므로 영양가가 높다고는 해도 고기를 먹으면 오히려 소화기에 필요 이상의 부담을 주어 면역 능력을 떨어뜨린다고 본다.

한의학에서 소갈증이라고 부르는 당뇨병도 체온이 떨어지면 오기 쉽다. 체온이 섭씨 36.5도 이하로 떨어지면 체내 대사 활동이 느려지고 중간 대사 산물이 분해되지 않은 채 남게 되는데, 이것이 혈액 안에서 여러 가지 질병을 유발한다. 체내의 당분이 대사 작용을 통해 연소되지 않고 혈액 속에 노폐물로 남으면 당뇨병이 생긴다. 단 것을 별로 많이 먹지 않았는데도 당수치가 높아지거나 당뇨병에 걸리는 사람들이 이런 경우에 속한다. 이런 점에서 효종이 감기와 당뇨병을 동시에 앓은 것은 우연이 아니라고 볼 수 있다.

한의학은 감기를 외감(外感)과 내상(內傷) 두 가지로 분류한다. 외감은 외부의 바이러스가 직접 공격하는 경우이고, 내상은 음식이나 스트레스 과로로 야기되는 체온과 신진 대사의 저하가 원인이다. 증상에도 차이가 있다. 외감은 발열이 계속되고 근육과 뼈마디가 심하게 아프며 음식을 잘 먹지 못하지만 맛은 느낄 수 있는 반면, 내상은 발열이 그쳤다 다시 시작되고 뼈마디가 힘이 없고 늘어지며 음식 맛도 잘 모른다. 또한 손바닥이 뜨거워지는 특징도 있다.

효종은 강한 군주의 이미지와는 달리 재위 10년 동안 내상이 원인인 감기를 늘 앓았다. 즉위 초기 국상을 치르면서 얻은 과로와 반청주의에 따른 스트레스로 체력이 약화된 탓이다. 이 때문에 내상성 감기에 자주 사용되는 곽향정기산(藿香正氣散)이 주로 처방되었다. 곽향정기산은 조선 후기 유재건이 쓴 『이향견문록』이라는 책에 만병통치약으로 소개될 정도로 유명한 처방이다. 처방 구성은 너무 평범하다. 그래서 "위대는 평범이외다."라는 춘원 이광수의 말이 생각날 정도다. 곽향, 소엽, 백지, 대복피, 백복령, 후박, 백출, 진피, 반하, 길경 등이 들어가는데 이 모두가 습기를 말리고 온기를 불어넣는 평범한 약재다.

처방을 해석하면 이렇다. 위장은 부숙수곡(腐熟水穀)의 바다다. 즉 위장으로 들어온 음식물이 삭고 쪄지고 부글부글 끓여지며 잘게 분해되는 바다다. 위장은 술처럼 맑은 영양분은 간으로 보내고 탁한 찌꺼기는 똥을 만들어서 땅으로 돌려보낸다. 과로나 스트레스로 위장의 열기가 약해지면 위장은 덜 말린 옷처럼 차고 축축한 상태가 돼 음식과 물을 잘 처리하지 못하게 된다. 이것을 한의학에서는 한습(寒濕, 차고 습함)하다고 정의한다. 차고 축축한 옷을 입으면 감기에 잘 걸리는 법이다. 차고 축축한 옷을 말려 원래 상태로 되돌리려면 햇빛과 바람이 필요하다. 비슷한 이치로 습기를 말리고 온기를 불어넣는 약재로 이루어진 곽향정기산은 수분을 배출하고 온기를 북돋아 몸 내부의 한습으로 생긴 감기 증상을 치료한다.

효종을 또 괴롭힌 오한 및 두통 증상에는 청서익기탕(淸暑益氣湯)이 주로 처방되었다. 청서익기탕 처방도 정신적으로나 신체적으로 기력이 떨어질 때 쓰는 매뉴얼적인 처방이라는 점을 감안하면 효종은 위장이 약했고 체력적으로도 약골이었다고 볼 수 있다. 기침 증상에 삼소음, 행소탕(杏蘇湯), 청폐탕(淸肺湯)처럼 위장 상태를 감안한 처방을 쓴 것도 그 증거다. 소화 불량과 설사, 불면 증상에도 여러 차례에 걸쳐 곽향정기산, 보중익기탕(補中益氣湯), 죽여온담탕(竹茹溫膽湯) 등을 처방하는데 이 처방 모두 병에 저항할 힘이 없어질 정도로 체력과 기력이 떨어진 허증에 걸렸을 때 쓰는 처방이다.

당뇨 유발한 급한 성격과 식탐

효종은 즉위년부터 소갈병을 앓았던 것으로 추정된다. 즉위년 2월 27일에는 황금탕(黃芩湯), 즉위년 윤 11월 25일에는 양혈청화탕(養血淸火湯), 효종 2년 3월 24일에는 청심연자음(淸心蓮子飮)을 각각 복용했는데 (양혈청화탕은 48회나 처방했다고 한다.) 이 모두 『동의보감』 「소갈」 편에 씌어진 치료 처방이다.

『동의보감』은 소갈을 이렇게 해석한다. 소(消)라는 것은 태운다는 뜻인데, 몸 안의 진액이 말라 들어가 윤기가 없어진다는 뜻이며, 갈(渴)은 목마름 증상을 의미한다. 몸 안의 진액인 인슐린이 부족해서 생긴다는 점과 일단 병에 걸리면 물을 자주 마신다는 점에서 현대의 당뇨병 해석과 똑같다.

특히 효종은 성격과 식습관에서 당뇨를 유발할 여러 요인을 지니고 있었다. '욱' 하는 성격에 참을성이 없었던 점은 대신들로부터 여러 차례 지적받은 바 있다. 효종 3년 10월 17일 참찬관 이척연은 "신이 듣건대, 지난번 경연 자리에서 죽인다는 말씀까지 하셨다니, 신은 참으로 놀랍습니다."라며 왕의 과격한 언사를 나무랐다. 효종 5년 1월 2일의 기록도 마찬가지다. "조금이라도 전하의 마음에 거슬리면 반드시 꾸짖으십니다. 심지어는 발끈 진노하고 말소리와 얼굴빛을 대단히 엄하게 하며 행동거지가 어긋나서 대체(大體)를 크게 손상하니, 원근간에 전파되어 보는 사람이 어리둥절해 합니다." 수찬 이수인의 상소였다.

효종 9년 12월 27일에는 왕 스스로 반성하기까지 한다. "나에게 기질상의 병통이 있다. 한창 성이 날 때에는 일의 시비를 따지지 않은 채 내 마음 내키는 대로 마구 행하여 꼭 끝을 보고서야 그만두었기 때문에 잘못되는 일이 많았다."

당뇨병의 적인 식탐도 도마에 오른다. 효종의 식탐에 대한 지적은 실록에서 몇 차례에 걸쳐 반복되는데, 영중추 부사 이경석은 효종 5년 1월 15일 상소를 올려 중국 남송대의 대학자이자 주자의 친구였던 여조겸의 일화를 거론하며 효종에게 식탐을 경계하라고 지적한다. 여조겸은 젊었을 때에 성질이 거칠고 포악해 음식이 뜻에 맞지 않으면 바로 상을 때려 부숴 버릴 정도였는데, 후일에 오랫동안 병을 앓으며 『논어』의 한 구절을 읽은 후 포악한 성정을 고치고 대학자로 거듭났다. 여조겸에게 깨달음을 준 『논어』의 구절은 "자기 몸에 대해서는 스스로 엄중하게 꾸짖고 남에 대해서는 가볍게 꾸짖어야 한다."라는 대목이었다.

이경석은 주자와 공자의 말을 인용하며 식탐 같은 사욕을 경계하라고 강조한다. "전하의 고명하신 자질로서 자기의 사욕을 이기는 공부에 마음을 더 쓰신다면, 사욕이 큰 화로 위의 한 송이 눈처럼 사라지는 것이야 어찌 말할 것이 있겠습니까. 공자께서 말씀하기를 '하루라도 자기의 사욕을 이겨 예(禮)로 돌아가면 천하 사람이 허여할 것이다.' 했으니, 성인께서 어찌 빈말을 했겠습니까."

효종 8년 8월 16일에는 송시열이 상소를 올려 작심하고 나무란다. "신이 듣건대 금년 봄에 영남의 한 장수가 울산의 전복을 매우 급히 내라고 독촉하면서 말하기를 상께서 훈척 대신을 통해 요구하셨다고 했습니다. 과연 그런 일이 있었습니까? 혹시 훈척이 사복을 채우려고 성상의 분부라 빙자한 것은 아닙니까? 맹자가 말하기를 '음식을 탐하는 사람을 천하게 여긴다.'라고 했습니다." 임금 보고 '천하다.'라고 돌직구를 날린 것이다.

당뇨로 생긴 갈증과 열기를 식히는 연꽃

소갈은 보통 상·중·하 세 가지로 나눈다. 상소는 소갈로 중소는 소중으로 하소는 소신으로 나누는데 효종의 질환은 상소인 소갈증에 가깝다. 효종 7년 4월 20일의 『승정원일기』의 기록에서는 왕의 증상을 확실하게 소갈로 보고 맥문동음(麥門冬飮)을 처방한 기록도 있다. 『동의보감』은 소갈에 대해 "심장이 약해(心虛) 열기가 위로 올라가는 것을 막지 못하며, 가슴속이 달아오르면서 답답하고 편치 않아 손발을 버둥거리는 번조(煩躁) 증세가 나타나고, 목이 말라 물을 자주 마시고 소변이 자주 마렵다."라고 기록하고 있는데, 이것은 효종의 질병 기록에서 묘사하고 있는 증상들과 유사하다.

상소, 즉 소갈에 대한 처방으로 『동의보감』에서 주로 권유하는 약물은 연뿌리즙, 오미자, 맥문동, 천화분, 인삼 등이다. 효종은 이중에서 연꽃의 열매인 연자육(蓮子肉)으로 만든 연자죽과 청심연자음, 양혈청화탕을 자주 복용했다.

진흙탕에서 찬란한 꽃을 피우는 연꽃은 불교에선 청정한 불심(佛心)의 상징이다. 한의학의 눈으로 보면 그 의미는 더 깊다. 연꽃은 욕망의 불을 물로써 진정하는 작용을 한다. 붉은 연꽃과 푸른 연잎은 모두 뿌리가 끌어당긴 수분과 영양에 의존해 자란다. 물에 잠기면 뿌리, 줄기(연대), 잎이 모두 죽는다. 반대로 물이 마르면 가지와 잎은 시들지만 뿌리는 죽지 않는다. 연뿌리는 물을 끌어올려 무더운 여름의 열을 식히고 푸르름을 유지한다. 상부의 열을 식히면서 촉촉하게 하는 작용이 당뇨의 갈증과 번열 증상을 식혀 주는 효능으로 이어진 것이다. 연뿌리를 캘 때 여성들이 일에 참여하지 못하게 하는 풍습은 그 모양이 건강한 남자의 성기를 닮았다는 데서 비롯된 구태다. 연잎과 연대의 연결 부분에 구멍을 뚫어 술이 흘러내리게 한 것을 벽통주(碧筒酒)라고 하는데 연향이 술 속에 녹아들어 술맛이 독특하다. 술의 열을 식히는 효과도 있다.

한약재로 주로 쓰이는 부분은 연꽃의 열매인 연자육이다. 흔히 연밥으로 불린다. 꽃 안에 감춰져 있는 씨방이 바로 연자육인데, 꽃이 지고 나면 드러난다. 연꽃이 세상의 온갖 번뇌를 꽃으로 피워내듯, 연자육은 마음에 맺힌 열을 풀어내 신장으로 배설한다. 청심연자음 처방의 군약(君藥, 처방에서 가장 주가 되는 약)으로 쓰이는데 사람의 마음을 안정시킨다. 특히 얼굴이 붉어지면서 가슴이 답답해지고 목마름이 심해지며 다리가 약해지는 상열하한의 증상을 치료한다. 화병이나 만성 질환, 특히 당뇨병, 고혈압, 성기능 쇠약(조루 증상)에 효능이 크다.

교수형 당한 어의

잦은 감기와 소갈증은 필연적으로 종기를 유발한다. 『동의보감』은 "소갈병의 끝에 종기가 생긴다."라고 경고한다. "소갈병이 마지막으로 변할 때 잘 먹으면 뇌저(腦疽)나 등창이 생기고 잘 먹지 못하면 반드시 중만(中滿, 배가 그득하게 느껴지는 증상)이나 고창(臌脹, 배가 땡땡하게 붓는 병)이 생기는데 이것은 다 치료하기 어려운 증상이다."

결국 효종은 재위 10년 만인 1659년 5월 4일 종기 때문에 숨을 거뒀다. 직접적인 사인은 뇌저에 해당하는 머리 위의 작은 종기로 시작해서 얼굴로 번진 종기를 치료하는 과정에서 일어난 과다 출혈이었다. 일부에서는 죽기 두 달 전 송시열과의 '기해독대'에서 자신의 건강을 자신했다는 점을 들어 독살설을 주장하지만, 한의학적 관점에서 추론해 보면 효종의 죽음은 일종의 의료 사고라고 봐야 한다. 임금의 건강을 책임진 어의 등 의관들의 책임이다. 소갈 끝에 종기가 생기면 위험하다는 것을 간과했기 때문이다.

당시 상황을 꼼꼼히 묘사하고 있는 실록을 살펴보자.

"상이 대조전에서 승하했다. 약방 도제조 원두표, 제조 홍명하, 도승지 조형 등이 대조전의 영외에 입시하고 의관 유후성, 신가귀 등은 먼저 탑전에 나아가 있었다.

상이 침을 맞는 것의 여부를 신가귀에게 하문하니 가귀가 대답하기를, '종기의 독이 얼굴로 흘러내리면서 또한 농증(膿症)을 이루려 하고 있으니 반드시 침을 놓아 나쁜 피를 뽑아낸 연후에야 효과를 거둘 수 있습니다.' 하고, 유후성은 경솔하게 침을 놓아서는 안 된다고 했다.

왕세자가 수라를 들고 난 뒤에 다시 침을 맞을 것을 의논하자고 극력 청했으나 상이 물리쳤다. 신가귀에게 침을 잡으라고 명하고 이어 제조 한 사람을 입시하게 하라고 하니, 도제조 원두표가 먼저 전내(殿內)로 들어가고 제조 홍명하, 도승지 조형이 뒤따라 곧바로 들어갔다. 상이 침을 맞고 나서 침구멍으로 피가 나오니 상이 이르기를, '가귀가 아니었더라면 병이 위태로울 뻔했다.' 했다.

피가 계속 그치지 않고 솟아 나왔는데 이는 침이 혈락(血絡)을 범했기 때문이었다. 제조 이하에게 물러나라고 명하고 나서 빨리 피를 멈추게 하는 약을 바르게 했는데도 피가 그치지 않으니, 제조와 의관 들이 어찌 할 바를 몰랐다.

상의 증후가 점점 위급한 상황으로 치달으니, 약방에서 청심원과 독삼탕(獨蔘湯)을 올렸다. 백관들은 놀라서 황급하게 모두 합문 밖에 모였는데, 이윽고 상이 삼공과 송시열, 송준길, 약방 제조를 부르라고 명했다. 승지, 사관과 제신들도 뒤따라 들어가 어상(御床) 아래 부복했는데,

상은 이미 승하했고 왕세자가 영외에서 가슴을 치며 통곡했다. 승하한 시간은 사시와 오시 사이였다."

그런데 『동의보감』은 소갈병을 앓은 지 오래되면 침을 놓지 말라고 금기시하고 있다. "병이 생긴 지 백 일이 지났으면 침이나 뜸을 놓지 못한다. 침이나 뜸을 놓으면 침이나 뜸을 놓은 자리에서 헌데가 생기고 그곳에서 고름이 나오는데 그것이 멎지 않으면 죽을 수 있다."라고 분명하게 못 박고 있다. 소갈병 치료 시 주의해야 할 금기는 이것 말고도 몇 가지 더 있는데 현대의 당뇨병 환자에게도 유용한 한의학적 지침이 될 만하다. 첫째는 금주(술을 끊을 것), 둘째는 금욕(성행위를 금할 것), 셋째는 짠 음식과 국수를 먹지 말 것이다. 기름진 음식과 향기로운 풀이나 광물성 약재를 쓰는 것도 금기 대상이다.

어쨌든 어의 신가귀는 "소갈병 환자에게 침을 놓으면 죽을 수 있다." 라는 말이 한의학의 교과서인 『동의보감』에 분명하게 나와 있는데도 알고 그랬는지, 모르고 그랬는지 효종의 종기에 침을 놓고 말았다. 신가귀는 시침을 말린 동료 유후성과 함께 효종을 돌보던 6명의 어의 중 한 명으로, 무인 출신이지만 침을 잘 놓아 인조가 특별히 의관으로 임명한 인물이었다.

효종의 진료 기록을 자세히 살펴보면 신가귀가 『동의보감』의 금기를 어긴 것이 이때가 처음이 아님을 알 수 있다. 효종 9년 7월 3일 신가귀는 효종의 종기에 침을 놓는다. 실록에는 "침을 놓은 자리에서 진액이 흘러 나오면서 멎지 않는다."라고 기록되어 있다. 신가귀는 이때도 효종의 종기를 소갈의 연장선에서 보지 못했다. 침에는 밝았을지 몰라도 병증의 연관 관계를 잘 몰라 실수를 범한 듯하다. 이때는 효종의 피가 다행히 멈추면서 신가귀의 족부 사혈 요법이 일정 정도 효과를 봤다. 효종도, 당시 왕세자였던 현종도 이것을 고맙게 여긴 것 같다. 이때 경험을 바탕으로 이듬해 5월에도 똑같은 시술을 하다 효종을 죽음에 이르게 했다. 그러나 이것을 꼭 신가귀만의 잘못으로 돌리기도 어렵다.

족부 종기를 침으로 사혈해 효과를 본 효종은 당시 어의들 중 우두머리였던 유후성의 만류에도 불구하고, 지병으로 집에서 요양하던 신가귀를 억지로 불러내어 얼굴의 종기를 찔러 피를 내게 했다. 수전증이 있던 신가귀에게 위험한 사혈 치료를 맡긴 것이니 죽음을 자초한 셈이 되었다.

이 일로 신가귀는 효종 사후 현종 즉위년인 1659년 6월 10일 교수형에 처해졌다. 유후성을 비롯한 동료 어의들도 유배를 가거나 곤장을 맞았다. 당초 신가귀는 허리를 베어 죽이는 참형에 처해질 예정이었지만 현종의 배려로 교수형에 처해졌다.

효종을 죽인 것은 독살이 아닌 의료 사고

그렇다면 효종의 종기는 왜 생긴 것일까? 효종은 세 차례에 걸쳐 종기 증상을 앓았는데 효종 9년 1월 21일에 시작된 팔 부위의 종기와 같은 해 6월 8일 낙상으로 시작된 족부 어혈 증상으로 인한 부기, 이듬해인 효종 10년 4월 27일에 시작된 머리 부위의 종기가 그것이다. 실록에서는 족부 종기가 낙상으로 인해 생긴 것이라고 기록하고 있지만, 그 기록을 한의사의 눈으로 보자면 소갈병, 즉 당뇨병으로 인해 생긴 합병증으로 추정할 수 있다.

효종 10년 윤 3월 9일 예조판서 홍명하가 이렇게 말한다. "지난해 성상께서 마루에 떨어졌던 우환은 전고의 제왕들에게는 없던 환액(患厄)이었습니다. 다행히 조종께서 묵묵히 도와주신 데에 힘입어 마침내 약을 쓰지 않는 효험이 있게 되었으니, 이는 종사와 신민들의 더없이 큰 경사입니다. 그러나 …… 근래 옥후(玉候)가 오랫동안 미령하시었는데 아직도 정상을 회복하지 못했으니, 삼가 성궁을 조섭하는 방도에 미진한 점이 있어서 그런 것이 아닌가 우려됩니다."

다리를 다쳤으면 삐거나 부러지거나 멍이 들었어야 하는데 효종의 증상은 달랐다. 약 없이 나았다고는 하나 계속 발이 붓고, 힘이 없으면서 말라 들어가 통증이 너무 심했다. 이 후유증은 1년 가까이 효종을 괴롭히며 죽음 직전까지 이어진다. 효종은 여러 차례에 걸쳐 발이 붓고 통증이 생긴다고 호소했고 내의원에서는 청조탕(淸燥湯)을 투여했다. 이 처방의 목표는 다리에 힘이 없으면서 말라 들어가는 증상을 막는 것이다. 이것은 바로 당뇨 후유증이다. 현대 의학에서도 당뇨병 환자의 3분의 1 정도에서 말초 신경증과 혈관 질환으로 족부 질환이 일어난다고 밝히고 있는 점을 감안한다면 효종의 족부 질환은 소갈병으로 인한 합병증이라고 볼 수 있다.

많은 사람들이 효종의 죽음을 앞두고 침을 놓은 의관 신가귀가 손을 떠는 수전증을 앓고 있었다는 점에 주목한다. 침 자리를 잘못 잡은 것이 아니냐는 것이다. 하지만 침 자리는 효종의 종기 치료나 죽음의 본질과는 아무 상관이 없는 지엽적 문제일 뿐이다. 물론 신가귀는 이때의 실수로 교수형을 당하지만 그것은 소갈병에 대한 무지의 결과였지 수전증 때문이 아니었다.

사실 신가귀가 종기를 침으로 치료하고자 한 것은 소갈병의 합병증만 아니었다면 잘못된 게 하나도 없다. 신가귀를 말린 어의 유후성도 산침(散鍼)으로 효종의 눈 주위 종기를 치료한 바 있다. 산침은 중국 명나라 때 의서인『의학입문』에도 나오는 것으로 경락상의 혈자리에 침을 놓지 않고 병소(病所)에 따라 임기응변식으로 아픈 곳을 따라 찌르면서 침을 놓아 피를 빼는 방식이다.

이처럼 종기를 침으로 찔러서 피고름을 빼내는 방식은 사실 역사가 깊다. 중국에서 가장 오래된 의서인『황제내경』「소문」을 보면 "중국의 동쪽 지역은 물고기를 먹고 짠 음식을 좋아해서 옹양(癰瘍), 즉 종기의 질병이 많은 곳으로 폄석(砭石, 돌로 만든 침)으로 치료한다."라는 글이 실려 있다. 옛날부터 한반도 지역에서는 식습관 때문에 종기에 걸리는 사람이 많이 나왔다는 것이다. 또 같은 책의「옥판」편에서는 고름 피가 잡힌 경우에는 폄석이나 피침(鈹鍼, 곪은 곳을 찢는 침), 봉침(鋒鍼, 끝이 뾰족한 침)으로 종기를 찔러서 피고름을 빼내는 방식을 정석으로 권하고 있다.

『동의보감』도 마찬가지로 종기가 곪았을 때에는 열십자로 째고 고름을 배출하는 것이 좋다며 절개해서 고름을 빼내라고 조언한다. 침을 달구어서 쓰는 낙침법(烙鍼法)도 소개하는데, 이것은 종기 주변 두꺼워진 피부를 깊이 뚫어 죽은 피와 고름이 나오도록 여는 방법이다. 침을 달구는 것은 감염을 우려한 조치로 보인다. 고름이 나오지 않으면 털 심지나 종이 심지를 꽂아 넣어서 흘러나오게 해야 한다는 뒤처리 방법까지 꼼꼼히 기록해 놓았다.

『동의보감』에는 거머리를 이용한 종기 치료법도 나온다. 종기에 물을 적신 종이를 얹으면 빨리 마르는 지점이 꼭대기인데 그곳에 거머리 한

마리를 올려 두면 거머리가 피와 고름을 빨아 먹는다. 피고름을 빨아먹은 거머리는 반드시 죽는데 물에 넣으면 살아난다고 한다.

얼마 전 한방 외과술을 주제로 한 「마의」라는 텔레비전 드라마가 인기를 끌었다. 신체발부수지부모(身體髮膚受之父母)라는 유교적 관념에 얽매여 조선 시대 한의학에는 외과학이 존재조차 하지 않았을 것이라는 일반인의 선입관을 여지없이 깨부수는 파격적 내용이 많아 시청자의 시선을 사로잡았다. 실제로 많은 이가 한의학에는 신체에 칼을 대는 외과학이 아예 없었을 거라고 여기지만 절대 그렇지 않다. 앞에서 밝힌 모든 종기 치료법들은 외과학 그 자체다. 다만 서양 외과학이 메스, 즉 칼을 주로 쓰는 반면 한의학에선 여러 종류의 침을 쓸 따름이다.

드라마 「마의」의 주인공인 현종과 숙종 때의 어의 백광현은 사람 머리에 구멍을 뚫어 뇌종양을 치료하고 썩어 가는 다리를 절단한다. 과연 우리 한의학은 이처럼 대담무쌍한 외과학의 전통을 가졌을까? 침으로 종기를 뚫고 고름을 긁어내는 것과 드라마 속 백광현의 의술 사이에는 큰 갭이 있는 것처럼 보인다. 그리고 과연 한의학적 외과술은 말의 질병을 치료하는 마의의 치료술로부터 큰 영향을 받은 것일까? 이 의문에 대한 대답은 종기 때문에 한평생 고생하다 죽은 현종 편에서 자세하게 알아보기로 하자.

12장 현종

만병에 시달린 스트레스 증후군 환자

봄이 되면 전라남도 완도군 보길도에는 동백꽃을 보기 위한 완상객 (玩賞客)으로 넘친다. 동백꽃이 흐드러지게 피고 또 지는 보길도는 효종 이 죽은 후 대비가 얼마 동안 상복을 입어야 하는지를 두고 피터지게 싸 운 두 인물의 악연이 얽힌 곳이다. 이른바 예송 논쟁의 주역인 고산 윤선 도(1587~1671년)와 우암 송시열(1607~1689년)이 그들이다.

남인의 선봉장 윤선도는 송시열이 이끌던 서인 세력에게 패해 유배 됐다가 보길도에서 죽었고, 그를 유배 보낸 송시열은 꼭 18년 후 자신도 보길도로 유배된다. 보길도 곳곳에는 윤선도가 꾸민 원림(園林) 유적이 흩어져 있고 바위 곳곳에는 송시열의 시가 남아 있다. 떨어져 잎으로 흩 어지지 않고 붉은 꽃송이째 뚝뚝 떨어지는 보길도 동백꽃의 자태는 당 시 당쟁의 그늘에서 조선 민초들이 겪은 아픔을 증언하는 듯하다.

예송 논쟁은 효종과 효종 비 인선왕후 사후 효종의 계모이자 인조의 계비인 자의대비가 상복을 얼마 동안 입을 것인가 하는 복상(服喪) 문제 때문에 일어났다. 당시 예법은 임금의 상에 3년 동안 상복을 입도록 했지만 장자는 3년, 차자는 1년을 입도록 했다. 송시열을 위시한 서인들은 효종이 소현세자의 동생, 즉 차자이므로 만 1년 상복을 입어야 한다는 기년설(朞年說)을 주장한 반면 윤선도를 비롯한 남인들은 기년설이 인조-효종-현종의 정통성을 부정한다며 3년상을 주장했다. 이것이 1차 예송 논쟁이라고도 하는 '기해예송'이다.

조선 제18대 임금 현종(顯宗, 1641~1674년, 재위 1659~1674년) 이연(李棩)은 효종의 맏아들로 임금 자리에 오르자마자 일어난 1차 예송 논쟁에서 서인의 뜻을 받아들이고 남인에게 철퇴를 내렸다. 하지만 15년이 지난 1674년에는 자신의 어머니 인선왕후가 죽자 왕대비가 상복을 9개월간 입어야 한다는 서인의 대공설(大功說)을 물리치고 남인의 기년설을 채택함으로써 서인들을 실각시켰다. 이것이 2차 예송 논쟁이라고도 하는 '갑인예송'이다.

서인은 인조의 장자를 소현세자라고 생각한 반면, 남인은 소현세자가 일찍 죽었으므로 효종이 실질적인 인조의 장자라고 봤다. 소현세자의 막내아들 이석견이 살아 있었기 때문에 정통성 시비는 죽지 않은 불씨였던 셈이다. 현종은 예송 논쟁이 결국 자신과 아버지 효종의 정통성을 두고 벌어진 논쟁임을 뒤늦게 깨닫고 서인을 배격한 것이다.

차라리 죽는 게 낫겠다던, 걸어 다니는 종합 병원 현종

현종 치세에 벌어진 남인과 서인 간의 예송 논쟁은 사실 민생과는 아무 관계가 없었다. 현종 재위 15년간 권신과 사대부 들이 권력 투쟁을 벌이는 동안 조선 팔도는 기근과 전염병으로 편안한 날이 없었고 백성들의 삶은 도탄에 빠졌다. 현종은 당쟁이 이어지는 재위 기간 내내 신경병적 증상을 보였다.

현종 3년 3월 23일의 조회에서는 극심한 가뭄으로 백성들이 농사에 어려움을 겪자 자책하는 말을 하며 "차라리 죽어 버려 이런 말을 안 들었으면 한다."라는 극단적인 말까지 한다. 이런 신경병적 태도는 건강도 악화시킨다. 같은 날의 말이다. "직접 기도드리고 싶지 않은 것은 아니지만, 다리의 병 때문에 걸음도 제대로 못 걷는 형편"이라면서 기우제를 직접 올리지 못할 만큼 아픈 자신의 신세를 한탄한다.

이런 태도는 재위 말년까지 이어진다. 현종 14년 5월 1일 가뭄이 심해지자 "아, 내가 왕위에 오른 뒤로 수재·한재·풍재·상재가 없는 해가 없었다. …… 오장이 불에 타는 듯하여 차라리 죽고 싶다. 아, 백성은 먹을 것에 의지하는 것이고 나라는 백성에 의지하여 존재하는 것인데, 백성에게 먹을 것이 없으면 나라가 무엇을 의지하여 나라꼴이 되겠는가. 조용히 그 허물을 생각해 보니 진실로 나의 몸에 있는데 불쌍한 우리 백성들이 대신 재앙을 받고 있다."라고 자책한다. 몸도 정치도 뜻대로 하지 못한 현종의 심경을 잘 보여 준다.

현종 시대 기근과 전염병의 기록들은 딱한 수준을 넘어 비참하기까지 하다. 현종 2년 5월 경상도에서 938인이 죽는다. 사람과 소의 전염병까지 더해졌다. 그러나 이것은 '경신 대기근'이라고도 하는, 현종 12년부터 현종 13년까지 이어진 우리 역사상 전무후무한 기아 사태에 비하면 새발의 피였다. 현종 12년 5월 19일자 실록 기사는 당시의 참혹함을 이렇게 전하고 있다.

먼저 경상도와 전라도에서 올라온 보고를 보자. "올해 굶주리거나 병을 앓아 죽은 참상은 실로 만고에 없던 것입니다. 그런데 양남(兩南, 경상도와 전라도)에서 아뢴 수는, 경상도의 굶은 자가 24만 2500명이고 병으로 죽은 자가 590인이었으며, 전라도의 굶주린 백성이 21만 2300여 명이고 병으로 죽은 자가 2,080명입니다."

도성 한양도 이 대기근의 참사를 피해 가지 못했다. 5월 20일 한성부의 보고다. "도성의 사대부로서 전후 죽은 자도 수가 많았으며, 심지어는 온 집안이 모두 전염되어 열 사람 가운데에서 한 사람도 낫지 않았다. 동서 활인서와 각처의 사막(私幕)에서 병을 앓다가 죽은 자와 길에 쓰러진 주검이 얼마나 되는지 알 수 없었다. 그래서 각부에서 죄다 묻지 못하고 구덩이에 가져다두는데 동서 교외 10리 안에 쌓인 주검이 언덕을 이루고 빗물이 도랑에서 넘칠 때에는 주검이 떠서 잇따라 내려갔다." 참혹하다. 또 이런 보고도 있다. "굶어서 쓰러진 시체를 묻도록 했으나 굶어서 지친 백성이 거두기 어려우므로 길에서 썩게 되었습니다. 흙을 덮더라도 소나기가 지나가면 곧 드러나니 참혹함을 이루 다 아뢸 수 없습니다."

조선 팔도가 자연 재해와 당쟁에 시달리는 동안 현종 자신은 '걸어다니는 종합 병원'이라는 말이 어울릴 정도로 온갖 병에 시달렸다. 그는 평생 약을 달고 살았다. 기록상 현종이 가장 많이 복용한 탕제는 화병으로 가슴이 답답한 증상을 해소하는 가감양격산(加減凉膈散)이다. 현종은 즉위 후 7년 동안 이 탕제를 63회나 먹었다. 그러나 신기하게도 소현세자의 셋째 아들 경안군 이석견이 현종 7년에 죽자 입에 달고 살던 이 약의 복용을 바로 중지한다. 예송 논쟁과 정통성 시비가 그에게 얼마나 큰 심적 부담을 주었는지 잘 보여 주는 대목이다.

가감양격산 처방은『동의보감』화(火) 편에 나오는 양격산(凉膈散) 처방을 변형한 것이다. 양격산은 스트레스가 쌓여 심장에서 열이 나고 대변이 잘 나오지 않는 데 쓰는 탕제다. 양격산에는 대황과 망초라는 약물이 들어 있는데 대황은 마치 장군처럼 대장을 뻥 뚫어 변비를 해소하고 관장한다고 해서 '장군풀'이라고도 불린다. 가감양격산은 양격산에서 대황과 망초를 빼고 연교(連翹, 개나리나무의 과실로 청량한 기운으로 심장의 열을 풀어 준다.)를 군약으로 배치해 마음의 열을 없앤다. 연교, 감초, 길경, 황금, 치자, 박하, 죽엽 등의 약물이 포함되어 있다. 심장 아래 위장 윗부분에서 생기는 상초 열을 전문으로 없애는 데 쓰이는 처방이다.

『동의보감』에서는 상초에 열이 있으면 "눈에 핏발이 서며 몸이 붓고 머리와 목이 아프며, 입안과 혀가 헌다."라고 설명하고 있다.『동의보감』의 이 설명처럼 현종은 눈병, 목의 멍울이 생기는 나력(癩癧), 심장의 열기가 전신으로 퍼져서 생기는 종기 등을 달고 살았다.

눈병은 즉위년 초부터 시작되어 현종을 끈질기게 괴롭혔다. 눈에 대한 침 처방이 이어진 것은 물론이고, 눈을 씻어 주는 세안탕(洗眼湯)과 사물용담탕(四物龍膽湯), 속효산(速效散), 자신명목탕(滋腎明目湯) 처방이 반복되었다. 답답한 마음에 중국 서촉(西蜀, 지금의 쓰찬 지방)에 있다는 공청(空青, 한약재로 쓰이는 광물의 일종)을 구하러 사신을 보내는 문제를 의논할 정도였다.

다 죽어 가던 현종을 살린 온천욕의 놀라운 효과

현종 2년에는 눈에 다래끼가 생기면서 옛 인경궁에 있는 초정(椒井)에서 눈을 씻는다. 인경궁은 광해군 때 인왕산 아래 짓다 만 궁궐로 그곳 초정의 물은 맛이 떫고 톡톡 쏘며 매우 찬 성질을 가진 냉천이었다. 초정의 물이 찬 것은 아래에 백반석이 깔려 있었기 때문인데, 백반은 화가 속으로 몰리면서 오한이 나거나 편두통이 있을 때 사용하는 약재이기도 하다. 초정의 물맛은 지금의 탄산수와 비슷하다. 초정의 물은 너무 차 음력 7, 8월에만 먹을 감을 수 있고, 그때도 밤에 목욕하면 얼어 죽는다고 목욕을 금지할 정도였다.

백반의 주성분은 황산칼륨알루미늄이라는 물질로, 위산 과다 환자들이 먹는 겔 형태 약품의 주원료이기도 하다. 단백질을 침전시키는 능력이 강하다. 청나라 말기에 편찬된 의서 『본경소증』은 백반의 효능을 이렇게 분석한다. "돼지 창자를 백반으로 문지르면 끈적끈적한 액체가 없어지며 상치를 절일 때도 백반을 넣으면 점액이 없어진다. 조직 속에 있는 물을 없애 단단하게 강화한다. 눈에 열이 나고 진물이 나는 아픈 증상을 잘 고친다."

눈병과 피부병으로 고생하던 현종은 즉위 6년째 되던 해 3월 14일과 15일에 치료차 온천에 다녀올 것을 조심스럽게 타진한다. 기근이 계속되는 상황이라 신하들의 눈치를 볼 수밖에 없었다. 먼저 14일 "일찍 들으니 온천이 습열을 배설시키고 또 눈병에 효험이 있다고 하니 지금 이 기회에 가서 목욕했으면 한다."라며 의원들과 대신들에게 온천에 가는 것에 대한 동의를 구한다. 그러나 논의는 지지부진. 어의 유후성은 적극적으로 동조하지 않고 대신들은 부정적이다. 결국 다음 날 15일 대신들을 희정당으로 불러 직접 고통을 호소한다. "눈동자에 핏발이 서서 침침하여 그 고통이 이루 말할 수 없는데다가 습창(濕瘡, 진물이 나는 피부염)

이 한꺼번에 발하여 온몸에 퍼져 있다."라고까지 하지만 대신들은 안 된다고 하면서 평상심을 가지고 궁궐에 머물며 치료하라고 압박한다. 현종은 몹시 불쾌해 하며 "병이 몹시 심하므로 경들과 상의했을 뿐이다. 평상심을 가지지 않을 무슨 일이 있겠는가."라고 말한다.

현종 6년 4월 왕은 결국 신하들의 반대를 무릅쓰고 온천을 다녀오는데, 그 결과는 놀라웠다. 현종 6년 5월 15일자 실록 기사는 그 결과를 이렇게 전한다. "상이 눈병이 있은 이후로 서책의 글자 획을 거의 구분하지 못했는데, 온천에서 목욕을 하고 난 후로 크게 효험을 보아 문서의 작은 글자도 요연(瞭然)하게 볼 수 있었으며 수백 걸음이나 떨어져 있는 사람도 구별했다. 습창은 거의 흩어져서 아물었고 오른쪽 턱밑의 핵환(核患)의 남은 기도 이때에 이르러 거의 사라졌다."

온천 물에는 유황이 들어 있다. 유황은 아주 성질이 뜨거우며 독성이 있다. 약으로 사용할 때에는 독성을 없애기 위해 특별한 방법으로 조제한다. 유황과 두부를 함께 달여서 두부가 짙은 녹색으로 변하면 두부를 제거하고 남은 용액을 그늘에 말려서 사용한다. 유황 600그램당 두부 1,200그램을 사용한다. 두부를 넣는 것은 유황의 약성이 뜨겁다 보니 이것을 중화시키기 위해서다. 스트레스로 화가 많은 사람에게 유황을 그대로 쓰면 오히려 열을 올리고 땀을 흘리게 해 원기를 손상할 수 있다.

어의 유후성이 현종의 온천행을 반대한 것도 유황과 온천의 열기가 왕의 병을 덧나게 할 수 있다고 우려했기 때문이다. 그만큼 온천욕은 사람의 몸을 데워 주는 효과가 크다. 효과를 볼 수 있는 질환은 피부, 근육, 관절이 차가워져 생긴 신경통이나 중풍 등이다. 숙종 때 영의정을 지낸 서종태는 이렇게 말한다. "온천욕을 한 후에는 원기가 손상이 되니 오래 할 수는 없다. 손발이 오그라들고 손발을 못 쓰는 질환을 고치는 데 좋다."

온천욕이 가장 효과적인 것은 역시 피부병이다. 한의학에서는 유황은 크게 더운 성질이 있으므로 화(火)로 규정한다. 피부는 내부를 보호하는 단단한 돌과 같은 성벽이므로 금(金)이라고 본다. 불과 쇠가 만나면 용광로와 같이 끓어오른다. 쇠는 불순물과 분리되어 순수해지며 그 내부는 더욱 치밀해지고 단단해진다. 유황천은 피부의 각질층을 녹이고 피부에 불기운을 더해 탱탱하게 만들어 탄력성을 높이며 물질 대사를 항진시켜 상피 형성을 빠르게 한다. 의서들은 유황천이 습창, 즉 진물이 나는 습진류의 질병을 잘 고친다고 설명한다.

조선 왕실을 끈질기게 괴롭힌 종기, 종기, 종기

나력도 현종을 끈질기게 괴롭힌 대표적인 질환이었다. 목의 앞과 옆에 생기는 콩알이나 은행 씨만한 멍울을 가리키는데, 지금의 결핵성 경부 임파선염으로 추정된다. 옛날에는 많은 사람들이 앓은 대중적인 질병이었다. 조선 시대에는 나력의(癩癧醫)와 치종의(治腫醫)가 전문의로서 따로 있을 정도였다. 제생원에서 나력을 치료하는 의생에게는 의서를 외우고 해석하는 고강(考講) 시험을 면제하고 특채해 양성했다는 세종 15년의 기록도 있다. 『동의보감』도 나력의 원인과 치료법을 상세하게 설명한다.

"나력을 멍울이라 한다. 목의 앞과 옆에 콩알이나 은행 씨만한 멍울이 생기는 것을 나력이라 하고 가슴 옆구리 겨드랑이에 돌같이 단단하고 말조개만한 것이 생긴 것을 마도(馬刀)라고 한다. 성격이 급하고 기분이 유쾌하지 못하고 우울하여 심장에 열이 생긴 부인들에게 많이 생긴다. 이것은 목에 처음 생겼다가 터진 다음에는 팔다리로 퍼지면서 온몸에 병독이 퍼지게 된다. 그 생김새는 매화 열매 같은데 치료하지 않으면 저절로 터지면서 구멍이 생긴다. 오한과 신열이 나며 쑤시고 아프다.”

『의학입문』은 “나력은 소양경이 지나가는 부위인데 담과 간이 배합되며 힘줄을 주관하기 때문에 병이 생기면 힘줄에 멍울이 생겨 구슬을 꿰놓은 것처럼 되고 오한과 신열이 나고 화끈거리면서 아프다. 간장의 화를 내리는 것을 위주로 해야 한다.”라고 한다.

현종의 나력 치료는 『동의보감』 「나력」 조문에 기재된 처방 위주로 진행되었다. 실록과 『승정원일기』 등에 따르면 즉위한 후 4년간은 치자청간탕(梔子淸肝湯), 연교산견탕(連翹散堅湯)을, 이후 4년간에는 하고초환(夏枯草丸), 평혈음(平血飮), 보중승독병(補中勝毒餠), 산종궤견탕(散腫潰堅湯)을 투여했다. 「나력」 조문에 기재된 질병과 처방 들은 대체적으로 요즘 급증하는 갑상선종 질환 및 처방과 유사한 점이 많다. 갑상선암의 수술이 급증하고 이에 대한 논란이 커지고 있는 현실에서 이 문제를 한의학적으로 살펴보는 것은 나름 의미가 있다.

한의학에서 목의 종기를 치료하는 대표적인 약물로는 하고초, 곤포, 연교, 현삼 등이 있는데, 현종이 특히 효험이 있다고 한 것은 현삼주(玄蔘酒)였다. 현삼의 현(玄)은 검고 차다는 뜻이다. 검고 차다는 현자가 붙은 것은 이 약이 열을 식히고 진정시키는 효능이 있다는 뜻이기도 하다. 현삼주는 마음의 열이 떠올라 진정되지 않으면서 여러 가지 질환이 되는 것을 치료하는 대표적인 약물이다.

한의학에서는 곤포(다시마)의 약효를 이렇게 설명한다. 겨울이 되면 두꺼운 옷을 입어 몸통을 덮지만 얼굴은 맨살인 채로 내놓는다. 얼굴이 그만큼 더운 탓이다. 한의학에서는 이것을 양적인 기가 얼굴에 집중되기 때문이라고 해석한다. 반면 몸통은 음적이다. 곤포는 바닷물에서 자라며 물 밖으로 나오지 않는다. 음적인 장소인 물속에서만 살아간다. 사람의 몸통과 마찬가지다. 우리 몸의 양기가 만들어 내는 불은 몸통 속의 음적인 물질들을 부글부글 끓인다. 그 물질들은 몸통과 얼굴 사이인 목에서 식으면서 묵처럼 응결된다. 나력, 영류(癭瘤), 핵환 같은 종기 질환이 목 위로 생기지 않는 것은 바로 이런 이치 때문이다. 곤포가 물 밖으로 못 나오는 것과 같다. 영류는 어깨와 목에 생기는 종기를 가리키는데 날이 갈수록 커진다. 핵환은 과일 씨 같은 작은 종기가 온몸에 퍼진 것을 말한다.

곤포로 종기를 치료할 때에도 이런 이치를 이용한다. 앞에서 설명한 것처럼 한의학에서 종기의 원인은 기와 열이 뭉치는 것이다. 삼겹살을 구울 때를 생각해 보자. 고기를 가열하면 기름이 녹아 나오고, 그 기름이 식으면 뭉치고 굳는데, 기와 열도 이와 같이 식고 뭉쳐 굳으면 바로 종기가 된다. 차가운 기운을 가진 곤포는 열을 배설하고 짠맛으로 딱딱한 종기를 무르게 연화시켜 뭉친 것을 풀어 준다.

나력, 핵환, 영류 같은 종기 질환 치료에는 하고초(夏枯草, 꿀풀)도 사용되었다. 여름에 꽃이 피고 나면 곧 죽는다고 하여 하고초란 이름이 붙여졌다. 채취 시기는 하지 전. 하지가 되면 바로 마르기 시작하므로 그 전에 채취해야 한다. 꽃 이삭과 풀잎을 채취해 말린다. 한의학은 그 약물이 주변 환경에 적응하는 생명력을 이용해 질병을 치료하는데, 하고초의 특징은 가장 더운 여름에 시든다는 데 있다. 화병은 인체에 찾아온 여름에 해당한다. 오뉴월 뙤약볕 아래 서 있는 것처럼 가만히 있어도 땀이 나고 얼굴에 열이 올라 붉어지며 숨이 차오른다. 그러나 하고초는 여름의 무더위를 시들게 만든다. 그래서 하고초는 갑상선 기능 항진증에도 효능을 보인다. 필자는 하고초의 이런 효능을 논문을 통해서 증명했다. 고혈압의 증상도 비슷하기 때문에 하고초를 쓰면 좋은 효과를 볼 수 있다. 집에서 사용할 때에는 차로 먹는 것이 좋다. 술에 담가 아홉 번 찌고 말린 것을 차처럼 끓여 마시는 게 좋다.

종기 질환은 조선 시대 의관들에게 공포의 대상이었다. 『동의보감』은 이 질환들을 '결핵'이라고 표현하는데 결핵균에 감염되어서 생기는 질환인 현재의 결핵과는 다르다. 『동의보감』의 결핵은 화기와 열이 한곳으로 몰려 맺힌 딴딴한 작은 멍울을 가리키는데, 과일의 씨와 비슷하다고 했다. 따라서 꼭 쨀 필요는 없고 열기만 흩어지게 하면 저절로 삭는다고 생각했다.

현종 10년 11월 16일 왕의 턱밑에 핵환이 생기자 의관들은 당황스러워한다. 당시 내의원은 효종이 종기를 치료하다가 과다 출혈로 죽은 트라우마에서 헤어 나오지 못하고 있었다. "상의 오른쪽 턱 밑에 종기가 자리를 잡은 부분에 고름이 잡힌 지 오래되어 곧 터질 듯한 기세였는데 의관들은 영류인가 의심하고 있었다. 도제조가 큰소리로 말하기를 '의관이 의원이라는 이름만 지녔지 무슨 소견이 있겠는가.'라고 탄식했다." 이튿날 다시 약의, 침의, 약방 제조 들이 난상 토론을 하자 현종은 "길가에 집을 지으면 3년이 되어도 이루어지지 않는다."라고 탄식한다. 현종은 갈팡질팡하는 의관들과 대신들을 보고 불안해했다. 막상 침의들이 침으로 종기를 따려 하자 "얼굴에 핏기가 사라졌다."라고 기록될 정도로 현종 자신도 종기를 따는 것을 두려워했다.

정점에 이른 정통성 스트레스 증후군

현종은 딸 명혜공주와 명선공주가 재위 14년 4월과 8월 잇따라 죽자 건강이 급격하게 나빠지기 시작했다. 그는 빈번하게 복통을 호소했다. 소변 보기도 곤란해지고 설사가 이어졌다. 스트레스로 인한 과민성 대장 증후군과 비슷한 증상이다. 결국 생명력의 근원인 곡기를 보충할 수 없게 되었다.

사람은 흙에서 와서 흙으로 돌아간다. 흙은 생명의 근원이다. 우리 몸에서 토(土)의 기운을 관장하는 기관은 바로 비위다. 생명력은 따스한 온기인데 온기가 떨어지면 배가 차가워지면서 복통과 설사가 이어질 수밖에 없다. 현종 14년 5월부터 왕은 설사 처방인 청서육화탕(淸暑六和湯)을 계속 복용하다가 창늠산(倉廩散), 삼련탕(參連湯), 반총산(蟠葱散), 수자목향고(水煮木香膏) 등을 복용한다. 그러나 복통과 설사 증상은 크게 완화되지 않았고 현종이 죽을 때까지 계속되었다.

육친의 죽음과 복통과 설사로 만신창이가 된 현종에게 최후의 일격을 가한 것은 정치적 스트레스였다. 현종 15년 2월 23일 현종의 어머니이자 효종의 정비인 인선왕후 장 씨가 세상을 떠나고 2차 예송 논쟁이 시작되자 1차 예송 논쟁 이후 겨우 사라졌던 현종의 가슴 답답증과 불면증이 다시 도졌다. 정통성 시비로 인한 스트레스 증후군이 재발한 것이다.

스트레스 증후군은 여러 단계를 걸쳐 가며 심화된다. 크게 경고 반응기, 저항기, 피로기로 나뉜다. 경고 반응기는 스트레스를 받아도 자신의 저항력으로 극복해 원상태로 복귀하려는 상태를 말하고, 저항기는 스트레스를 받지만 아직 저항력이 있어 겨우 지탱하는 시기다. 그러나 피로기에 이르러 스트레스가 만성적인 상태가 되면 저항력이 사라지면서 몸과 마음이 모두 퍼진 해삼처럼 흐물흐물한 상태가 된다.

현종 15년 7월 15일, 서인과 남인 간의 치열한 논쟁 끝에 현종은 서인들의 대공설을 선왕(효종)의 은혜를 저버린 것이라고 판정하며 남인의 기년설을 채택한다. 결국 영의정 김수흥 등 서인들이 조정에서 축출되고 남인들이 조정에 들어오게 된다. 그 과정에서 현종이 받았을 스트레스는 엄청난 것이었다. 갑인예송이 종결되고 그 정치적 뒤처리가 한창 진행되던 15년 8월 18일 현종은 세상을 떠난다. 34세였다.

그의 이른 죽음을 가지고 일각에서는 독살설을 제기하기도 하지만 현종은 그 전 해부터 이어져 온 설사와 호흡 곤란, 가슴의 답답증의 고통을 그날까지 호소하다가 죽었다. 그는 정통성 시비에서 비롯된 질병의 늪에서 끝내 헤어 나오지 못하고 목숨을 잃은 것이다.

신의로 평가받은 마의 백광현

종기로 고생한 현종의 곁에는 종기 치료의 명의가 있었다. 얼마 전에 방영된 텔레비전 드라마 「마의」의 주인공인 백광현(1625~1697?년)이 바로 그다. 백광현은 현종 때 활약한 대표적인 치종의, 즉 종기 치료 전문가로, 드라마에서 묘사된 대로 실제로 말을 치료하는 마의(馬醫) 출신이었으며, 현종 4년부터 각종 기록에 등장하기 시작한다. 천한 신분인 마의로 출발해 현종의 종기를 치료함으로써 숙종 5년에 어의가 된 인물로, 종기 치료에 한 획을 그은 것만은 틀림없어 보인다. 그의 '백태의(白太醫)' 신화는 현종을 평생 괴롭힌 종기 질환이 없었다면 불가능했을지도 모른다.

그렇다면 백광현이란 인물은 드라마처럼 현대 서양 의학의 외과 수술 기법을 종횡무진으로 쓰는 전설적 명의였을까? 당시 기록들을 살펴보자. 숙종, 영조 때의 문장가였던 정내교가 지은 『완암집』 4권 중 「백태의전」은 백광현에 대해 이렇게 설명한다. "본디 말을 잘 치료했다. 오직 침을 써서 치료했는데 서책(의서)을 통해 배운 것이 아니고 오랫동안 익히다 보니 솜씨가 숙련된 것이다. 말 치료하던 침술을 종창(腫瘡)을 앓는 사람에게 써 봤더니 종종 탁월한 효험이 있기에 마침내 사람을 치료하는 데 전적으로 힘쓰게 됐다."

『귀록집』 「백지사묘표」에는 "젊은 시절 말 타기와 활쏘기를 익혀 우림군(羽林軍)에 배치되는데, 말에서 떨어져 다친 뒤 한동안 앓은 것을 계기로 의술에 뜻을 두게 됐다. 무릇 독소가 강하고 뿌리가 배긴 정저(疔疽, 헌 부위의 꼭대기가 검고 못같이 된 종기)는 예부터 내려오는 처방에는 치료법이 없었다. 그런데 백광현은 앓는 자를 만나면 반드시 대침(大鍼)을 써서 터뜨리고 찢어 독소를 빼내고 뿌리를 뽑음으로써 거의 죽어 가던 자를 능히 살려냈다."라는 기록이 전한다.

『승정원일기』 숙종 16년 1월 14일 기사는 "오늘날 침의 중에 하침(下鍼, 침놓기)과 파종(破腫, 종기 제거)에서 백광현이 으뜸이다."라고 썼다. 「백지사묘표」는 "백헌 이경석의 천거로 내의원에 들어가게 됐으니, 이때가 현종 4년"이다. 기록에 따르면 백광현은 30여 년 동안 현종과 숙종 두 왕을 대대로 섬기면서 여러 차례 신효(神效)의 공을 인정받았다. 그때마다 품계가 더해져 의성 허준과 같은 종1품 숭록대부까지 올랐다.『승정원일기』에는 백광현이 현종의 종기를 치료하는 상황이 상세히 묘사되어 있다.

"상이 전날 치료한 종기에서 농이 잘 빠지지 않은 것 같다고 하자 백광현은 그의 장기인 침봉(鍼鋒)을 사용하면서 임금께 '종기의 구멍을 칼날처럼 뾰족한 침봉으로 뚫어 배농시키겠다.'라고 대답했다. 상은 혹시 구멍이 넓어지면 잘 아물지 않을까 걱정했다. 하지만 구멍이 얕게 잘 뚫리면서 많은 농이 배출됐다. 의관 중 김유현이 농이 배출될 종기 구멍이 다시 닫히지 않도록 종이를 말아 구멍 사이에 끼워 놓았는데, 상은 종이를 끼워 둔 통증이 한 식경까지 갈 정도로 심하다고 털어놓았다."

백광현의 종기 치료법은 100여 년 전에 나온『동의보감』「옹저」조문의 치료 방법과 유사했다. "옹저로 곪을 때는 말에 물리는 재갈로 부추잎처럼 양쪽이 다 날이 서게 침을 만들어 열십자로 쨰고 고름을 짜낸다. 옹저가 생긴 곳의 피부가 두껍고 고름이 나오는 구멍이 작아서 잘 나오지 않을 때는 화침으로 쨰는 것이 좋다. 고름이 나오지 않으면 심지를 꽂아 넣어야 한다."

백광현의 후손들도 종기 치료로 일가를 이룬다. 숙종 10년에는 그의 아들 백흥령이 아버지의 후광을 입어 금위영 침의가 됐고, 박순이 백광현의 제자로 이름을 날렸다. 백흥성, 백문창, 백성오 등 그의 자손들은 영조 대부터 헌종 대에 이르기까지『승정원일기』에 이름을 올린다.

한방 외과학은 어디로

드라마 「마의」는 한방 외과술이 백광현과 그의 스승으로부터 시작되고 정착된 것처럼 그렸지만, 한방 외과술의 유래는 1800년 전으로 거슬러 올라간다. 한의학에서 외과 치료의 선구자는 역시 중국 후한 말의 의사 화타(華佗, 145~208년)다. 『후한서』에 따르면 그는 마비산(麻沸散)을 이용해 환자를 잠재운 다음, 환자의 복부를 째고 환부를 절제하고 복강을 씻은 다음, 절개부를 봉합한 후 약초로 고약을 만들어 수술 부위에 발라 아물게 하는 외과 수술을 행했다고 한다.

야사 등을 참조한 픽션 『삼국지연의』에도 화타의 외과 수술 이야기가 나온다. 두통으로 고생하던 조조를 진찰한 다음 그는 거리낌 없이 무시무시한 치료법을 제시한다. "대왕의 머리가 아픈 것은 머릿속에 바람이 일기 때문입니다. 병의 뿌리가 골을 싸고 있는 주머니 안에 있으니 약으로는 고칠 수 없습니다. 마비탕을 드시고 잠든 후에 머리를 쪼개 그 안에 바람기를 걷어 내야 합니다."

화타의 말을 듣고 자신을 죽이려고 한다고 의심한 조조는 화타를 감옥에 가둬 고문해 죽게 한다. 화타는 이때 감옥에서 『청낭경』이라는 의서를 쓰고 그것을 옥리에게 주었는데, 후환을 두려워한 옥리의 처가 그 책을 불태워 버렸고 타다 남은 부분에는 닭과 돼지의 거세 기술 정도만 적혀 있었다고 한다. 정사에 기록된 화타의 죽음은 이렇게 드라마틱하지는 않다. 꾀병을 핑계 대고 조조의 부름을 거부한 게 처벌의 이유였다. 아무튼 인도 의학에서 전래된 것으로 추정되는 화타의 외과술은 이렇게 화타의 죽음과 함께 사라졌다.

화타의 마비산은 어떤 약일까? 많은 이들이 대마와 만다라화로 만들었으리라 추정하고 있다. 『신농본초경』은 대마의 효능을 "많이 먹으면 사람이 귀신으로 보여 달아난다."라고 했고, 『명의별록』은 "술가(術家, 음양술과 점술 등에 능한 사람)는 인삼에 섞어 먹으면 앞일을 미리 안다."라고 했다. 향정신성 효과는 언급되어 있지만 마비 효과에 대한 언급은 찾아볼 수 없다. 만다라화의 마비 효과는 기록이 있다. 『중약대사전』은 만다라화에 대해 "독이 있는데 종자의 독성이 특히 강하다. 가짓과의 식물로 흰독말풀 종류이다. 세 알만 씹어도 중독이 될 수 있으며 맥박이 빨라지고 동공이 확대된다. 다량으로 먹으면 혈압이 내려가고 혼수 상태에 빠진다."라고 기록하고 있다.

종기가 성행한 한반도에서는 오래전부터 피고름을 빼내는 치종의라는 종기 전문 외과의가 활약했다. 이상로는 고려 시대를 대표하는 종기 전문의다. 아버지가 묘청과 친하게 지냈다는 이유로 권력에서 소외되어 방랑을 해야 했지만 한 승려를 만나 의서와 방서를 전수받고는 의사로 전업했다. 그 후 종기를 잘 치료한다고 소문이 나 권세가들을 치료했으며 고려 의종의 발에 난 종기를 치료했다고 한다.

우리나라 최초의 외과 전문서도 종기 치료법을 기록한 『치종비방』이었다. 이 책은 명종 때 활약한 임언국이 저술했다. 임언국은 양반가에 태어나 유학을 공부했지만 어머니의 종기가 낫지 않자 영은사의 노승에게서 침술을 전수받아 어머니의 질병을 고쳤다고 한다. 영은사는 임언국의 고향인 정읍에 위치한 내장산 내장사의 옛 이름이다. 임언국이 남긴 책으로 전해지는 『치종지남』이라는 책도 있는데 임언국의 제자들이 저술한 것으로 추정된다.

9쪽밖에 되지 않는『치종비방』에는 독창적인 내용들이 담겨 있다. 종기를 화정(火)·석정(石)·수정(水)·마정(麻)·누정(纏)의 다섯 가지로 구분하고 그 증상과 치료법을 설명하고 있다. 직접 개발한 고약인 토란고(土卵膏)를 만드는 법, 천금루노탕 같은 기존의 처방을 개량하는 방법 등을 소개하고 있는데, 독특한 점은 X자 모양으로 종기 부위를 절개하는 관혈적 절개술(觀血的切開術)이나 침자절개법(針刺切開法) 같은 침으로 하는 수술 치료법을 소개하고 있다는 것이다.

임언국은 농침과 곡침을 썼다고 하는데 농침은 피부를 절개하기 위한 칼 모양 침이고, 곡침은 끝이 갈고리 모양으로 되어 있어 환부를 긁어낼 수 있는 침으로 추정된다. 임언국의 종기 치료법은 단순한 침구술이 아니라 현대적 절개술에 가까운 것으로 평가된다. 당대의 학자이며 관리로『패관잡기』라는 책을 남긴 어숙권은 임언국의 치료 장면을 이렇게 전하고 있다. 임언국은 종기를 치료하고 난 뒤면 반드시 앵무새 고기를 불에 태워 종기 구멍에 발라 주었다. 그 이유를 묻자 한 동네에 살던 마의가 말의 종기를 치료한 뒤에 항상 앵무새 고기를 태워 재를 발랐는데 효과가 좋아 자신도 사람에게 발라 효과를 봤다는 것이다. 그 후에는 족제비를 불에 태워 그 재로 종기 구멍을 발라 치료했다고도 한다. 수의사라고 할 수 있는 마의의 아이디어를 사람 치료에 차용했다는 것이다.

임언국은 종기 치료 전문 센터를 만들기도 했다. 조선 후기의 문인인 김려가 지은 야사집『한고관외사』라는 책에는 임언국이 영남에 있는 이이라는 선비와 더불어 종기 치료 학교를 설립했다고 한다. 조정에서도 전의감 밑에 치종청(治腫廳)이라는 기관을 두어 종기 치료 일을 관장하도록 했다. 선조와 광해군 때 활약했던 침의 허임 또한 치종 교수라는 직함으로 일하기도 했다. 허임이 종기의 원인을 심경락에 두고 심수 혹은 심경락이 지나가는 기죽마혈(騎竹馬穴)에 뜸을 뜬 방식이나 두꺼비에 대한 언급은 임언국의 경험을 수용한 것이거나 전수받은 것으로 볼 수 있는 대목이다.

드라마 「마의」에서는 백광현이 이런 치료법들을 처음 쓴 것으로 묘사하고 있다. 하지만 그 시초는 임언국이라고 볼 수 있다. 드라마의 묘사는 임언국의 외과적 종기 치료법이 마의들의 치료법에서 유래했고, 백광현이 마의 출신인 점을 결합한 상상력의 산물이다. 따라서 현종과 숙종의 종기 치료로 신화적인 존재가 된 마의 '백태의'는 드라마처럼 현대 서양 의학에서 이뤄지는 본격적 외과술을 몇 백 년 앞서 개발한, 전설적 능력을 지닌 과장된 존재가 아니라 한방 외과술의 막을 올린 임언국의 후예쯤으로 보는 게 맞을 것 같다.

임언국과 백광현 같은 그의 후예들의 외과적 종기 치료법은 조선 의학의 앞길을 가로막은 성리학 원리주의의 벽에 작은 구멍을 냈다. 그러나 그 벽은 너무 높았다. 결국 조선의 의학은 거대한 성리학이 쳐 둔 테두리에서 한 발짝도 나아가지 못하고 쇠락의 길을 걷기 시작했다.

13장 숙종

간 질환 달고 산 뒤집기 정치의 달인

아마도 가장 이른 나이에 한약을 먹은 사람을 꼽으라면 필자의 작은 아들일 것이다. 태어나자마자 황달을 앓아 한약을 먹었기 때문이다. 필자는 당시 인진호탕(茵蔯蒿湯)을 처방해 10시시씩 나누어 3일 정도 먹였다. 그랬더니 증상이 바로 사라졌다.

요즘은 "한약은 간에 나쁘다."라는 양방 쪽 의견만 듣고 한약 복용에 거부감을 가진 이들이 적지 않다. 하지만 불과 100년 전까지만 해도 간 질환에 한약이 널리 쓰였고 약효도 좋았다. 한약 말고는 달리 약이 없었기 때문이기도 하지만, 한약이 간에 나빠 환자에게 해를 끼친 사례 자체를 보기 힘들었기 때문이다. 조선의 왕들도 간에 질환이 생기면 한약으로 치료했고, 그 효과를 톡톡히 봤다. 대표적인 인물이 조선 제19대 임금인 숙종(肅宗, 1661~1720년, 재위 1674~1720년) 이순(李焞)이다.

숙종의 간염 증상은 15세 때인 숙종 2년 9월에 시작된다. 실록과 『승정원일기』의 기록에 따르면 머리가 아프고 인후통이 생기자 의관들과 공조좌랑 이국헌이 감기로 진단하면서 대표적인 감기 처방인 형방패독

산(荊防敗毒散)을 복용케 한다. 이튿날 복용 후에도 두통과 인후통이 여전히 지속되자 외당숙인 김석주가 나서 의관들과 함께 소시호탕에 맥문동, 갈근, 지모, 황백을 더해 처방을 변경한다. 이후 증세가 호전되었으나 9월 17일 갑자기 수라를 들기 싫어하면서 오한과 오심 증상이 생기기 시작한다. 가슴이 답답한 증상에 초점을 두고 양격산을 처방하기도 하고, 밥맛을 당기게 하는 이공산, 소요산이라는 처방으로 바꿔 보기도 하지만 호전되지 않았다.

9월 25일 갑자기 얼굴과 눈에 누런색이 나타나자 의관들은 황달 증세로 진단하면서 처방을 급선회한다. 황달을 치료하는 시령탕(柴苓湯)을 처방한다. 3일 만에 얼굴과 눈에서 노란빛이 가시기 시작한다. 피부색에 윤기가 돌고 오심 증세가 줄어들면서 밥맛이 돌아오기 시작한다. 5일이 지난 30일 누런 황달 빛은 모두 사라졌고 수라와 침수도 일상적인 상태가 되면서 지금까지 써 온 황달을 치료하는 시령탕에서 백출제습탕(白朮除濕湯)이라는 온화한 처방으로 변경한다. 10월 2일, 내의원이 황달 치료에 돌입한 지 7일 만에 숙종은 의관들에게 평상시와 같으니 더 이상 묻지 말라는 하교를 내린다.

간은 봄과 나무를 상징한다

현대 의학에서는 황달을 유발하는 간염을 일반적으로 전황달기, 황달기, 회복기의 3기로 나눈다. 전황달기는 황달이 생기기 전 1~2주 전의 기간으로 이때 환자는 약간의 열감과 관절통, 피로감, 무기력증 등 감기와 비슷한 증세를 호소하고 식욕 부진, 오심, 구토 등 소화기 관련 증상과 상복부 불쾌감도 함께 호소하고는 한다. 황달은 증상이 나타나고 1~2주 사이에 가장 심해지며 이 기간 이후 점차 사라져 1~6주 정도의 회복기를 거치고 나면 회복되는 것으로 보고 있다.

숙종의 황달성 간염에 대한 실록의 기록들은 현대 의학의 간염 증상 해석과 딱 맞아떨어진다. 한약 복용 일주일 만에 거의 회복되었다는 것은 한약의 간염 치료 효과가 뛰어나다는 증거이기도 하다. 안타까운 사실은 숙종이 이렇게 어린 시절에 황달을 앓았으면서도 간 건강을 지속적으로 관리하지 못하고 결국 간 관련 여러 질환을 앓다가 간경화 증세로 생을 마감했다는 점이다. 그는 황달 발병 이후 거의 45년을 더 살았지만 평생 간 질환 관련 증상을 보였다.

한의학에서 간은 봄과 나무를 상징한다. 여린 새싹들이 땅을 비집고 솟아오르는 것은 봄이 가진 생명력 때문이다. 새싹의 생명력, 자신보다 수백 배 무거운 흙더미를 뚫고 지상으로 솟아나는 힘은 폭발적인 에너지 그 자체다. 영어로 봄은 'spring'이다. 용수철처럼 압축된 힘으로 튀어오른다는 것이다.

상징은 현상과 내면 질서의 조합이다. 상징의 현상만 볼 것이 아니라 그 본질을 파악해 나가야 한다. 간의 본질은 겉으로는 튀어오르는 양기이지만 내면적으로는 솟아오르는 힘을 수렴하고 진정시켜 에너지의 균형을 이루려고 하는 음기다. 이것은 간이 가진 또 하나의 성질이다. 우리 몸이 갖은 방법을 동원해 체온을 항상 섭씨 36.5도로 유지하는 것처럼 간도 항상성을 추구한다. 양기가 있으면 음기를 낳아 음양을 조화시키려고 노력하는 것이다.

간이 가진 양적인 뜨거운 힘은 정신적으로는 흥분과 분노로 표출되며 투쟁을 주도한다. 그래서 한의학에서는 간을 투쟁을 주도하는 장군이라고 해석한다. 이 투쟁의 불꽃이 너무 뜨겁게 타오르면 병이 된다. 그리고 이것은 눈으로 드러난다. 눈은 간의 거울이기 때문이다. 반면 이렇게 밖으로 터져 나가는 화를 진정시키고 수렴해 균형을 이루도록 하는 힘이 음기다. 간의 음기를 북돋는 대표적 음식은 신맛을 내는 것들이다.

한의학에서는 간에 질병이 생기면 간만 나빠지는 게 아니라 간과 관련된 기관들이 모두 영향을 받으며 몸 전체에 걸쳐 증상이 나타난다고 본다. 흥분을 잘하고 눈이 나빠지며 아랫배가 긴장되고 굳어진다. 아랫배는 튀어오르는 간의 양적 속성을 드러내는 밑바탕이다.『동의보감』과 중국의 의학서『난경』에서는 간 질환 진단의 요점을 아랫배와 눈에 나타나는 증상을 보는 데 있다고 강조한다.

먼저『동의보감』은 이렇게 말한다. "간이 병들면 양쪽 옆구리 아래가 아프면서 아랫배까지 당기고 성을 잘 낸다."『난경』의 경우는 이렇다. "겉으로 나타나는 증상은 깨끗한 것을 좋아하며 얼굴빛이 퍼렇고 성을 잘 내는 것이다. 속으로 나타나는 증상은 배꼽 왼쪽에 동기가 있으며 눌러 보면 단단하고 약간 아프다. 병으로는 오줌이 방울방울 떨어지며 대변이 잘 나오지 않는다. 눈은 간이 허할 때 침침해지며 잘 보이지 않는다." 아랫배나 눈에 나타나는 증상과 화를 잘 내는 성격을 간 질환 진단의 요점으로 보고 있는 것이다.

또 이 의서들은 간의 건강을 음식으로 보충할 경우 간이 허할 때와 실할 때로 나눠야 한다고 강조한다. 간이 허할 경우, 즉 음기가 모자랄 경우에는 신맛이 나는 음식인 참깨, 개고기, 자두, 부추를 먹어 간을 보하도록 했다. 우리가 피로할 때 마시는 한방 드링크에 신맛이 많이 나는 작약이 많이 들어가는 것도 그것 때문이다. 간이 실하다는 개념은 간이 투쟁을 주도하는 장군이라는 정의에서 유래한다. 투쟁은 필연적으로 긴장을 낳는다. 지나친 긴장은 근육에 쥐가 날 때처럼 땅기는 증상을 유발한다. 결국 몸 전체의 근육이 뭉치는 증상으로 발전한다. 이런 증상을 완화하려면 단맛을 가진 멥쌀, 대추, 쇠고기, 아욱 등을 먹는 것이 좋다. 이것이 바로 한의학에서 말하는 식보(食補)의 논리다.

간 질환이 낳은 숙종의 여러 질병들

숙종은 이처럼 한의학 서적들에서 간 관련 질환으로 지목하는 증상들을 평생 달고 살았다. 15세 때 황달성 간염을 앓은 이후 확실히 숙종은 작은 일에도 흥분을 잘했으며 쓸데없이 애간장을 태웠다. '애간장'이라는 말 속에도 간 질환에 대한 한의학적 진단의 핵심이 숨어 있다. 오죽하면 간장을 녹이고, 태우고, 졸이고, 말린다는 표현을 썼을까. '애'는 초조한 마음을 뜻하는 순우리말이다. 실록은 숙종이 화를 내고 애간장을 태우는 모습을 여러 차례 기록하고 있다.

숙종 14년 7월 16일 실록의 기록이다. "이때에 임금의 노여움이 폭발하여 점차로 번뇌가 심해져 입에는 꾸짖는 말이 끊어지지 않고, 밤이면 또 잠들지 못했다." 숙종 자신도 잘 알고 있었다. 내의원이 문안하자 이렇게 고백한다. "마음이 답답하여 숨쉬기가 곤란하고 밤새도록 번뇌가 심하여 자못 수습할 수가 없다." 다시 내의원 제조 등이 진찰해 보겠다고 하니 "이것은 바로 마음의 병이니, 맥에는 병이 나타나지 않을 것인데, 어찌 구구하게 의약으로 치료하겠는가?"라고 한다.

숙종 21년 9월 13일에는 흉년을 맞아 비망기를 내리면서 "큰 병을 앓은 뒤라 조금만 사색함이 있어도 문득 혈압이 올라온다."라며 달아오르는 분노의 열기를 주체하기 힘든 모습을 보인다. 분노가 얼마나 심했던지 신하들이 덜덜 떠는 모습을 그대로 묘사한 장면도 있다.

　실록은 숙종 20년 10월 17일 기사에서 설서 최계옹이 상소하기를 "벼슬을 질곡(桎梏)처럼 여기고 국문(國門)을 그림 속의 땅처럼 보며 무서워하고 벌벌 떨며 발을 포개고 서서 숨을 죽인다고 했습니다."라고 신하들이 숙종을 두려워하는 모습을 생생하게 그려 낸다. 그리고 곧바로 "이는 전하께서 덕을 지키심이 관대하지 못하고 도(道)를 확신함이 돈독하지 못하여, 상하가 서로 의심하며 심정과 뜻이 막히게 되어서 한없는 폐단을 야기한 것입니다."라고 숙종의 지나친 편당성과 화를 잘 내는 성격적 결함에 문제의 원인이 있다고 직격탄을 날린다. 지금으로 말하면 숙종은 분노 조절 장애 증후군쯤 되는 질환을 앓고 있었던 셈이다. 모두가 간이 튼실하지 못했기 때문에 벌어진 일이다. (최계옹은 이때는 옳은 조언을 했다고 칭찬을 받지만 숙종 36년에는 직언 상소를 올렸다가 제주 목사로 좌천된다.)

　한의학에서는 아랫배가 당기고 아픈 증상을 산증이라고 하는데, 간에 문제가 생기면 이런 증상이 찾아온다. 꼭 간 질환이 아니어도 산증이 생길 수 있다. 차가운 물속에서 성관계를 가진 후 아랫배가 차갑고 땅기고 아프면서 무언가가 치밀어 오르는 고통을 호소하는 것도 산증에 속한다.

　이것은 필자가 대학원생일 때 특이 임상 사례를 보고하는 자리에서 들은 이야기다. 환자는 연인 사이였던 여성과 등산을 하다가 폭포에서 관계를 가졌는데 그 후 아랫배가 당기고 아파 병원을 찾았다는 것이다.

성관계 후 아랫배가 물로 식으면서 근육이 굳어 아래를 데워야 할 기운들이 근육 사이로 스며들지 못하고 위로 치밀어 올라 생긴 증상이다. 이런 증상에는 반총산 처방이 특효라고 했다.

『황제내경』에서는 산증을 "아랫배에 병이 생겨서 배가 아프고 대소변이 나오지 않는 것인데 찬 기운으로 생긴다."라고 설명하고 있다. 『의학입문』도 이런 증상이 간 질환에서 생긴다고 지적한 바 있다. 숙종의 첫 산증 발병 기록은 숙종 22년 12월 3일자 기사에 처음 나온다.

"임금이 갑자기 산기(疝氣, 산증)가 있어 자통(刺痛, 찌르듯이 아픈 통증)이 매우 급하므로 의관, 제조 등을 급히 부르니, 창황히 입시했다. 임금이 곡골(曲骨)에 열다섯 심지 뜸을 뜨고 나서 통증이 조금 그쳤다." 처음이라 뜸으로 통증을 어떻게든 다스린 것 같다. 그러나 완치되지는 않았다. 숙종 29년 왕은 자신의 산증과 화증에 대해서 답답함을 호소한다.

"몇 년 전부터 이 병이 이미 뿌리가 생겼는데, 처음에는 약간의 통증을 느낄 뿐이더니 어느 새 이 지경이 되었다. …… 사람이 자고 먹는 것을 제때에 하여야 하는데 나는 그렇지 못했다. 성질이 너그럽고 느슨하지 못하여 일이 있으면 내던져 두지를 못하고 출납하는 문서를 꼭 두세 번씩 훑어보고, 듣고 결단하는 것도 지체함이 없었다. 그러자니 오후에야 비로소 밥을 먹게 되고 밤중에도 잠을 자지 못했다. 그래서 화증이 날로 성하여 이 지경에 이른 것이다. 내가 병의 원인이 있는 곳을 모르는 바 아니지만 한 어쩔 도리가 없었다."

탄식하는 숙종의 모습 뒤에 일을 놓지 못하는 현대 워커홀릭들의 모습이 겹쳐 보인다.

눈병 치료한 굼벵이와 냉이

숙종은 눈병으로도 고생했다. 물론 그 뿌리는 간 질환이었다. 숙종 30년 12월 11일 실록은 이렇게 기록하고 있다. "나의 화증이 뿌리 내린 지 이미 오래고 나이도 쇠해 날로 깊은 고질이 되어 간다. 무릇 사람의 일시적 질환은 고치기 쉽지만 가장 치료하기 어려운 것은 화증이다. …… 오랜 시간 동안 수응(酬應, 남의 요구에 응하는 일)하면 화열이 위로 올라 비록 한겨울이라도 손에서 부채를 놓을 수가 없다."라며 고통을 호소한다.

숙종 43년에는 글을 보기 어려워 장지(壯紙, 두껍고 질긴 큰 종이, 장판지)에 큰 글씨로 간략하게 쓰도록 했다. 심지어 숙종 44년 9월 17일 혼례식을 올린 후 인사 온 왕세자 부부조차 알아보지 못하고 "내가 눈병이 이와 같으니 비록 왕세자빈의 얼굴을 보고 싶어도 어떻게 볼 수 있겠는가."라고 탄식한다.

한의학에서 눈은 본래 불의 통로다. 어두운 밤길에서 고양이의 눈이 파랗게 빛나는 것도 그 때문이다. 사물을 포착하는 시력도 불의 작용이다. 분노와 노심초사가 만든 화증, 또는 화병은 불의 통로에 불을 더하며 안신경을 위축시킨다.

숙종의 눈병에 대해 내의원에서는 공청이라는 약물을 처방한다. 기록에는 중국에서 어렵게 구한 귀한 약물이라고 되어 있다. 한의학에서 밝히는 공청의 약리 작용은 이렇다. "간에 화가 있으면 피가 뜨겁고 기가 위로 치솟아 오르므로 혈맥이 통하지 않게 된다. 간의 열을 내리면 오장이 안정되어 눈의 여러 가지 증상이 회복되는데 공청의 찬 맛은 쌓인 열을 없애 준다."

공청은 양매청(楊梅靑)이라고도 하는데 청(靑)이란 푸른 색깔을, 양매(楊梅)란 중국 요리집에서 나오는 여지 같은 과일처럼 생겼다는 모양을, 공(空)은 속이 내부가 비어 있음을 뜻한다. 현대적으로는 남동광 또는 아주라이트(azurite)라고 하는 구리의 탄산염 광물이다. 공작석과 함께 발견되는 경우가 많다. 한의학에서는 광석 속에 구멍이 있어서 물이 들어 있는 것을 상품으로 여겨 최고 상품으로 치고, 비어 있는 것을 그다음 중품으로, 속이 찬 것을 하품으로 본다. 좋은 것은 녹내장으로 인한 실명, 바람이 불면 눈물이 나는 증상, 눈에 막이 생겨서 가리는 백태 같은 예막 질환을 치료하는 데 쓴다.

실록을 보면 숙종 44년 3월 14일 왕은 평안감사가 간신히 구해 보내온 공청 하나를 쪼개 장즙(漿汁)을 얻고 눈에 몇 방울 넣는다. 하지만 공청의 효험은 그리 크지 않았던 것 같다. 그렇다면 숙종의 시력 감퇴 증상에 당시의 어의들은 어떤 처방을 했으면 좋았을까? 기록에는 없지만 추론하자면 굼벵이를 쓰지 않았을까 싶다. 중국 청나라 때 나온 약물학 책인 『본경소증』은 굼벵이의 효능을 이렇게 설명한다.

"인체에서 형태가 있으면서 더러운 것에서는 벗어났지만 완전히 깨끗하지 못한 것은 피(血)이다. 피는 음식물이 위장에서 삭고 삶아지며 쪄지는 더러운 상태에서는 벗어났지만 맑은 에너지인 기로 변환되기 전 상태의 물질이다. 음식물을 받아들여서 깨끗한 혈액으로 전환하는 역할은 간이 맡는다. 굼벵이는 더러운 두엄에서 태어났지만 가장 맑은 매미로 탈바꿈한다. 그래서 더러운 것을 맑게 하는 작용을 바로 굼벵이가 한다. 나쁜 피를 정화하여 혈액이 말라들어 가거나 눈이 어두워지는 것

을 치료한다." 요즘 시중에서 간염이나 간경화에 굼벵이를 쓰는 처방도
바로 여기에서 비롯되었다.

많은 사람들이 한의학에는 안과 처방이 없는 줄 안다. 그러나 전통적
인 처방으로 실명을 일으키는 녹내장도 치료했다. 더 대단한 것은 그 치
료에 우리가 흔히 볼 수 있는 냉이, 정확하게는 냉이의 씨앗을 썼다는 점
이다. 냉이 씨앗의 약재명은 석명자(菥蓂子)다. 이 이름은 냉이의 효능과
밀접한 관계가 있다. 석(菥)은 나무를 깨서 나눈다는 뜻이고, 명(蓂)은 어
둡다는 뜻이다. 눈이 어둡고 캄캄한 것을 깨서 해소한다는 뜻이다. 『동
의보감』에서는 냉이 씨의 효능을 좀 더 구체적으로 설명하고 있다. "청
맹목통(靑盲目痛)하여 사물을 볼 수 없는 질환을 치료한다."라고 기록되
어 있다. 청맹목통은 녹내장의 전형적 증상으로, 겉으로 보기엔 눈이
멀쩡하나 앞을 보지 못하고 통증이 심한 상태를 가리킨다.

한의학에서는 녹내장이 방수의 흐름이 나빠지면서 발생하는 것으
로 본다. 방수는 수정체와 각막 사이에 흐르는 눈 속의 눈물로 혈액에
서 걸러져 나온 것이다. 이 체액의 흐름이 나빠지거나 안구 속에 고이면
눈의 압력이 높아지고 시신경이 눌려 시력이 저하되고 통증이 생긴다.

냉이는 이수 또는 이뇨 작용을 통해 녹내장을 치료하고 눈을 밝히는
약재였다. 냉이는 물가에서 자라 눈 속의 물을 빼내는 효능을 발휘한다
고 여겼기 때문에, 특히 동네 어귀 냇가에서 많이 자라는 큰황새냉이가
효험이 좋다고 봤다. 『동의보감』에 나오는 석명자는 이 큰황새냉이의 씨
앗을 가리킨다. 냉이의 어린 순과 잎은 뿌리와 더불어 이른 봄 식탁을
장식하는 나물 재료이기도 하다. 냉이국은 뿌리도 함께 넣어야 참맛이
난다. 또한 데워서 우려낸 것을 잘게 썰어 나물죽을 끓여 먹기도 한다.

숙종의 목숨을 앗은 것은 간경화

평생 간 질환에 시달려 온 숙종의 건강은 50대 중반, 즉 재위 40년을 넘기면서 급속도로 악화된다. 『난경』은 "간이 병들면 오줌이 방울방울 떨어지며 대변이 잘 나오지 않는다."라고 했는데, 숙종은 이런 증상을 그대로 보였다.

숙종 40년 4월 27일 실록은 "상의 환후가 7개월 동안 계속되어 증세가 백 가지로 변하여 부기가 날로 더해졌다."라고 기록했다. 이처럼 부종이 계속되고 대소변을 제대로 못 보는 날이 계속되자, 선조의 증손으로 종친이었던 유천군 이정이 "성질이 강력한 약을 쓰면 안 된다."라는 어의들의 반대를 무릅쓰고 도수환(導水丸)이라는 처방을 고집 끝에 쓴다. 이 처방이 크게 효험을 보이자 감탄한 숙종은 스스로 시를 지어 그의 공로를 이렇게 치하한다. "여덟 달을 온갖 방술로 다스렸지만 한 가지 환약으로 빠른 효험 얻었네. 지극한 그 공로 내 마음에 새겨 두니 이를 내려 종친에게 은총을 표하노라."(숙종 40년 6월 9일에 내린 어제시) 유천군이 처방한 도수환은 대황, 목통, 견우자 등의 약재를 포함한 약으로 강력한 이뇨 효과(소변)와 관장 효과(대변)를 겸한 처방이었다.

이런 일련의 치료 기록들은 숙종의 병이 간헐적인 게 아니라 지속적인 것이며 근본적으로 간 질환에 뿌리를 두고 있었음을 알 수 있다. 게다가 그 상태가 계속 악화되었음도 알 수 있다. 결국 숙종 45년 10월 아들 연령군이 사망하자 숙종의 건강은 급속도로 나빠진다. 이듬해인 숙종 46년 5월 7일에는 간경화 말기 증세인 복수가 차오르는 증상이 나타났다.

"시약청에서 입진했다. 이때 성상의 환후는 복부가 날이 갈수록 더욱 팽창하여 배꼽이 불룩하게 튀어 나오고, 하루에 드는 미음이나 죽의 등속이 몇 홉도 안 되었으며, 호흡이 고르지 못하고 정신이 때때로 혼수 상태에 빠지니, 중외(中外)에서 근심하고 두려워했다."

이후 한 달 만에 숙종은 세상을 떠났다.

전 조선을 떨게 한 두창의 공포

숙종의 목숨을 빼앗은 병이 간 질환이라면 그의 인생에 가장 큰 영향을 끼친 질환은 두창(痘瘡, 천연두)이었다. 오래전부터 조선 민중을 무척이나 괴롭힌 두창은 마마, 손님, 포창(疱瘡)으로 불렸으며 일본에서는 천연두(天然痘), 중국에서는 천화(天禍)라고 불린 무서운 질병이다. 우리나라에서는 백세창(百世瘡)이라는 이름으로도 불렸다. 평생 한 번은 겪고 지나가야 하는 질병이라는 뜻으로, 한 번 걸려서 살아남으면 재발하지 않는다는 면역의 기본 원리가 이 이름 안에 새겨져 있다.

천연두는 공기로 전염되는 바이러스성 질환이다. 일단 감염되면 고열과 발진이 일어나고 두통, 구토, 몸살의 증상이 수반되며 2~4일이 지나면 얼굴, 손, 이마에, 그리고 며칠 후에는 몸통에 각각 발진이 생긴다. 증상이 일어난 지 8~14일이 지나면 딱지가 앉고 흉터가 남는다.

천연두에 대한 기록은 4세기경 중국 동진 때 의사인 갈홍이 의서에 상세히 기록한 것이 처음이다. 우리나라에서는 조선 태종 때부터 본격적인 기록이 나타나기 시작해 근대에 이르기까지 가장 무서운 질병으로 인식되었다. 1886년 제중원에서 작성한 「조선 정부 병원 1차년도 보고서」를 보면 4세 이전의 영아 40~50퍼센트가 두창으로 사망한다고 했으니 얼마나 무서운 질병이었는지 짐작할 수 있다.

조선 후기에는 두창 치료법으로 인두법(人痘法)을 주로 썼다. 인두법의 최초 소개자는 공식적으로는 정약용이다. 자신이 어린 시절 두창을 앓다가 죽을 뻔한데다가 여러 아이를 두진(痘疹, 천연두와 홍역)으로 잃어 인두법에 관심을 가지게 되었다. 청나라 강희제 때 편찬된 한자 사전 『강희자전』에서 "모든 두즙(痘汁, 천연두즙)을 코로 받아들여 숨 쉬면 (천연두가 빠져) 나가게 된다. 이를 신통한 종두법이라고 한다."라는 구절을 보고 질병을 내부에서 외부로 밀어내는 한의학의 일반 원리와는 달리 질병을 외부에서 내부로 심는 종두법에 관심을 가지게 된다. 그후 청나라의 의서인 『의종금감』이나 『정씨종두방』을 구해 상세한 치료법을 연구한다.

핵심은 두창의 딱지인 시료를 채취하는 방법이었다. 여러 가지 방법이 있었는데 두장(痘漿, 천연두의 고름)을 직접 채취해 쓰는 법과, 두진을 앓은 이의 옷을 입는 법, 마마 자국을 말려 가루로 만든 뒤 코로 빨아들이는 법 등이 있었다. 가장 안전하고 확실한 방법은 습기 있는 두흔(痘痕, 마마 자국)을 코로 빨아들이는 수묘법(水苗法)이었고 많이 권장되었다.

그런데 이런 방법들은 감염의 위험이 높았다. 그래서 채취한 종두 시료를 병에 넣고 밀봉해 숙성시키는 방법들이 고안되기도 했다. 하지만 인두법의 경우 모든 책임은 의사가 짊어지게 된다. 그러자 갖가지 조건을 살펴 위험을 최소화하려고 했다. 종두법을 쓰기 적합한 계절과 날짜, 시료를 채취할 아이의 선택 방법까지 따로 정했다. 그러나 지금 보면 황당한 것들이 많다. 아무튼 중요한 것은 인두법이 분명한 효과를 보였다는 것이다.

우리 역사의 전면에 허준이 등장하게 된 배경에도 바로 두창이 있다. 일개 의관에 불과했던 허준이 어의 양예수를 제치고 선조의 총애를 받은 것은 광해군의 두창 때문이었다. 허준이 광해군의 두창을 과감한 처방으로 치료하자 선조는 그를 바로 당상관에 제수했다. 두창의 증세와 다른 전염병 증상을 구별하지도 못하던 당시에 허준은 두창을 독립적인 병으로 구분했다. 허준은 왕명에 따라 한글로 씌어진 두창 처방집인 『언해두창집요』를 편찬·번역하기도 했다.

왕의 질병은 국가의 운명도 바꾼다

숙종에게 두창은 잊을 수 없는 질환, 원수 같은 질환이었다. 첫 부인인 인경왕후 김 씨가 두창으로 세상을 떠났고 그다음으로 숙종 자신이 두창을 앓았으며 왕세자와 연령군도 두창에 걸려 고생했다. 그리고 숙종의 어머니 명성왕후는 숙종의 두창을 치료하기 위한 기도에 나섰다가 무리해 세상을 떠나고 만다.

숙종의 가족 중 실록에 기록된 두창의 첫 번째 희생자는 숙종의 첫 왕비로 『사씨남정기』로 유명한 김만중의 조카딸인 인경왕후 김 씨였다. 숙종 6년 10월 19일 인경왕후가 두진에 걸렸다는 확진이 떨어지자 숙종과 왕대비인 명성왕후는 창경궁으로 옮기고 인경왕후는 경덕궁에 남아 있다가 10월 26일 이레 만에 승하한다.

숙종 9년 10월 18일에는 왕 자신이 두창에 걸린다. 치료는 처음 내의원에서 주도했다. 승마갈근탕(升麻葛根湯)이라는 처방을 복용한다. 그러나 오히려 발열이 심해지자 두창 전문의인 유상이 입시해 치료의 주도권을 잡는다. 이후 열을 내리기 위해 처방을 바꾸어 화독탕(化毒湯)을 투여해 열을 차츰 가라앉힌 후 『동의보감』에 나오는 보원탕(保元湯) 처방을 쓴다. 10월 27일 얼굴에 생긴 곪은 종기 때문에 증상이 다시 심해지자 사성회천탕(四聖回天湯)이라는 처방으로 바꾸어 투여한다.

사성회천탕은 보원탕이라는 처방에 웅황(雄黃, 천연 비소화합물)을 더한 것으로 선조, 광해군 때의 인물인 학송 전유형이 만든 독자적인 처방이다. 전유형은 해부학적 지식을 중요하게 생각한 특별한 의사로, 두진에 대한 그의 처방은 박진희, 이경화 등 조선 후기 의사에게 널리 퍼졌다.

10월 29일 숙종은 열이 내리고 얼굴에서 딱지가 떨어지면서 호전되었다. 치료를 주도한 유상은 『증보산림경제』를 지은 유중림의 아버지로 서얼 출신이었다. 이후 유상은 공로를 인정받아 동지중추부사로 두 계급 특진의 영예를 누렸고 연령군의 두창 치료에도 참여한다.

숙종의 두창은 당시의 권력 지도까지 모두 바꾸어 놓았다. 숙종 9년 12월 5일 명성왕후가 숙종의 치료를 위해 기양법(祈禳法)을 행하다가 승하했기 때문이다. 14세의 어린 나이에 즉위한 숙종에게 어머니 명성왕후는 강력한 보호자였다. 두창은 젊은 숙종에게서 가장 가까운 파트너와 가장 믿음직한 후원자를 앗아 간 것이다. 실록에 기록된 명성왕후의 모습은 한마디로 '극성스러운 어머니' 그 자체였다. 숙종 1년 6월 21일의 기록이다.

"당초에 자전(명성왕후)은 여러 공자들이 은밀히 화를 일으킬 뜻을 품었음을 알고, 행여 독살 시도가 있을까 두려워하여 임금의 음식을 모두 친히 장만하여 손수 갖다 드렸다."

이 기록에서는 대비의 과도한 간섭을 곱게 보지 않은 신하들의 비아 냥거림이 느껴진다. 사실 명성왕후는 인조의 셋째 아들이자 효종의 동생인 인평대군의 세 아들 복창군, 복선군, 복평군이 숙종의 왕권에 위협이 된다고 봐 모함해 죽이려 하기도 했다. 아무튼 '엄마표 집밥'을 먹은 탓인지 숙종은 사실 조선 왕 중에서 영조 다음으로 재위 기간이 길었다.

명성왕후의 과도한 자식 사랑은 결국 자신의 명을 재촉한다. 평소 무속을 신봉한 그녀는 숙종이 병에 걸리자 무당을 불러 점을 쳤는데 숙종의 두질이 명성왕후에게 든 삼재(三災) 때문에 생겼다는 점괘를 받는다. 명성왕후는 삿갓을 쓰고 소복차림으로 물벼락을 맞으라는 무당의 황당무계한 처방에 따라 엄동설한에 물벼락을 맞았다. 결국 병을 얻은 그녀는 12월 5일에 승하했다. 실록은 이렇게 기록한다. "임금이 두질을 앓았을 때 무녀 막례가 술법을 가지고 금중(禁中, 궁궐)에 들어와 기양법을 행했는데 대비가 매일 차가운 샘물로 목욕할 것을 청했다."

명성왕후 사후 신하들이 막례를 사형에 처할 것을 여러 차례 건의하지만 숙종은 유배형으로 사건을 종결한다. "박세채가 상소하여 맨 먼저 이 말을 내었는데 임금이 처음에는 그런 일이 없다고 했으나 크고 작은 조정의 신하들이 다 여러 번 쟁론하여 마침내 유배하게 되었다."

명성왕후의 아버지는 서인으로 유명한 김우명이다. 명성왕후 역시 골수 서인이었다. 김우명이 남인과의 대립에서 패하고 화병으로 죽자 명성황후는 말과 글로 음식을 끊고 자결하겠다는 말을 내릴 정도로 남인을 증오했다. 숙종의 사랑을 받기는 했지만 중인 출신 일개 궁녀에 불과했던 장옥정(장희빈)을 쫓아낸 것도 그녀가 남인의 사주를 받아 궁궐에 들어왔다고 봤기 때문이다. 숙종은 어머니가 죽자 바로 장옥정을 재입궐시켜 후궁인 숙원에 봉했다. 이것이 곧 서인 정권을 남인 정권으로 교체하는 기사환국과 인현왕후 폐출 사건으로 이어졌다. 천연두가 권력 지도까지 바꾼 셈이다. 국가의 운명과 왕의 건강이 직결된다는 것을 보여 주는 또 하나의 역사적 장면인 셈이다.

14장 경종

간질과 비만에 시달린 왕, 게와 감을 먹고 절명하다

조선의 제20대 왕 경종(景宗, 1688~1724년, 재위 1720~1724년) 이윤(李昀). 숙종과 희빈 장 씨 사이에서 태어난 그는 세자 때부터 갖은 수난을 겪은 비운의 왕이었다. 32세에 왕위에 올라 재위 4년간 병치레만 하다 생을 마감했다. 그의 재위기는 소론과 노론이 세제(世弟, 후일 영조) 책봉을 두고 피의 숙청(1, 2차 신임사화)을 벌인 당쟁의 절정기였다. 자식이 없고 병약해 이복동생 연잉군을 세제로 책봉했지만 노론의 압박으로 세제에게 대리청정을 맡기고 물러날 위기에 몰리기도 했다. 하지만 소론의 지지로 다시 친정을 하는 우여곡절을 겪었다.

실록에 따르면 경종은 "형용하기 어려운 질병"을 앓고 있었다. 실록 곳곳에 경종의 '이상한 질병'에 대해 언급하는 대목이 나온다. 경종 1년 7월 20일 "나는 말을 떠듬거리는 병이 있어서 무엇을 좀 물어 보려다 그만둘 때가 자주 있었다." 했고, 또 유신들이 친히 제사지내기를 청할 때에는 각병(脚病, 다릿병)이 있어서 억지로 행하기가 어렵다고 하교한 바도 있었다.

경종 1년 10월 10일 임금은 이렇게 말한다. "내가 이상한 병이 있어 10여 년 이래로 조금도 회복될 기약이 없다." 경종 2년 3월 17일의 기록은 이렇다. "입진이 끝나자 도승지 김시환이 공사를 가지고 와서 있는데 잠시 후에 상의 화열이 오르고 심기가 폭발했으므로 여러 신하들이 놀라 두려워하며 물러갔다."

4년 8월 2일자 기사에는 이런 기록도 나온다. "임금이 동궁에 있을 때부터 걱정과 두려움이 싸여 마침내 형용하기 어려운 질병을 앓았고 해를 지낼수록 고질이 되었으며 더운 열기가 위로 올라와서 때로는 혼미한 증상도 있었다. 그래서 계속 국방(局方)에서 올린 우황육일산(牛黃六一散)과 곤담환(滾痰丸) 등 하리(下利)의 약제를 복용했으나 아무런 효험이 없었다."

형용하기도 어렵고 치료하기도 어려웠던 이 이상한 질병의 정체는 무엇일까? 경종이 복용한 약물은 그의 질병을 유추할 수 있게 해 주는 핵심 실마리다. 그가 왕위에 오른 후 집중적으로 복용한 약물은 가미조중탕(加味調中湯)이었다. 경종 즉위년부터 복용하기 시작했고 경종 2년과 3년에도 각각 150첩 이상 복용한 것으로 추정된다. 어떤 일에도 잘 나서지 않고 적극성을 보이지 않던 경종이 작심한 듯 계속 지어 올릴 것을 의관들에게 주문한다. 그만큼 약효가 좋았다는 뜻이다.

가미조중탕은 일반적으로 대조중탕(大調中湯)과 소조중탕(小調中湯)으로 나누는데, 고종의 어의를 지내고 우리나라 최초의 근대적 한의학 교육 기관인 동제 의학교 교수를 역임한 청강 김영훈의 기록에 따르면 경종이 먹었다는 가미조중탕은 소조중탕으로 추정된다. 『승정원일기』 전체에 나타나는 가미조중탕의 처방 기록은 총 50회 정도로 정조와 순조에게도 투여한 기록이 나온다. 경종에게는 42회 정도 집중적으로 처방되었다.

『동의보감』은 대·소조중탕을 열담(熱痰) 조문에서 이렇게 설명하고 있다. "열담이란 곧 화담(火痰)이다. 번열이 몹시 나서 담이 말라 뭉치고 머리와 얼굴이 화끈화끈 달아오른다. 혹 눈시울이 짓무르면서 목이 메어 전광(癲狂)이 생기는 증상에는 대·소조중탕이 좋다." 『동의보감』은 또한 경종에게 쓰인 또 다른 처방인 곤담환에 대해서도 설명하고 있다. "습열(濕熱, 머리가 무겁고 눅눅한 열기가 나는 것)과 담음(痰飮, 기침 가래와 위액)이 몰려서 생긴 여러 가지 병을 치료한다. 속을 쓰고 소원이 풀리지 않아서 전광이 생기는데 하루 100알씩 먹는다." 여기서 전광은 현대 의학으로 말하면 뇌 구조의 이상으로 발생하는 정신 착란이나 정신 분열증의 여러 증상을 가리킨다. 때 아닌 발작을 일으키는 게 특징이다.

다시 말해 경종을 위해 조제된 소조중탕과 곤담환 처방의 공통적 치료 목표는 전광 또는 전간(癲癇)이었다는 것이다. 지금으로 말하자면 간질이다. 숙종의 계비 인현왕후의 둘째 오빠 민진원이 궁중에서 일어난 사건들을 기록한 『단암만록』에 경종의 광증에 대한 기록이 있다. "숙종 승하 시 곡읍을 하는 대신 까닭 없이 웃으며, 툭하면 오줌을 싸고 머리를 빗지 않아 머리카락에 때가 가득 끼어 있었다."

경종의 간질 증상을 유추할 수 있는 또 다른 기록은 실록 숙종 15년 11월 8일자 기사다. 그 기사에는 경휵(驚搐)이라는 단어가 나온다. "이때 원자에게 경휵의 증세가 있어 약방의 여러 신하가 청대하여 조양하는 방법을 갖추어 진달했다." 여기서 경(驚)은 놀란다는 뜻이고 휵(搐)은 경련이 일거나 쥐가 난다는 뜻이다. 즉 발작성 경련과 간질을 가리키는 말이다.

경종의 지병은 비만과 간질

만화나 드라마 같은 대중 매체에서 경종은 대개 파리한 얼굴에 마른 체형으로 묘사되지만 실제로는 비만 체형이었다. 『승정원일기』는 경종이 26세이던 숙종 39년(1714년) 시점에 이미 세자가 "비만태조(肥滿太早)"하다고 기록하고 있다. 아주 일찍부터 살이 쪘다는 뜻이다. 경종 2년 8월 18일자 『승정원일기』 기사에도 "성체비만(聖體肥滿, 임금이 살이 쪘다.)" 같은 표현이 나온다. 경종은 살이 찐 만큼 더위를 많이 느끼고 땀이 많이 나는 체질을 가졌고 그것과 관련된 질환을 앓았다.

경종의 질환 치료에서는 이공윤이라는 사람이 주도권을 쥐었다. 그는 조선 후기의 유의로 알려져 있지만 언제 태어나고 죽었는지는 알려져 있지 않다. 숙종을 치료했던 또 다른 유의 유천군 이정의 활약상에 고무된 제조들은 또 다른 유의인 이공윤에게 큰 기대를 걸었다. 유천군 이정이 도수환이라는 공격적이고 준리(峻利)한 약재로 치료했듯 이공윤도 감수나 대황 같은 공격적인 약물로 명성을 얻었다.

그러나 막상 써 보니 실망을 주었던 것 같다. 사관의 평가가 박하다. "의술이 비록 조금 정밀하기는 했지만, 사람됨이 망령되고 패려하여 가까이 할 사람은 못 되었다. 또 감수산(甘遂散)이나 승기탕(承氣湯)은 준열(峻烈)한 약제로서 시험 삼아 쓰는 것이 부당한데도 경솔하게 올리니, 식자들이 염려했다." (경종 3년 6월 19일자 기사)

또 "임인년(경종 2년, 1722년) 이후로 천거되어 약방에 들어가 임금의 병환을 모시었는데, 이공윤이 스스로 말하기를 '도인승기탕(桃仁升氣湯)을 자주 복용하여 크게 탕척(蕩滌, 깨끗이 씻어 냄)해 내면 임금의 병환이 금방 나을 수 있다.'고 하여 그것을 시험해 봤지만 효험이 없었다. 그런데도 이공윤은 오히려 방자하게 노기 띤 눈으로 보면서 스스로 의술을 자랑하며, 다시 시평탕(柴平湯)을 의논하면서 대황, 지실(枳實) 등 추탕(推蕩, 밀치어 씻어 냄)하는 재료를 군약으로 삼아 계묘년(경종 3년, 1723년)에 시작하여 올봄에 이르도록 계속해서 백 수십 첩을 올렸다. 그러자 비록 임금의 체부(體膚, 겉모습)의 외형은 왕성하나 비위 등 내장이 허했고, 음식을 싫어하는 날수가 오래되어 마침내 한열(寒熱, 오한과 발열)의 증세가 발생했다."라고 엄하게 비판하기도 한다. 이것은 사실 경종의 병이 위급해진 경종 4년 8월 2일의 기사이기도 하다.

이공윤이 기록에 등장하는 것은 숙종 35년 유천군 이정과 더불어 의약동참에 뽑히면서부터다. 의약동참이란 조선 시대 내의원 소속의 의관으로 주로 임금이나 왕비, 세자 등의 병을 치료한 의관을 말한다. 정원은 12명이었고 모두 어의로 불렸다. 이후 춘천의 제방 쌓는 일에 개입해 부당하게 리베이트를 받은 일로 중죄인이 되어 양산으로 유배 갔지만 경종의 질병이 악화되자 유의로서 복귀한다. 하지만 복귀한 이공윤의 처방은 늘 주변의 우려를 자아냈다. 경종 4년 사헌부는 이공윤을 사판(仕版, 벼슬아치 명부)에서 삭제할 것을 강력히 주청한다.

"이공윤은 괴벽하고 미련한데다가 행동과 모습마저 대체로 해괴한 데가 많습니다. 내국(內局, 내의원)에서 약을 논의할 즈음에 이르러 그를 유의라 하여 동참을 허락했으니, 매양 차례가 되는 날마다 병을 핑계로 나오지 않다가 누차 부른 뒤에야 느릿느릿 들어와서 다만 다른 여러 의관들의 입만 쳐다보다가 묻는 말에만 마지못해 대답할 뿐, 정성 들여 깊이 연구해 보려는 뜻이 전혀 없고 괴로워하고 소홀한 태도가 현저히 보였습니다."

그럼에도 경종 4년 8월 25일 왕이 세상을 등질 때까지 진료를 담당한 것은 이공윤이었다. 그의 공격적인 처방은 계속되었다. 8월 19일 경종의 식욕이 줄어들고 원기가 떨어지자 비위를 보하는 육군자탕(六君子湯)을 처방했다. 20일에는 게장과 생감을 먹였다. 문제는 여기서 터졌다. 게장과 생감을 먹은 경종이 밤에 갑자기 가슴과 배가 조이듯이 아프다는 통증을 호소한 것이다. 복통과 설사가 계속되자 곽향정기산, 황금탕 등을 처방했다. 하지만 차도가 없었다. 하지만 이 상황에서도 이공윤의 호언장담은 계속되었다. 그는 경종의 설사를 그칠 수 있다고 하면서 8월 24일 계지마황탕(桂枝麻黃湯)을 처방한다.

계지마황탕 속의 마황은 허약한 사람에게는 결코 투여할 수 없는 약물이다. 마황의 별명은 청룡(靑龍)이다. 용처럼 에너지를 뿜어내면서 땀을 내게 만드는 무서운 약이다. 현대 의학에서도 천식 약에 사용되는 에페드린 성분을 함유한 강력한 약물이다. 특히 위장이 허약한 사람이 먹으면 침을 증발시켜 입맛이 없어지므로 다이어트 약물로도 쓰이지만 잘못 쓰면 부작용이 엄청난 무서운 약이다.

계지마황탕을 먹은 후 경종의 환후는 더욱 위태로워졌고 맥까지 약해졌다. 왕세제(후일 영조)가 나서서 인삼과 부자로 위장의 온기를 올리는 처방을 해야 한다고 주장한다. 이공윤은 이때에도 다시 한번 조목조목 따지며 반대 의견을 피력한다. "삼다를 많이 쓰지 마라. 내가 처방한 약을 진어하고 다시 삼다를 올리게 되면 기를 능히 움직여 돌리지 못할 것이다."라고 못 박는다. 하지만 인삼을 마시고 난 경종의 눈빛은 좋아졌고 콧등도 따뜻해지면서 반전의 기색을 보였다. 그러자 흥분한 왕세제가 지금이 어느 때인데 꼭 자기의 의견만 내세우고 인삼 약재를 쓰지 못하게 하느냐고 강하게 힐책한다.

돌팔이 이공윤,
그리고 게장과 홍시. 경종 독살설의 진상은?

그러나 그 반전은 얼마 가지 못한다. 결국 8월 25일 경종이 승하하고 만다. 경종이 죽자 시중에서는 독살설이 확산되었다. 경종에게 게장과 생감을 함께 먹으라고 권유한 사람이 왕세제였다는 소문이 돈 것이다. 이 소문은 영조가 임금이 되고 30여 년이 지난 후에 큰 사건으로 불거졌다. 일명 '신치운 사건'이다.

신치운은 경종과 영조 때의 문신으로 영조 때 소론이 노론에 밀려 숙청당하는 데 앙심을 품고 모반을 꾀하다 처형된 인물이다. 사건의 시작은 신치운이 모반으로 친국(親鞫)을 받으면서 한 말로부터 시작된다. 영조 31년(1755년) 5월 20일 신치운은 이렇게 말한다.

"신은 갑진년(영조 즉위년, 1724년)부터 게장을 먹지 않았으니 이것이 바로 신의 역심입니다." 이에 영조는 분통하여 눈물을 흘리고 시위하는 장사들도 흥분해서 손으로 그의 살을 짓이기고자 했다고 한다. 궁정에서는 쉬쉬하고 저잣거리에서만 돌던 소문을 공론화한 것이다. 결국 영조는 이렇게 해명한다.

"울며 우리 자성(대왕대비이자 숙종의 계비인 인원왕후 김 씨)께 이 사실을 아뢰었는데 자성의 하교를 듣고서야 그때 경종에게 게장을 진어한 것이 내가 아니라 어주(수라간)에서 공진(供進)한 것임을 알았다. 경종의 죽음은 그 후 5일 만에 있었는데 '무식한 시인(侍人)이 지나치게 진어하였다.'는 말로써 흉악한 무리가 고의로 사실을 숨기고 바꾸어 조작하여 감히 말로 할 수 없는 지경까지 핍박하였다."

영조는 게장과 생감을 경종에게 먹도록 한 것이 자신이 아님을 누누이 강조한다. 사실 게장과 감의 궁합이 상극이며 함께 먹으면 안 되는 음식이라는 것은 의관이 아니라면 알기 힘들다. 게장과 감이 상극의 음식이라는 지식은 한의학 책에만 나오기 때문이다.『본초강목』의 감에 대한 조문을 보면 "감과 게를 함께 먹으면 사람에게 복통을 가져오고 설사하게 한다. 감과 게는 모두 찬 음식이다."라는 글이 나온다. 그리고 실제 임상 사례도 있었다. 중국 남송 때 의사 왕구의『시재백일선방』에 "혹자가 게를 먹고 홍시를 먹었는데 밤이 되자 크게 토하고 이에 토혈하게 되었으며 인사불성이 되었는데 목향으로 치료할 수 있었다."라는 기록이 나온다.

한의학적으로 게의 성질은 차다. 이것은 옻독을 해독할 때 쓰는 약성으로 알 수 있다. 옻은 잎이 떨어지는 가을이면 줄기가 빨갛게 된다. 붉은 것은 뜨거운 성질을 갖고 있다. 속이 찬 사람이 옻닭을 고아 먹으면 설사가 멈출 정도로 성질이 뜨겁다. 그런데 옻을 먹고 피부염이나 두드러기가 생길 때 게장을 바르면 사라진다. 게는 겉은 딱딱하고 내부는 부드러우며 배 부위가 달(月)의 크기에 따라 커졌다 줄어들었다 하므로 달처럼 차가운 성질을 갖추고 있다. 영덕대게가 가장 추운 2월에 알이 차는 것도 바로 그런 이치다. 하지만 게장과 감을 함께 먹는 것은 멀쩡한 사람을 죽게 만들 정도로 치명적이거나 위독한 것은 아니다. 물론 평소에 지병이 있거나 특히 소화기 계통이 약한 사람에게는 치명상을 입힐 수 있다.

경종은 엄청난 스트레스의 희생자다. 14세 무렵에 생모인 희빈 장 씨가 사약을 받는 장면을 목격했다. 그리고 왕위에 오르기까지 험난한 길을 밟아야 했다. 왕위 계승을 둘러싸고 벌어지는 무시무시한 권력 쟁투 속에서 엄청난 스트레스에 시달렸다. 더욱이 간질에다 비만성 질환까지 달고 살았으니 게장과 감이 치명타를 줄 정도로 허약한 상태가 되었음이 틀림없다.

신치운 사건은 엉뚱하게도 이공윤의 자식들에게 불똥이 튀었다. 영조 즉위 시 많은 사람들이 이공윤의 치료에 이의를 제기하면서 이공윤의 처벌을 주장했지만 의학적 견해 차이로 이해하고 덮었다. 이공윤에 대한 처벌은 유배로 그쳤고 그는 유배지에서 죽었다. 그러나 신치운 사건이 터지자 화가 날 대로 난 영조는 경종이 죽은 지 31년이 지났음에도 이공윤의 아들 이명현을 처형했으며, 그 아내와 아들들은 노비로 만들었다. 또 이공윤의 형제들은 북도로 유배 보냈다.

숱한 정력제 처방에도 후사를 잇지 못한 경종

경종은 죽을 때까지 후사가 없었다. 이복동생 영조에게 왕위를 물려주게 된 것도 그 때문이다. 폐비된 장옥정이 사약을 받기 전 아들(경종)의 고환을 잡아당겨 고자로 만들었다는 야사의 설이 그럴듯하게 전해지고 있다. 경종은 9세 때 단의왕후와 결혼했고 그녀가 죽고 난 뒤 선의

왕후 어 씨와 재혼했을 뿐 단 한 명의 후궁도 두지 않은 조선 시대 유일의 왕이었다.

『승정원일기』는 경종의 후사 문제가 그의 육체적 문제와 관련되어 있음을 보여 준다. 『승정원일기』에는 경종이 21세 되던 숙종 34년(1708년) 2월 10일 경종이 소변을 자주 마려워했다고 기록하면서 육미지황원과 팔미지황원을 처방했다고 기록되어 있다. 경종으로부터 후사를 보기 위한 처방이었다.

한의학에서는 소변을 자주 보는 증상이 스태미나와 관계가 깊다고 본다. 항온 동물인 사람은 어떤 경우에도 체온을 섭씨 36.5도로 유지해야 한다. 방광에 고이는 소변의 주성분은 물이다. 물의 온도는 보통 섭씨 4도에 불과하다. 소변을 배설하는 것은 몸의 노폐물을 처리하는 것 외에도 체온 조절 효과도 있다. 한의학은 소변을 섭씨 36.5도로 데워서 저장하는 방광을 태양과 같다고 정의한다. 그래서 인체에 분포되어 있는 주요 경맥 중 하나인 족태양방광경(足太陽膀胱經)에 속한다고 규정한다.

또 소변은 그냥 흘러나가는 것이 아니라 물총처럼 짜내는 것이다. 짜내는 힘이 강하면 한번에 시원하게 소변을 볼 수 있지만 힘이 떨어지면 오히려 잔뇨감이 남는다. 자꾸 소변이 보고 싶어지는 것이다. 한의학에서는 이런 증상을 양기가 약해진 탓으로 해석한다. 즉 방광이 제 기능을 못하면 정력이 약해지고 빈뇨증이 생긴다는 것이다. 그러고 보면 남성들이 정력제에 목숨을 걸고 오줌발에 신경을 쓰는 것도 나름 이유가 있는 셈이다.

『난경』은 방광을 포함한 신장 계통에 대해 "생명의 정(精)을 간직하는 부위로 정신과 원기가 생겨나는 곳이며 남자는 정액을 간직하고 여자는 포(胞), 즉 자궁이 매달린 곳"이라고 정의한다. 신장을 생명 활동의 근간이자, 생식 활동을 주관하는 곳으로 여긴 것이다. 보신(補身)의 핵심이 보신(補腎)이며 두 말이 혼용되는 것도 그 때문이다.

그렇다면 이렇게 신장에 문제가 생긴 이들에게 좋은 특효 처방은 무엇일까? 신장을 보하는 가장 중요한 약물은 육미지황환이다. 고희(古稀)의 나이에 사흘 꼬박 노름을 해도 허리가 아프지 않게 한다는 전설의 한약이다. 옛날 어른들이 주머니에 넣고 먹던 토끼 똥같이 생긴 환약이 바로 이것이다. 육미지황환은 흔히 만성 요통, 뼈마디 통증, 성 기능 쇠약, 당뇨병, 전립선 질환, 식은땀, 귀에 소리가 나는 이명 증상 등에 좋다. 이 처방의 중심 약물은 지황인데 다른 이름이 지정(地精)이다. 이 식물이 땅의 정기를 모조리 뽑아 올린다 해서 지어진 이름이다. 나머지 약재인 마나 산수유도 신장을 보해 정기를 채우는 작용을 돕고, 목단피, 택사, 백복령은 신장의 정기가 허해서 생긴 허화(虛火)를 없앤다.

뭇별이 모시는 북두칠성처럼, 황제의 건강을 지키는 '공신단'

즉위년에 이르러서도 후사가 없자 특단의 대책으로 그 유명한 공진단(拱辰丹)을 처방한다. 『승정원일기』 경종 즉위년 9월 7일자 기사를 보면 어의 권성규와 이진성이 하초의 맥인 척맥(尺脈)이 약하다고 진단하자 김창집이 무시로 공진단을 복용할 것을 건의한다. 잇따라 9월 14일에도 하초 부실을 해결하는 가장 좋은 처방으로 공진단을 추천하면서 '종사의 경사'를 위해서라고 전제한다. 물론 선조들도 큰 효험을 봤다는 추천사도 곁들였다.

공진단의 구성 약물은 사향, 녹용, 인삼, 산수유다. 공(拱)은 공손하게 두 손을 마주잡는다는 뜻이고 진(辰)은 북두칠성을 가리킨다. 이 진은 천자문에 나오는 '일월성신(日月星辰)'의 신이다. 일월이 음양의 대비를 나타내듯 성신도 대비적 의미가 있다. 성(星)이 뭇별을 뜻한다면 신(辰)은 천구(天球)의 원점인 북두칠성을 말한다. 이때는 진이 아니라 신으로 읽는 것이 원칙적으로 맞다. 따라서 원래 '공진단'이 아니라 '공신단'으로 읽어야 옳다.

여기서 '공신'은 하나의 숙어다. 사전적 의미는 "뭇별이 북극성을 향하 듯이 사방의 백성이 천자의 덕에 귀의하여 복종함"이다. 이 뜻은 이 처방을 만들었다는 중국 원대의 명의 위역림의 뜻과도 맞아떨어진다. 본래 공신단은 일반인이 아니라 황제의 건강을 위해서 만든 처방이기 때문이다. 그러나 이 책에서는 일반적으로 많이 쓰는 '공진단'이라는 이름을 따를 것이다.

공진단의 치료 목표는 수승화강(水升火降)이다. 말 그대로 찬 기운은 위로 올리고 열은 아래로 내린다는 의미다. 이 의미를 알기 위해서는 인체에 대한 한의학적 관점을 이해할 필요가 있다. 예를 들어 갑자기 비가온다고 해 보자. 사람들은 갑작스레 소나기가 내리면 손에 쥔 무엇인가로 머리를 가리고 뛴다. 아무것도 없으면 손으로라도 가린다. 거의 반사적으로 머리 꼭대기로 손이 가는 것은 바로 그 자리에 몸의 모든 양기가 모이는 백회(百會)라는 혈이 있기 때문이다. 비로 인해 백회가 식어 백회에 음기가 자리 잡아 버리면 체온이 내려가면서 바로 감기에 걸린다는 사실을 몸이 먼저 알기 때문에 방어하는 것이다.

얼굴은 신체에서 가장 뜨거운 부위다. 겨울에도 좀처럼 추위를 타지 않는 것도 그 때문이다. 반면에 하체는 차갑다. 인체를 이루는 물질 중 가장 많은 것은 물이고 그중 대부분은 혈액이다. 직립 동물인 사람의 몸에서 혈액은 물이 낮은 곳에 고이듯 하체 쪽으로 몰리게 되고 체온을 유지하기 위해 이 혈액을 데우는 데 양기를 소모하다 보니 하체가 차가워질 수밖에 없다. 따라서 뜨거운 열기는 위쪽으로 향하고 차가운 한기는 다리 쪽으로 쏟아져 내려가 불균형 상태가 되는 것이다. 이것을 『주역』에서는 '천지비괘(天地否卦)'라고 하는데, 상하가 단절되어 꽉 막힌 병리적 상태를 가리킨다. 흔히 우리가 듣는 "머리는 차갑게 하고 발은 따뜻하게 하라."는 건강 격언은 이러한 불균형 상태를 막기 위한 것이다.

초강력 정력제 사향과 녹용

머리로 몰린 지나친 양기를 흩어 버리고 아래로 내려 주는 데에는 사향만한 약재가 없다. 사향노루의 사향낭을 건조시켜 얻은 것이 바로 사향인데, 그 향기를 서양에서는 무스크 향이라고 한다. 서양에서는 신의 향기라고 불리기도 했다. 서양의 고대 신전은 대개 무스크 향으로 가득 차 있었다고 하는데, 사향이 장엄하고 신비적인 분위기를 만드는 데 활용된 것이다. 사향의 동물 행동학적 특징은 실제로 신전 수도자의 모습과 일맥상통하는 부분이 적지 않다.

사향노루는 늘 혼자 다닌다. 교미를 위해서 1년에 한 번 정도 암수가 만나는 것 외에는 고독한 삶을 즐긴다. 그가 걷는 길은 늘 험한 길이다. 히말라야의 척박한 땅과 바윗길로만 다닌다. 더욱이 수척하고 깡마른 모습이다. 봄이 되면 사향은 가장 소중한 사향주머니를 스스로 버린다.

자신의 발톱으로 주머니를 떼어 낸 후 대소변으로 덮어 버리고 떠난다. 머문 자리에 연연 않는 수도자의 모습이 연상된다.

사향의 효능도 마치 맑고 강인한 수도자의 정신과 비슷하다. 흉한 사기와 귀신 기운, 악기로 인한 증상을 없애고 간질을 치료한다고 전해진다. 사향의 품질에는 여러 등급이 있다. 앞에서 말한 것처럼 사향노루 스스로가 적출한 사향이 유향이라고 해서 일등급이며 극히 구하기 힘들다. 그다음이 사향노루를 포획·도살하여 채취한 것이다. 제향이라고 한다. 세 번째 것을 심결향이라고 하는데 떨어져 죽은 사향노루의 피가 심장에서 비장으로 흘러 들어갔기 때문에 향기 전체에 영향을 미친 하품으로 친다.

사향에 남성 호르몬 생성을 돕는 작용이 있어서인지 당나라 현종과 양귀비의 일화가 늘 회자된다. 당 현종이 양귀비에게 홀린 이유가 그녀가 늘 허리에 차고 다닌 사향 때문이라는 것이다. 양귀비 사후 그녀의 무덤 주변에는 황제의 후궁들이 보낸 도적들이 득실득실했다고 한다. 행여나 양귀비가 차고 다닌 사향을 구할 수 있지 않을까 해서 보낸 것이다. 이 사향은 확실히 기이한 것이었나 보다. 『본초강목』은 이렇게 기록하고 있다. "수(水)사향노루는 기이하다. 사향주머니가 모두 물로 되어 있다. 그 향이 좀처럼 소실되지 않는다. 당나라 때 궁중에 헌상되어 궁중에서 길러 채취한 적이 있었으며 그 후로는 기록에 없다." 양귀비가 가진 사향은 말 그대로 전설적인 힘을 가진 물건인 셈이다.

『승정원일기』에서 김창집은 경종에게 공진단을 추천하면서 그 원료가 되는 조선의 녹용 채취 과정에 문제가 있다고 지적한다. "녹용의 핵심은 피에 있다. 중국 녹용은 피를 품은 채로 말려 붉은 가지 색깔이 나는데, 조선은 피를 빼고 말리는 탓에 녹용의 색깔이 백색이고 효험이 없다."라는 것이다.

동서고금을 통해 녹용의 보양과 정력 강화 효과는 널리 알려져 있지만 왜 그런 효과가 나타나는지를 설명하는 한의사는 별로 없다. 이것은 사슴의 생태와 관련이 깊다. 중국 동진 때의 의학자 갈홍이 불로장수의 비법을 서술한 『포박자』에 이런 이야기가 나온다. "종남산에 사슴이 많은데 항상 한 마리의 수컷이 백수십의 암컷과 교미한다." 『본초강목』도 녹용의 정력 강화 효과를 이렇게 상찬한다. 먼저 "사슴은 성질이 매우 음탕하다."라고 한 다음, "먹을 때는 서로 부르며, 행보할 때는 동행하고, 모여 있을 때는 뿔을 외부로 향하여 둥근 진을 쳐서 적의 공격을 방어하며, 누울 때는 입을 꼬리 쪽으로 향하여 독맥을 통한다."라고 적는다. 여기서 독맥은 해부학적으로 머리뼈와 척추뼈, 그리고 남성의 성기를 연결하는 맥을 가리킨다.

사슴의 뿔을 관찰하면 녹용의 강장 효과를 더욱 구체적으로 알 수 있다. 세상의 수많은 동물들 중 뿔 속에 피가 흐르는 것은 사슴밖에 없다. 사슴뿔은 머리뼈의 연장으로 그 외피는 차갑고, 그 안에 든 피는 따뜻하다. 차가운 뼈를 뜨거운 피가 밀고 올라가 튀어나온 형국이다. 당연히 뿔 안에 있는 양기는 아주 강할 수밖에 없다. 그래서 녹용은 뼈의 생명력과 조혈 기능, 그리고 양적인 에너지를 만들어 내는 능력이 그 어떤 약재보다 탁월하다. 많은 부분이 해면체로 이루어진 남성의 성기에 혈액을 용솟음시키게 함으로써 양도를 흥하게 하며 골다공증, 소아의 성장 부진, 허리 통증에 유효하다. 모두 녹용이 가진 양적인 기, 즉 에너지의 힘 때문이다.

꼬리에 꼬리를 물고 이어진 조선 왕 독살설의 시작

사향과 녹용 같은 강력한 약재가 꾸준히 처방되었음에도 불구하고 경종은 후사도 남기지 못하는 병약한 삶을 살았다. 그는 왜 그렇게 병약했을까? 남아 있는 기록만 가지고 그의 병 전체를 완전히 복원해 내는 것은 불가능하다.

많은 사람들이 그의 어머니인 장희빈의 비극적 죽음과 건강 간의 상관 관계를 거론하지만 질병 기록만 봤을 때에는 꼭 그렇다고 할 수도 없다. 경종은 13세 되던 1701년 10월 9일 어머니를 잃었지만 이것이 곧바로 큰 질병으로 이어지지는 않았기 때문이다. 『승정원일기』는 단지 10월 10일 저녁부터 왕세자의 등과 배에 홍반이 일어나서 청기산이라는 두드러기 치료 처방을 해 좋아졌다는 보고와, 슬픔과 탄식으로 울음을 그치지 않았다는 기록만 건조하게 남겨 놓고 있다. 그러나 어머니를 상실했다는 충격은 경종의 몸에 어떤 식으로든 상처를 남겼을 것이다. 사관들이 '열독'이라고 표현한 경종의 질병 원인은 아마도 이 심리적 충격에서 시작되었을 것이다.

기록상으로 경종은 즉위를 전후해서 건강이 급속히 악화된다. 숙종 44년(1718년) 첫 번째 부인인 단의왕후 심 씨가 돌연사하고 다음해 이복 동생인 연령군이 죽고, 숙종 46년 아버지인 숙종이 세상을 떠나자 경종의 질병 기록이 본격적으로 나타난다. 이전까지만 해도 경종의 몸에 큰 질병은 없었던 것 같다. 게다가 경종은 숙종이 죽기 전 3년간 대리 청정을 했기 때문에 집권자의 일거수일투족을 감시하는 사관들이 경종의 질병 기록을 누락했을 리도 만무하다. 그렇다면 3년 동안 미심쩍어하는 아버지와 정치적 성향의 차이로 노골적으로 백안시하는 노론 신하들 눈치를 보며 왕 노릇을 대신하면서 받은 심리적, 육체적 부담이 알게 모르게 축적되었다가 즉위를 전후해 폭발한 것일지도 모른다.

사실 경종의 병약한 삶과 그의 갑작스러운 죽음은 조선 왕 독살설의 막을 본격적으로 열었다. 광해군과 인조의 시대에는 궁중 암투에서 저주가 판을 쳤다면 경종 이후에는 독살 음모가 빠지지 않고 등장한다. 경종 당대에는 목호룡의 고변 사건으로 왕세제의 측근들과 노론 계열 대신들이 경종을 겨냥해 독살 음모를 꾸민 죄로 처형당했고, (당시 『약방일기』에 따르면 경종은 거의 반 대야에 이르는 엄청난 양의 담수(淡水)를 토했는데, 색 또한 심상치 않았다고 한다.) 영조 시대에는 권력을 잃은 소론과 경종의 측근들이 영조가 경종을 게장과 홍시로 암살했다며 반란을 일으켰다 몰살당했다. 경종의 계비인 선의왕후 어 씨 역시 영조를 경종 독살범으로 의심했으며, 반대로 자신은 영조 암살 및 효장세자 암살 사건의 배후로 의심받다 영조와 갈등을 빚었고 영조 6년 창경궁에서 25세의 나이로 세상을 떴다. 그 선의왕후가 머물던 창경궁 저승전에서 자란 사도세자는 아버지에 의해 또 참혹한 죽음을 맞이하게 된다.

꼬리에 꼬리를 물고 이어진 독살 음모의 수레바퀴를 돌린 원동력은 당쟁이라는 이름의 권력 투쟁이었을 것이다. 권력 투쟁의 수레바퀴는 조선 왕들의 마음과 육체를 유린했으며 너덜너덜해진 왕의 몸은 질병을 감당하지 못했을 것이다. 담화(痰火)라는 이름의 불안과 공포와 발작에 시달린 조선 왕들, 그들의 삶이 너무 불행해 보인다.

15장 영조

평생 인삼을 입에 달고 산 조선 최장수 왕

무려 52년 동안 왕좌를 지키며 83세까지 장수한 조선 제21대 임금 영조(英祖, 1694~1776년, 재위 1725~1776년) 이금(李昑). 숙종의 둘째아들이자 경종의 이복동생이었던 그는 탕평책을 통해 조선 최고의 번영기를 구가한 왕이자 자식을 뒤주에 가둬 죽인 비정한 아버지라는 '두 얼굴'의 군주로 알려져 있다. 한평생 비천한 무수리(숙빈 최 씨)의 자식이라는 콤플렉스를 안고 산 불행한 임금이기도 했다.

비록 여든 넘어 83세까지 장수했지만, 영조는 어릴 때부터 죽을 때까지 한약을 달고 산 '약골'이었다. 조금만 찬 음식을 먹어도 배탈이 났고 소화 불량에 시달렸으며 하복통 때문에 소변을 보기 어려워하던 소년이었다. 전염병에 걸려 죽음의 문턱까지 갔다 기적적으로 살아나기도 했다. 그렇던 그가 83세라는 천수를 누렸다는 건 미스터리에 가깝다. 대체 그의 건강 비결은 무엇일까? 건강 체질을 타고난 걸까, 아니면 후천적으로 가꾸고 키운 걸까? 이런 의문에 대한 답을 밝혀 가는 과정이 바로 '왕의 한의학'을 탐구하는 가장 큰 이유일 것이다.

건강 지혜를 실천으로 옮긴 영리한 임금

영조의 장수와 건강의 비결을 현대적 시각에서 보면 이렇게 해석할 수 있다.

영조의 건강 비결 첫째. 영조는 자기의 몸 상태를 정확히 파악했다. 자기 몸의 약점이 무엇인지 파악하고 몸에 무리가 가지 않도록 철저히 대비했던 것이다. 몸의 24시간 변화를 자세하게 관찰하면서 무리와 무리가 아닌 것의 경계를 관찰하는 데 자기만한 전문가가 있을 수 없다. 실록을 보면 자신의 병에 대한 영조의 꼼꼼한 자가 진단을 쉽게 찾아볼 수 있다. 예를 들어 영조는 평생 복통과 소화 불량 등 냉기에 민감한 질병에 시달렸다. 영조는 자신이 냉기에 민감하다는 사실을 잘 알았고 평생 차가운 자리에 앉지 않고 찬 음식을 멀리하는 등 온기 보존에 신경 썼다. 이것은 바로 자기 관찰을 통해 약점을 미리 보완한 결과다.

영조의 건강 비결 둘째. 영조는 자신에게 어떤 처방이 맞는지 정확하게 알았다. 자기 몸을 냉정하게 응시하면 병이 자기 몸에서 가까이 있는지 멀리 떨어져 있는지 알 수 있다. 그러면 어떻게 해야 할지 방법론도 찾을 수 있다. 영조는 유명한 인삼 마니아였다. 여러 번 처방을 실험한 후에 인삼을 대량으로 넣은 건공탕(建功湯)을 꾸준히 복용함으로써 건강을 유지했다.

현대는 건강 지식이 홍수처럼 넘치는 시대다. 많은 사람들이 몸에 좋은 것이라면 묻지도 따지지도 않고 귀 얇은 사람, 즉 '팔랑귀'가 된다. 하지만 정말 중요한 것은 자연이 만들어 놓은 몸의 지혜다. 특히 자신의 몸과 맞지 않는 건강 지식은 오히려 독이 된다. 예를 들어 우유나 인삼의 경우가 그렇다. 우유가 처음 보급될 때에는 우유가 모유보다 영양분을 더 풍부하게 포함하고 있다고 알려졌다. 그래서 한때 사람들은 모유보다 우유를 선호했다. '과학적 성분 분석표' 따위가 따라 붙었다. 하지만 나중에 모유 속에 우유에는 없는 면역 효소들이나 아기의 정서에 도움을 주는 성분이 있음이 알려지자 우유 우위설은 자취를 감추었다. 인체의 심오함을 단편적 지식만으로는 평가할 수 없다는 사실을 실증한 예다. 인삼도 마찬가지다. 영조는 평생 인삼을 챙겨 먹었다. 분명 그의 장수에서 인삼의 역할은 컸을 것이다. 그러나 그의 손자 정조는 평생 인삼을 피했다. 결국 절체절명의 순간에 인삼을 잘못 먹고 몸을 망쳤다. 인삼은 귀한 약재이지만 체질이 맞지 않으면 열이 나게 하거나 혈압을 상승시키는 등 문제가 생길 수 있기 때문이다. 자신의 체질과 약성을 잘 살펴 자기의 몸에 무엇이 맞는지 정확히 확인하는 것이 중요하다.

영조의 건강 비결 셋째. 영조는 강한 의지를 가지고 건강을 지키기 위해 노력하고 실천했다. 자신의 몸을 알면 뭐하고 처방을 알면 뭐하는가. 실천이 없다면 다 소용이 없다. 가장 일반적인 건강의 지혜는 누구나 알듯이 일찍 자고 일찍 일어나며 모자란 듯 음식을 먹는 것이다. 새로울 것도 없고 신기할 것도 없다. 대부분의 사람들은 작은 노력으로 큰 건강을 얻고자 게으름을 피운다. 그러나 영조는 건강의 지혜를 실천하기 위해 의식적으로 평생 노력했다.

조선 왕들의 하루 일과는 바쁘기 그지없었다. 새벽 5시에 일어나 왕실 어른들을 문안하는 것으로 하루를 시작해 초조반, 조수라(아침식사), 낮것상(점심식사), 참, 석수라(저녁식사), 야참 하는 식으로 기본적으로 다섯 차례 식사를 하고, 조강, 주강, 석강의 성리학 공부, 조회, 윤대 등의 대소 신료 접견 및 업무 처리를 마치고 나면 어느새 자정이 다 되었다. 업무가 조금만 늘어나거나 무슨 일이 생기기라도 하면 식사는 거르기 일쑤였고, 국상을 치를 때면 극단적인 절식을 해야 했고 심지어 인종처럼 거식증에 걸려 죽기도 했다. 건강의 기본인 먹고 자는 것이 엉망이니 더 할 이야기가 없을 정도였다.

그러나 영조는 달랐다. 국가적 위기 상황이 벌어지거나 신하들과 갈등할 때면 종종 반찬을 간장 한 종지만 내놓게 하는 식으로 반찬 가짓수를 줄이거나 단식 투쟁을 하기도 했지만 시간과 방법을 정해 놓고 지나치는 법이 없었다. 그리고 제때 식사를 챙겨 먹었다. 심지어 신하들과 한창 논쟁하다가도 식사 때가 되면 신하들은 굶게 놔두고 식사하러 가기도 했고, 아들 사도세자를 굶겨 죽일 때도 자신의 식사는 챙길 정도였다. 또 소식(小食)을 했다. 보통 역대 왕들이 다섯 차례 먹던 것을 세 차례로 줄였다. 너무 적게 먹는 것도 너무 많이 먹는 것도 피했던 것이다. 또 자신의 건강에 도움이 된다면 어떻게든 반드시 구해 먹었다. 그는 정치 문제와 자신의 건강 문제를 구분할 줄 알았던 영리한 왕이었다.

못 말리는 영조의 인삼 사랑 속에 숨겨진 출생의 비밀

영조 이금, 그는 무수리 출신인 숙빈 최 씨의 아들이었다. 그래서 왕이 되기까지의 길이 여간 험난하지 않았다. 실제로 그의 출생을 둘러싸고 여러 가지 설들이 나돌았다. 숙종의 아들이 아니라 광성부원군 김만기의 손자 김춘택의 아들이라는 설도 있었다. 김춘택이 자신의 아이를 임신한 동이, 즉 숙빈 최 씨를 숙종의 침전에 집어넣었다는 이야기 등이 당대에도 널리 퍼졌고 야사로도 전해진다.

『조선왕조실록』과 『승정원일기』 등 각종 기록을 통해 살펴보면 영조의 체질은 확실히 특이한 데가 있다. 그의 풍성한 수염이나 큰 키는 숙종의 풍모와 전혀 달랐다. 이것도 그가 숙빈 최 씨와 가까웠다는 김춘택의 아들로 의심받는 한 가지 이유가 되었다. 그런데 필자가 관심을 갖는 부분은 그가 인삼을 애용했다는 것이다. 영조는 83세에 승하할 때까지 인삼이 든 처방을 애용했고 심지어는 말년 10년 동안 복용한 인삼이 100근이나 될 정도였다. 이것은 이제까지 살펴본 조선 왕들의 질병력과 비교해 보면 특이한 양상이다.

조선 왕들은 무장인 이성계의 혈통을 이어받아서 그런지 대개 성격이 불꽃같거나 화병을 앓았다. 심지어는 화가 내부에서 부글부글 끓어오르다 못해 피부로 솟아오르는 종기 질환을 앓다가 죽는 경우도 많았다. 그래서 몸에 열기를 보태는 인삼을 약재로 잘 쓰지 않았다. 영조의 아버지 숙종도 예외가 아니었다. 숙종 14년 7월 16일자 기사를 보자. "이때에 임금의 노여움이 폭발하여 점차로 번뇌가 심해져, 입에는 꾸짖는 말이 끊어지지 않고, 밤이면 또 잠들지 못했다. 마음이 답답하여 숨쉬기가 곤란하고 밤새도록 번뇌가 심하다."라고 씌어 있다. 숙종이 극도의 화병을 앓았음을 잘 보여 준다.

경종도 마찬가지다. 경종 1년 10월 13일 왕은 "병근이 내장을 손상시키고 심화(心火)가 불어나 화열이 오르내리면서 정신이 아득하고 어두워 깨닫고 살피지 못하여 치료하기 힘든 지경이니 조섭을 위해서 세제로 하여금 대리청정을 시키겠다."라고 이야기한다. 정적이라고 할 수도 있는 동생과 왕권을 나누어야 할 정도로 화병이 심해진 것이다. 이듬해

3월 17일 기사에도 왕이 공무를 보다가 화열이 올라 심기가 폭발했다는 기록이 나온다. 경종은 숙종의 체질을 그대로 이어받은 듯하다.

그러나 영조는 달랐다. 그는 평생 화열을 돋우는 인삼을 복용했다. 게다가 그가 가장 많이 복용한 처방은 한의학 처방 중에서도 인삼이 가장 많이 포함된 건공탕이었다. 영조 41년의 처방 기록에 따르면 영조는 매일 8.8돈(약 30그램)이나 되는 엄청난 양의 인삼을 복용했다. 영조 스스로도 그의 건강을 칭찬하는 신하들에게 자신은 "인삼의 정기를 얻어 건강하다."라고 대답할 정도였으니 대단한 인삼 애호가라고 할 수 있다.

이런 체질은 자식, 손자와도 큰 차이를 보인다. 먼저 사도세자를 살펴보자. 어느날 광증이 발작한 사도세자가 세자궁의 나인을 죽이자 영조는 사도세자를 불러 왜 사람을 죽이게 됐는지 묻는다. 이에 세자는 "마음에 화증이 나면 견디지 못해 사람을 죽이거나 닭 같은 짐승이라도 죽여야 마음이 풀어지기에 그랬습니다."라고 대답한다. 『한중록』의 기록이다. 이 화병이 커져 결국 임오화변이라는 비극을 불러일으켰는데, 사도세자의 체질이 인삼이 잘 안 맞는 열성 체질임을 짐작할 수 있다.

사도세자의 아들 정조 역시 평생 내면의 화병과 더욱 치열하게 싸웠다. 화를 내리는 가미소요산(加味逍遙散)과 우황, 금은화를 밥 먹듯이 먹었다는 것은 잘 알려진 이야기고, 소량의 인삼도 극도로 경계해 복용하지 않았다. 정조는 죽는 순간까지 인삼을 기피했다. 이런 점을 감안하면 영조는 숙빈 최 씨의 체질을 이어받아 소음인에 가까운 체질이었던 것 같다. 질병 기록만 가지고 영조 출생의 비밀을 밝히기는 힘들겠지만 그가 아버지나 자식들과는 달리 모계 쪽의 체질을 많이 물려받았음은 확실하게 알 수 있다. 그가 소음인이라는 방증은 그의 정치적 행보에서도 찾아볼 수 있다.

영조가 평생 보인 정치적 행태는 매우 자학적이었다. 대신들과 문제가 생기면 탕약 복용을 거부하거나 하면서 약자로서의 모습을 부각시키고는 했다. 왕권과 신권이 충돌하면 신하들을 능동적으로 제압하는 것이 아니라 수동적으로 여론을 환기시켰다. 소음인의 특징이다. 영조 50년에는 유생과 백성을 모아 놓고 현상금을 내걸어 탕제 정지 여부를 묻는 행사도 벌인다. 또한 소식을 즐기고 기름진 음식과 술을 피하는 등 절제된 식생활을 이어 나갔다. 이것은 소화 기능이 선천적으로 약한 소음인의 체질이 아니고서는 실천하기 힘든 식습관이다. 자신의 체질을 잘 알았던 영조는 자신의 신체적 약점을 건강의 디딤돌로 삼았다.

'골골백세' 영조를 괴롭힌 산증

영조가 앓은 질병은 대부분 소화력 부진이나 복통을 느끼는 한랭성 질환이었다. '골골백세'라는 말이 딱 어울린다. 그러나 궁궐 밖에서 생활했던 18세에 두창을 크게 앓은 것을 제외하면 평생 큰 병에 걸리지 않았다. 자신의 판단과 선제적 대처로 질병을 예방했기에 가능한 일이었다. 그래도 주목할 만한 질병 기록이 몇 가지 있다.

영조를 괴롭힌 질환 중 하나는 산증이었다. 왕세제 시절에는 산증이 심해서 경연을 자주 쉬어야 할 정도로 통증이 심했다. 아랫배에 병이 생겨서 배가 아프고 대소변이 잘 나오지 않는 것을 산증이라고 하는데 이 산증은 현대 의학으로는 설명하기 어려운 하복부 냉통 증후군을 가리킨다. 지금으로 말하면 남성의 경우 소화 불량과 전립선 질환이 복합된 질환이며, 여성의 경우 생리통 질환이나 냉대하로 인한 자궁하 복통 질환이다. 『동의보감』은 "산증은 전음(前陰)에 속한다. 전음은 종근(宗筋)이 모이는 곳이며 종근이란 음부의 털이 나는 곳에 가로놓인 뼈의 위아래에 있는 힘줄이다."라고 설명하고 있다.

한의학에서는 오래전부터 산증이 찬 기운으로 인해 생긴다고 해석했다. 중국 송나라 때 명의 양사영이 지은 『직지방』에는 구체적인 묘사가 실려 있다. "산증이란 음낭과 아랫배가 아픈 것이다. …… 오한과 발열이 생기다가 대소변을 보지 못하거나 설사가 나기도 하는데 적취가 생겨 술잔 같거나 팔뚝 같거나 쟁반 같기도 하다."

『승정원일기』 영조 즉위년 10월 12일자 기사를 보면 영조 자신이 산증이 생긴 원인을 자세히 설명하고 있다. "홍진(18세 때 잠저에서 걸린 두창) 이후에 처음에는 산기가 있음을 알지 못하고, 체기가 있어서 청열소도지약(淸熱疎導之藥)을 다복하여 하부가 궐랭(厥冷)하고 해역(咳逆)이 병발해서 독음(獨陰)에 뜸을 뜨고 방풍산(防風散)을 써서 효과를 봤으나 그 찬약이 문제"였다는 요지의 말을 한다.

그로부터 50년이 지난 영조 50년 5월 8일에도 이 문제를 다시 언급하는데 홍진에 걸렸을 때 쓴 우황과 찬 약이 산증을 유발했다고 회고한다. 물론 자신의 생활 습관에 문제가 없는지도 꼼꼼하게 자가 진단한다. "예전 같으면 여름에는 생냉물을 먹지 않았으나 요즘은 과인이 스스로 과식한 측면이 있고, 겨울이 되어서도 오히려 수족을 차게 하고 몸을 두루 차갑게 했다. 대개 평상시 과인의 처신이 몸을 차갑게 한 것이다." 산증의 형태에 대해서도 "지금 복부는 손으로 만져 보면 옆으로 횡단지기가 있는데, 의복이 단박해서 그런 것이 아니고 지금 여름에 덥다고 생랭

(生冷)한 것을 과식한 소치다."라고 밝힌다.

산증은 소변을 보기 어렵게 만들거나 참기 힘들게 해 영조를 계속 곤란하게 만들었다. 영조 2년 10월 14일자 『승정원일기』 기록이다. "어릴 때부터 소변을 자주 봤는데 최근에는 더욱 심해져 하룻밤에 수차례에 걸쳐 들락날락했다. 특히 요번 제사 때 초헌을 보는데 소변이 심히 마려워 실례를 할 뻔했다." 산증이 주는 곤혹스러운 경험을 고백하고 있는 것이다. 심지어 소변이 방울방울 떨어져 고통스럽다고 고민을 털어 놓는 것이 한두 번이 아니다.

사실 아버지 숙종도 산증과 소변 문제로 고생했다. 숙종 10년 왕은 사심도적산(瀉心導赤散)과 삼호작약탕(參胡芍藥湯) 같은 처방을 주문한다. 이 처방들은 모두 소변을 순조롭게 보기 위한 것이었다. 그리고 말년에는 도수환이라는 공격적인 처방으로 대소변 관련 증상을 개선한 적도 있다.

영조는 찬 약물이나 생활 습관에서 산증의 원인을 찾았지만『동의보감』은 이 병의 원인을 화병에서 찾는다. "대체로 성을 몹시 내면 간에 화가 생긴다. 화가 몰린 지 오래되면 내부가 습기로 차가워지며 통증이 심해진다." 화병을 산증의 원인으로 꼽은 것이다. 영조도 숙종만큼이나 불같은 성격이었다. 성격 급하고 감정적이고 눈물도 많았다. 심지어 신하들에게 대놓고 욕을 퍼붓기도 했다. 심지어 종묘보다 어머니 숙빈 최씨 사당을 먼저 가서는 안 된다고 신하들이 간하자 뛰쳐나가 한겨울에 연못에 발을 담그고 이대로 빠져죽겠다고 울었다고 한다. 그래서 찬 음식, 찬 약을 먹어 그렇다는 자가 진단과 달리 영조 역시 각종 스트레스로 인한 화병에 시달렸을 것이다.

사실 영조가 왕위에 오르기까지의 과정은 조선 시대 어떤 왕보다도 험난했다. 숙종 말년과 경종 시대에 당파 싸움은 당파와 척족이 임금을 선택하는 지경에 이르러 있었다. 이복형인 경종은 왕세자 시절부터 직접적인 독살 위협과 정치적인 폐세자 음모에 시달렸고, 경종의 왕세제로 책봉된 영조 역시 조금만 한눈팔면 목숨이 끊어질 수 있는 살얼음판을 걸어야 했다.

게다가 영조의 어머니 숙빈 최 씨는 궁녀들의 몸종인 무수리였다. 왕의 어머니라고는 상상하기 힘든 천한 신분이었던 것이다. 심지어 경종의 어머니 희빈 장 씨가 인현왕후를 상대로 저주의 굿판을 벌인 후 사사당한 것은 숙빈 최 씨가 숙종에게 진실을 알렸기 때문이었다. (반대로 궁녀들과 연결 고리가 있던 김춘택이 궁녀들로 하여금 저주 관련 물건을 묻게 하고 이것을 희빈 장 씨가 한 일로 조작했다는 설도 당대에 이미 유명했다.) 장희빈이 사약을 받고 죽었으니 경종에게 영조는 자기 어머니를 죽인 원수의 자식이었다. 예뻐 보일 리가 만무했을 것이다.

경종이 왕위에 오른 후 일어난 신임사화나 당대의 '문고리 권력'인 실세 환관 박상검과 영조 사이에 벌어진 갈등 등은 왕의 이복동생이며 왕위를 계승할 왕세제 영조의 위치가 얼마나 취약했는지를 잘 보여 준다. 예를 들어 신임사화에서 연잉군을 왕세제로 책봉케 하고 대리청정까지 밀어붙인 노론의 대신 넷이 얼마 후에 연잉군을 왕으로 추대하려 한 역도로 몰려 모조리 처형당한다. 그리고 경종의 총애를 받던 환관 박상검은 왕세제였던 영조의 숨통을 죄여 오고 있었다. 그때 영조는 오로지 세제 자리를 면하게 해 달라고 왕에게 간청할 뿐 할 수 있는 일이 전혀 없었다. 만약 숙종의 계비인 인원왕후 김 씨의 비호가 없었다면 목숨을 부지하지 못했을 수도 있다.

이복형제의 갈등은 경종의 죽음을 둘러싼 독살 의혹을 한껏 증폭시켰다. 특히 권력을 잃은 소론 강경파와 남인 들은 영조를 독살자이자 왕위 찬탈자로 봤다. 이것은 결국 이인좌의 난이라고도 하는 영조 4년의 무신란(戊申亂, 1728년), 영조 31년의 나주 괘서 사건 등으로 이어졌다. 영조 31년 5월 20일 국문을 받던 신치운은 스스로 "신은 갑진년(영조 즉위년)부터 게장을 먹지 않았으니 이것이 바로 신의 역심입니다."라고 말하고 죽임을 당한다. 경종 독살설의 의혹이 영조가 재위하고 31년이 지나도록 사라지지 않은 셈이다. 이 무시무시한 스트레스들은 영조의 화병을 키웠을 것이다. 이 화병의 징후를 영조는 종종 자학적인 말로 툭툭 표현했다.

영조 7년 4월 13일에는 "옛 말에 이르기를, '만 가지 보약이 모두 헛것이다.'라고 했다. 시험 삼아 오늘날의 시상(時象)을 보건대, 내 마음을 괴롭히는 것이 이와 같으니, 묵은 나무뿌리와 썩은 풀로 효과 보기를 바란다면 옳은 일이겠는가? 경들은 어찌하여 이 무리들을 조제(調劑)하지 않는가?"라고 자학하며 대신들을 나무란다. 또 영조 9년 1월 17일에는 "온갖 보양이 모두가 헛것이고 다만 마음을 맑게 하는 것이 요방(要方)이다."라는 말을 인용하며 괴로운 심경의 일단을 드러내고, 44년 9월 2일에는 "아 나의 병은 첫째도 심기(心氣)이고 둘째도 심기이다."라고 자신의 심경을 토로한다.

실제로 영조 13년까지 왕은 현기증을 호소했고 그때마다 고암심신환(古庵心腎丸)이라는 처방을 받는데 이 처방은 현기증의 원인을 마음의 화라고 규정하고 만들어진 것이다.

그런데 여기서 우리는 한의학적으로 재미있는 사실을 발견할 수 있다. 같이 산증을 앓은 숙종과 영조의 처방이 달랐다는 것이다. 한방 치료의 기본 원리는 허와 실을 가리는 데 있다. 두 임금의 질병 양상은 허와 실의 측면에서 차이가 컸다. 숙종은 소변이 붉고 갈증을 호소했는데 당시 어의들은 이것을 실증으로 진단하고 도적산 계열의 찬 약물을 위주로 해서 공격적인 처방을 썼다. 반면 소변을 보기 힘들어 하거나 참기 힘들어 하면서 설사가 잦은 허증 증상을 보인 영조의 경우에는 내부를 따뜻하게 데우는 반총산 위주로 처방을 했다. 영조는 "반총산을 나의 주인으로 삼는다."라고 할 정도로 애용했다. 영조가 아버지 숙종보다 어머니 쪽의 체질을 더 많이 물려받았다는 또 하나의 증거다.

기생충 치료하려 배꼽 뜸질도

영조는 또 기생충 때문에 고생했던 것 같다. 회충 때문에 생기는 위로 치밀어 오르는 듯한 느낌과 구역감을 회기(蛔氣)라고 하는데 이 증상은 영조 20년부터 41년까지 20년 넘게 이어진다. 한의학에서는 회충으로 인해 생기는 질환을 회궐(蛔厥)이라고 하는데, 이것이 위가 차서 생긴다고 봤다. 그래서 회충을 치료하는 약물은 모두 매운 약이다. 위장의 온기가 떨어지면 회충이 살기 좋아지니 위속을 따뜻하게 해 회충을 몰아내려 한 것이다.

회궐에는 이중탕(理中湯)에 산초와 빈랑을 넣어 달인 물로 오매환(오매, 황련, 당귀, 산초, 세신, 부자, 계피, 인삼을 넣어 조제한 환약)을 먹는 것이 제일 좋다고 했다. 이것 말고도 빈랑이나 사군자라는 약물이 든 회충환도 좋은 치료약이었다.

어의들은 위장의 온기를 보태기 위한 약물 처방을 하는 한편으로 뜸 치료를 적극적으로 권한다. 영조도 자신의 건강상 약점이 소화기의 냉증에 있음을 잘 알고 있었기 때문에 연제법(煉臍法)으로 이것을 극복하고자 애썼다. 연제법은 배꼽을 뜸질하는 것인데 방식은 직접구(직접 뜸)가 아니라 간접구(간접 뜸)에 속한다. 쑥뜸과 피부 표면 사이에 소금이나 약재를 넣어 열기가 피부에 직접 닿아 상처를 내거나 고통을 주지 않도록 하는 것이다.

인체를 보는 지혜가 동서양에서 일치하는 것이 배꼽이다. 레오나르도 다 빈치의 역작인 인체도는 의학과 예술의 융합점을 보여 준다고 평가받는다. 다 빈치 인체도의 사각형과 원이 이루는 비례는 로마의 건축가인 비트루비우스의 인체 비례에 대한 생각을 구현한 것이었다.

자연이 낸 인체의 중심은 배꼽이다. 등을 대고 누워서 팔다리를 뻗은 다음 중심을 배꼽에 맞추고 원을 돌리면 두 팔의 손가락 끝과 두 발의 발가락 끝이 몸에 닿는다.

손발을 뻗은 인체의 중심이 배꼽이라는 생각은 『동의보감』에서도 볼 수 있다. 『동의보감』 배꼽을 다른 글에서 이렇게 적고 있다. "팔을 위로 올리고 땅을 디디고 서서 줄로 재 보면 중심이 바로 배꼽에 해당된다." 손을 들어 올린 모습에서 배꼽이 인체의 중심이라는 데는 동서양이 일치된 견해를 갖고 있는 것이다.

배꼽이라는 순수한 우리말도 마찬가지다. 『월인석보』에서는 배꼽이라는 말은 '빗복'으로 적고 있는데 배의 한복판이라는 뜻으로 인체의 중심이라는 의미가 담겨 있다. 기독교의 성서에서도 비슷한 표현을 찾아볼 수 있다. 『구약 성서』「욥기」 40장 16절의 말이다. "이제 보라 그의 기력은 그의 허리에 있고 그의 힘은 그의 배 배꼽에 있느니라." 『동의보감』은 더욱 구체적으로 배꼽의 의미를 해석하면서 치료 효능까지 덤으로 적었다. "배꼽줄은 마치 과일이 나뭇가지에 달려 있을 때 양분이 과실꼭지를 통하는 것과 같다. 배꼽에 더운 김을 쏘여 주어 꼭지를 튼튼하게 하는 것은 풀과 나무에 물을 주고 흙을 북돋아 주면 잘 자라는 것과 같다."

뜸을 뜨고 더운 김을 쏘이는 것은 배꼽이 차갑기 때문이다. 이런 인식에는 한의학 고유의 음양론이 뿌리내리고 있다. 배꼽은 태아가 자궁 속에 있을 때 영양분을 받는 유일한 통로다. 어머니는 배꼽을 통해 태아에게 물질과 에너지를 공급해 태아가 음형(陰形)을 기를 수 있도록 한다. 출생 후에는 닫히지만 그래도 인체의 정혈이라는 음기가 모이는 축으로서 기능한다.

영조는 이후 회충 치료 말고도 건강 회복을 위한 일반적 건강법으로 배꼽 뜸질을 종종 활용했다. 아마 꽤 좋은 효과를 봤을 것이다. 『동의보감』은 배꼽을 데우는 방법 몇 가지를 제시한다. 소금이나 회화나무 껍질로 배꼽을 덮고 난 뒤 배꼽에 쑥뜸을 뜨는 방법, 부자를 비롯한 따뜻한 약으로 고약을 만들어 붙이는 방법, 배꼽을 약쑥으로 덮는 방법 등이 그것이다. 이렇게 하면 "냉대하와 월경이 고르지 못하여 임신하지 못하는 것을 치료한다."라고 한다. 지금도 많은 사람들이 솔깃해할 치료 효과다.

편집증적 건강 관심과 노력이 만든 조선 최장수 왕

영조는 연제법으로 위장의 냉증을 없애는 한편 적극적으로 탕약을 복용해 체내의 온기를 끌어올리려고 노력했다. 인삼과 계지, 건강 등이 들어간 이중탕을 복용했는데, 한번 먹어 본 후 효과가 확실하자 자신에게 가장 잘 맞는 처방으로 확신했다. 나중에는 이중탕에 녹용과 우슬, 부자를 첨가한 처방에 건공탕이라는 이름까지 하사했다. 나라를 세운 공로에 맞먹는 처방으로 추켜세운 것이다. 또 당대 최고의 만능 기술자 최천약의 신기에 가까운 기술에 비교하기도 할 정도였다.

영조 41년 12월 29일 약방 제조들이 건공탕의 효과로 "옥색이 화창하시"며 "수염과 머리카락이 조금도 쇠하지 않는다."라고 칭찬을 하자 영조 스스로 "인삼의 정기"를 얻었기 때문이라고 대답한다. 인삼을 매년 20여 근씩 소비할 정도였으니 그럴 만도 하다. 거의 매일 한약을 복용한 셈이다.

아마 이것은 당시로서도 재정에 부담을 줄 정도의 처방이었을 것이다. 영조 자신도 이것을 민망해 한다. 앞에서 인삼의 정기를 얻어 젊음을 유지한다고 자랑하면서도 "가령 인삼이 선단 영액이라 하더라도 이를 사책(史冊, 역사책)에 써서 후세의 법으로 삼는다면, 어찌 재물을 다 허비하여 민망한 일이 되지 않겠는가?"라고 말한다. 하지만 영조의 인삼 사랑은 이후에도 그치지 않는다. 우리는 여기에서 자신의 건강을 위해서는 수단 방법을 가리지 않은 영조의 또 다른 면모를 확인할 수 있다.

영조가 기름진 음식이나 술을 멀리한 것은 잘 알려진 사실이다. 술을 워낙 멀리해 오히려 처방에 술이 들어가지 않아서 효과가 떨어진다고 신하들이 걱정할 정도였다. 음식도 마찬가지였다. 많은 사람들은 영조가 금주령을 내리고 감선이나 철선을 하면서 철저하게 검소한 생활을 한 것으로 알고 있다. 그러나 좋아하는 반찬에는 돈을 아끼지 않았다. 송이버섯, 생전복, 새끼 꿩고기, 고초장(苦草醬, 고추장)이 바로 그것이다.

특히 영조가 사족을 못 쓸 만큼 좋아한 것은 사슴 꼬리였다. 79세 때에도 "반찬 중에서 사슴꼬리만 손을 댈 수 있다."라고 할 정도였다. 그가 특히 즐긴 것 중 하나는 죽은 효장세자(10세에 요절한 영조의 맏아들. 후일 진종으로 추존된다.)의 부인인 현빈(후일 효순왕후로 추존되었다.)이 준비한 밤이었다. 반면 그가 싫어한 것은 생선회나 기름진 음식으로 자신의 소화력으로는 감당하기 힘든 것이었다. 자신의 체질에 맞게 잘 먹은 것이 영조 건강법의 핵심이었던 셈이다.

약차는 요즘 기호 음료로 많이 먹는다. 그러나 조선 시대에는 치료의 보조 수단으로 쓰인 처방의 하나였다. 영조가 다리 힘이 모자라면서 즐겨 먹은 것이 송절차(松節茶)다. (왕실에서는 '송절다'라고 했다.) 송절(松節)은 솔뿌리로 근육과 뼈를 튼튼하게 하고 어혈을 없애는 약재다. 『승정원일기』에서는 황토에서 자란 어린 소나무의 동쪽으로 난 뿌리를 주재료로 해서 오가피와 우슬을 넣어 만든 것이라고 밝히고 있다.

일부 연구자 중에는 영조 45년 2월 26일자 실록 기사에 송절차를 대신들과 함께 마시며 "비록 취해서 쓰러지더라도 허물로 삼지 않겠다."라고 한 영조의 말을 가지고, 이 송절차는 영조가 자신이 내린 금주령을 피하기 위해 눈속임으로 만든 술의 한 종류라고 주장하는 이도 있다. 그러나 영조가 그 전에 술을 즐긴 적이 없다는 점으로 미뤄볼 때 이것은 억측에 가깝다. 사실 영조의 이 말은 잔치를 열었는데 술 대신 송절차를 내놓아 불만스러워하는 신하들을 달래기 위해 한 농담이었다. 그리고 영조는 송절차의 효험을 많이 봤는지 5년 동안 음용한 후 영조 46년 1월 3일 눈이 어두워진다는 느낌을 받자 복용을 중지했다.

어깨 통증도 영조를 오랫동안 괴롭힌 질병이었다. 침 요법은 물론 고약 종류를 직접 붙이거나 다른 보조 요법도 사용했다. 예를 들면 솔잎을 쪄서 따뜻하게 감싸는 법이나, 누에고치를 볶아서 붙이는 것, 천초를 술과 달여서 팔에 수건으로 감싸는 방법 등이 동원되었다. 물론 체질에 맞게 탕약도 복용했는데, 특기할 점은 아침에 일어나 팔을 전후로 흔들고 난 뒤 갑자기 좋아졌다며 운동 치료의 효험을 강조했다.

영조는 분명 허약 체질이었을 것이다. 평생 산증으로 인한 복통과 설사, 소변 장애 증상으로 고통 받았다. 특히 즉위 초기에는 산증과 소화불량으로 힘들어 했으며 중년기에는 어깨 통증과 회충으로 인한 소화불량을 호소했다. 말년에는 극심한 피로와 하지 무력감, 건망증에 시달렸다. 그러나 그가 조선 왕들 중 타의 추종을 불허하는 장수에 성공했다. 그 비결은 무엇일까? 사실 그것은 평범했다. 그는 자신의 체질을 알고 질병에 대비했으며, 스스로의 건강을 지키기 위해 편집증적이라고도 할 수 있을 정도로 온갖 노력을 기울였다. 어쩌면 영조는 조선 왕들의 몸과 마음을 너덜너덜하게 만든 권력 투쟁의 수레바퀴에 맞서 자기를 바로 알고 약점과 단점을 끊임없이 보완하고 몸의 지혜를 실천함으로써 자신의 건강을 지킨 유일한 왕일지도 모른다.

조선 왕 독살 사건의 진실

조선 왕 독살설은 흥미진진한 이야깃거리다. 어떤 역사 저술가는 태조부터 순종까지 27명의 임금 중에서 10명 전후의 임금들이 독살되었을지도 모른다고 주장한다. 조선 왕 3명 중 1명이 독살된 셈이니 화제가 아닐 수 없다. 문종, 단종, 예종, 연산군, 인종, 선조, 소현세자, 효종, 현종, 경종, 정조, 효명세자, 고종이 독살설에 오르내린다. 충효의 나라 조선은 신하들이 왕을 모살하는 독살의 나라였던 셈이다.

조선 왕을 둘러싼 궁중과 조정의 치열한 권력 다툼을 생각한다면 조선 왕 독살설도 이해가 안 가는 것은 아니다. 하지만 조선 왕을 포함해 한 인간의 생로병사는 정치적 권력 관계나 사회 경제적 구조로만은 설명되지 않는다. 그는 그만의 몸, 역사도 사상도 마음도 속일 수 없는 몸을 갖고 살아가기 때문이다. 따라서 왕의 죽음을 당시의 정치적 권력 관계와 시대 상황만으로 환원시켜 독살이라고 추론하는 것은 무리가 있다. 조선 왕이 어떤 삶을 살았고 그 삶이 그의 몸에 어떤 영향을 끼쳤으며 그 영향이 어떤 질병을 낳았는지 왕의 한의학이라는 프레임으로 짚어보지 않으면 안 된다.

실제로 독살되었다고 거론되는 조선 왕들의 질병 기록을 찬찬히 들여다보면 나름 의문이 생기는 갑작스러운 죽음도 있지만 대체적으로는 질병과의 인과 관계가 논리적으로 이해가 되는 죽음이 많다. 예를 들어 선조가 광해군의 측근 궁녀인 김개시가 올린 독 든 찹쌀밥(약밥이나 떡이라고 하는 기록도 있다.)을 먹고 죽었다는 설이 있다. 하지만 실록의 질병 및 치료 기록을 검토해 봤을 때 뇌일혈 또는 뇌경색을 앓던 선조가 급체로 죽었다고 추정하는 게 합리적이다. 선조는 그 전부터 잠자리에서 일어나다가 의식을 잃고 쓰러지는 등 중풍을 앓아 왔기 때문이다. 조선 중기에 중증 뇌일혈 같은 질환은 외과적 대처가 불가능한 영역에 있었다.

효종의 죽음 역시 잘못된 진단과 처방으로 인한 의료 사고에 가깝다. 효종은 즉위 초부터 당뇨병인 소갈증을 앓아 왔기에 피의 지혈 능력이 떨어져 있었고, 침을 이용한 사혈 요법은 치명적인 과다 출혈로 이어졌다. 특히 신가귀는 사혈침으로 효종의 총애를 받았던 인물이고, 실록에 따르면 병으로 수전증이 있어 집에서 쉬고 있던 신가귀를 궁궐로 불러들여 사혈침을 놓도록 했던 것이 효종 자신인 것을 보면, 효종이 신하들의 시해 음모에 희생되었다고 보기는 힘들다.

현종 역시 즉위 초부터 죽음의 문턱을 왔다 갔다 한 걸어 다니는 종합 병원이었다. 온천욕과 침, 한약 복용으로 한평생을 보내다가 오랫동안 끌어 온 설사와 고열로 인한 호흡 곤란 등의 지병으로 세상을 떠났다. 실록과『승정원일기』등의 진료 및 치료 기록을 보다 보면 독살이 들어갈 틈이 없다.

경종은 조선 후기를 뜨겁게 달군 독살설의 당사자였다. 실록도 그가 독살의 위협에 노출된 왕이라는 사실을 인정하고 있다. 경종을 독살하려는 실제 음모가 꾸며졌고, 중국에서 구한 독을 경종에게 실제로 먹여보기도 했지만 실패한 것으로 보인다. 경종 스스로도 어느 날 어떤 음식을 먹고 속이 안 좋아 누런 담수만 거의 반 대야 정도 토해내고 살아남았다고 이야기할 정도였다.

이런 상황에서 경종의 갑작스러운 죽음은 그의 왕위를 이은 이복동생 영조를 독살범으로 의심받게 하기 충분했다. 영조는 그 오랜 재위 기간 내내 게장과 감을 먹여 선왕을 독살했다는 루머에 시달려야 했다. 그러나 경종의 죽음은 처음부터 잘못 꿰어진 단추처럼 이공윤이라는 유의가 만든 질병이었다. 실록에서는 경종이 "말할 수 없는 병"을 앓고 있었다고 여러 번 기록하고 있는데, 관련 기록을 검토해 볼 때 이것은 간질이다. 경종의 죽음은 이공윤이 간질이라는 불치병을 치료한다고 무리하게 독한 약을 투여하다 생긴 약화 사고의 결과에 가깝다.

게다가 독살설 논자들이 경종을 죽인 약물로 추정하는 게장과 생감이 죽음을 부를 만큼 위력적인 조합인지도 의문이다. 물론 의서에서도 게장과 생감을 같이 먹는 것이 몸에 안 좋은 영향을 끼칠 수 있다고 지적하고 있고, 경종의 경우 오랜 질환으로 소화 능력이 떨어진 상태에서 성질이 찬 게장과 성질이 떫은 감을 함께 먹은 것은 설사 등을 일으켜 그의 죽음에 일정 정도 영향을 미친 것은 분명하다. 그렇다고 해서 이 둘의 조합이 독약도 아니고, 실제로 먹어 봐도 꼭 못 먹을 것도 아니며, 영조가 게장과 생감을 진어했는지도 불분명하다. 게다가 영조가 게장과 생감을 먹고 설사하던 경종에게 이공윤의 반대를 무릅쓰고 인삼, 부자를 처방한 것은 한의학적으로 적절한 처방이다. 이런 영조에게 게장과 생감을 바쳐 경종을 죽였다는 혐의를 두는 것은 불합리해 보인다.

수은이 든 연훈방(烟熏方)으로 정조가 독살당했다는 정조 독살설은 그 근거가 더욱 미약하다. 연훈방은 종기 치료 처방일 뿐 독약과는 거리가 멀다. 게다가 직접 마시는 약도 아니고 태워서 그 연기를 종기에 쐬는 간접적인 방식으로 처방하는 약이다. 연훈방을 바친 심인이라는 의원이 정조의 정치적 반대파라고 거론되는 노론 벽파 영수 심환지의 친척이라고 연훈방이 독살의 수단으로 사용되었다고 주장하는 것은 의학 논리적 정합성 문제를 넘어 부당해 보이기까지 한다.

정조는 체질에 맞지 않는 인삼 든 경옥고를 먹고 급격히 증세가 악화되었다. 일종의 약화 사고 후유증으로 세상을 떠난 셈이다. 실록은 이 상황을 낱낱이 기록하고 있다. 체질적으로 열이 많았고 아버지 사도세자의 비극적 죽음으로 평생 화증을 앓은 정조는 스스로 이렇게 말하고는 했다. "가슴속의 열기로 황련이라는 약을 물마시듯 했고 젊은 날 우황과 금은화 먹는 것을 일과로 삼았다." 이런 정조가 종기 후유증을 치료하고 몸을 보양할 목적으로 인삼이 든 경옥고를 먹은 게 문제였다.

대한제국의 첫 황제 광무제 고종 역시 조선 왕 독살설의 중요한 주인공이다. 그가 조선을 탈출해 망명 정부를 만들려고 했고, 당시 파리에서 열릴 예정이었던 파리 강화 회의에 다시금 밀사를 파견하려고 했기 때문에, 일제 총독부에서 그것을 막기 위해 이완용이나 전의 안상호를 시켜 식혜에 독을 타 독살했다는 것이 큰 줄거리다. 근대 격동기를 산 고종은 서양 의학과 전통 한의학의 처방을 동시에 받았고, 그의 질병 및 치료는 서양 의학을 전공한 일본인 촉탁의와 태의원의 전의들에 의해 시간대별로 자세하게 기록되었다. 그가 죽은 날의 기록도 상세하게 남아 있는데, 그 기록을 분석해 보면 뇌일혈로 인한 중풍 발작이 반복되면서 세상을 떠난 것으로 보인다.

조선 왕 독살 사건의 또 다른 주인공, 독약

조선 왕 독살설의 또 다른 주인공은 독약이다. 당나라 고종 때 제정된 '당률'은 동아시아에서 사용된 대표적인 독약 다섯 가지를 기록하고 있다. 짐독(鴆毒), 오두(烏頭), 부자(附子), 야갈(冶葛)이 그것이다.

오두와 부자는 바꽃이라고 하는 미나리아재빗과에 속한 여러해살이 풀의 뿌리를 말린 약재를 가리키는 말이다. 뿌리가 잎이나 줄기보다 독성이 강하다. 이 바꽃의 덩이뿌리 중 모근을 오두라고 하고, 그 곁가지인 자근을 부자라고 한다. 둘 다 맛은 쓰고 달며 성질은 따뜻하고 독이 있다. 북반구 고산 지대에서 주로 서식하는 독성 식물이라 우리나라에서는 많이 자생하지 않아 옛날부터 대부분 중국에서 수입해서 썼다. 독물로도 쓰이고 약재로도 쓰인다.

부자는 아주 오래전부터 독으로 사용되어 온 약재다. 사냥에도 이용되었다. 북반구 고지대에 사는 민족들 중에는 부자를 가지고 화살독을 만들어 새나 짐승을 잡는 민족도 있다. 중국에서는 그 즙을 달인 것을 사망(射罔)이라고 불렀다. 흥미로운 것은 이 독으로 잡은 새나 짐승을 조리해 먹어도 사람은 중독되지 않는다는 것이다. 조리하는 열에 독성분이 분해되는 것도 있고, 그 독성분이 위장에서는 잘 흡수되지 않기 때문이다.

부자는 북반구에서 오래 사용된 만큼 여러 문명권에서 다양한 이름으로 불렸다. '독의 꽃', '악마의 뿌리', '살인자' 같은 별명이 붙었고, 일본에서는 '골짜기를 못 건넘'이라는 뜻의 명칭으로 불리기도 했다. 서양에서는 아코니틴이라고 했다. 그리스의 아코네라고 하는 마을에서 따온 이름이다. 아코니틴은 현재 부자의 독성 성분 물질을 가리키는 말로도 사용되고 있다. 정제된 아코니틴은 3~4밀리그램만 있어도 사람의 중추 신경을 마비시켜 심정지에 이르게 할 수 있다.

일본의 의학자 야카즈 도메이가 쓴 『한방치료백화』라는 책을 보면 부자 중독 사건에 대한 자세한 기록이 남아 있다. 1931년 4월 일본 삿포로에서 일가족 3명이 부자로 나물과 된장국을 해 먹었다가 중독돼 1명이 숨진 사건이다. 숨진 사람은 서른한 살의 여성. 그는 오후 7시경 가족과 저녁식사를 한 뒤 1시간이 지난 후에야 현기증을 호소하며 중독 증상을 보였고 다음 날 오전 5시 30분에 숨을 거뒀다. 부자를 먹고 죽음에 이르는 데 10시간 30분이 걸린 것이다. 부자의 독성을 짐작하게 해주는 사건이다.

그럼, 짐독은 무엇일까? 바로 짐새의 독이다. 짐새는 중국 남해에 사는 것으로 알려진 새를 일컫는다. 그 새의 털을 술에 담가두면 사람을 죽일 정도의 독주가 된다고 한다. 『본초강목』을 보면 짐새에 대한 자세한 설명이 나온다. "꿩과에 속하는 이 새의 형태는 공작과 비슷하다. 목은 검고 부리는 붉으며 뱀을 통째로 삼키며 이 새가 물을 마신 곳에서는 모든 벌레가 전멸한다. 오직 코뿔소의 뿔만이 이 짐독을 해소할 수 있다고 하나 그 실체는 전혀 알려지지 않아 다만 독의 대표적인 이름으로 전해질 뿐이다." 그러나 짐새 자체가 실체는 없어 짐독의 진위 여부가 불분명하다.

야갈은 겔세미움 속의 독성 식물인 겔세미움 엘레간스(*Gelsemium elegans*)와 그것으로 만든 독약을 말한다. 중국 남부와 베트남 같은 동남 아시아가 원산지인데, 잎 세 장만 먹어도 죽는다고 할 정도로 동아시아 문화권에서 최강의 맹독 식물로 알려져 있다. 야갈의 뿌리를 한의학에 서는 구문(鉤吻)이라고 하는데 이것을 약재로도 쓴다.『증수무원록』에 서도 비상과 함께 가장 치명적인 독물로 꼽힌다. 기본적으로 호흡기를 관장하는 중추 신경에 직접 작용해 현기증, 구토, 호흡 정지를 일으킨 다. 독성분인 겔세미신(gelsemicine)은 정제된 경우 0.05밀리그램만 있어 도 치사량이다.

조선 시대 법의학의 바이블이라고 할『증수무원록』에는 고독(蠱毒) 같은 주술적인 독물에 중독되어 죽은 경우도 설명하고 있다. 고독에 중 독되어 죽으면 얼굴과 앞가슴이 심히 검푸르게 되고, 배가 부풀어 오르 며 피를 토하거나 쏟아낸다고 한다. 고독은 그릇 안에 곤충이나 파충류 를 넣어 서로 잡아먹게 하고 최후까지 살아남은 한 마리를 주술적으로 이용해 만든 독이다. 다른 생물들을 죽이고 살아남은 무서운 생명력, 다시 죽을 수밖에 없는 분노를 사람에게 옮겨 병을 유발하는 주술적인 독이다. 어떤 생물을 썼느냐에 따라 사고, 묘고, 견고, 금잠고, 당랑고 등 으로 나뉘었다. 성종 때 고독 치유 전문가를 불러 그 기술을 여의에게 전수하라고 지시한 기록이 실록에 남아 있다. 고독을 전쟁 수단으로 사 용한 경우도 있다. 효종의 사위인 정재륜이 남긴『공사견문록』에 김종 서가 육진을 개척할 때나 임란 때 적에게 고독을 뿌렸는데 별 피해를 주 지 못했다는 기록이 있다.

고독과 비슷하게 사용된 저주의 주술이 바로 염매(厭魅)다. 염매의 염

(厭)은 인형이나 화상을 만들어 해코지를 하는 주술을 말하고, 매(魅)는 영혼을 유도하거나 매개해 상대를 해치는 것을 말한다. 성호 이익에 따르면 아이를 배고프게 만들어 식욕을 자극한 후 죽통에 좋은 음식을 넣어 아이를 유인한 뒤 죽여 그 영혼을 죽통에 담고, 이 죽통을 이용해 남을 해코지하는 것을 말한다.

부적과 저주는 해코지를 할 대상자의 생년월일을 써서 매장하거나 태우는 주술이다. 중종 시대에 일어난 작서의 변은 대표적인 저주 사건으로 경빈과 복성군을 억울하게 죽음에 이르게 한 비극적 사건이었다. 인종 즉위 후에도 윤원형이 목우를 만들어 인종의 죽음을 빌었던 염승(厭勝) 행위도 『연려실기술』에 기록되어 있다. 광해군과 인목대비 사이에서 난무한 무고(巫蠱) 사건은 결국 인조반정의 빌미가 되어 역사를 바꿨다. 또 숙종 대에는 장희빈과 인현왕후 사이에서 벌어진 무고 사건으로 장희빈이 사사되었다. 고독과 염매, 부적과 저주 같은 주술도 일종의 독살로 취급되었다.

이 독약들 말고 조선 왕들이 가장 두려워한 독약으로 비상(砒霜)이 있다. 『본초강목』은 비상의 약효를 "표범처럼 맹렬하여 함부로 다룰 수 없는 무서운 약물"이라고 표현했다. 『본초강목』에 따르면 비상은 중국 강서성 상효현 옥산이라는 지역의 우물인 비정에서 캔다. 우물은 평상시에는 늘 봉쇄해 두었다가 푸른색 우물물을 모두 퍼낸 다음 비상을 캔다. 산에서 바로 캐낸 것을 비황(砒黃)이라 하고 비황을 갈아서 만든 것을 비상이라 한다. 본래는 학질을 치료하는 약으로 사용하는데 열과 독이 아주 많아서 쥐나 참새는 극소량을 먹어도 즉사한다. 다른 독들은 녹두나 냉수를 먹어 해독하는데 비상은 해독이 가능하지 않은 극독약으로 소주나 술과 같이 먹으면 장위가 녹아 순식간에 사망한다고 했다. 『수호전』에서 반금련이 남편 무대랑을 죽일 때 사용한 약으로 동아시아권에서는 유명했다.

현대 과학적으로 비상은 독성 원소인 비소를 포함한 천연 상태 비소의 황산화물이다. 서양에서는 13세기에 벌써 비소를 발견해 독살을 비롯해 여러 분야에서 사용했다. 체사레 보르자가 정적을 암살할 때 비소를 포도주에 탔다는 이야기는 유명하다. 비소는 현재도 농약, 제초제, 살충제, 독가스 등으로 많이 사용되고 있다.

『증수무원록』에는 비상을 먹어 죽은 사람을 부검할 때 어떤 특징을 볼 수 있는지 이렇게 적고 있다. "비상과 야갈 독에 중독되어 죽으면 봄, 여름, 가을, 겨울에 24시간이 지나면 몸 전체에 잔 포진이 일어나되 검푸른색이 되고, 눈망울이 터져 나오고, 혀 위에 잔바늘 같은 포진이 나고, 혀가 또한 터져 나오고, 입술이 터지고, 두 귀가 부풀어서 크고, 복두가 팽창하고, 항문이 부풀어 터지고, 입술과 손발톱에 검푸른 색이 있는데, 만일 배부른 때에 (독을) 먹었으면 상반신이 푸르고 굶주린 때에 (독을) 먹었으면 하반신이 푸르고 외신(고환)이 부풀어서 커진다."

최악의 독약인 만큼 실록에서도 비상에 대한 언급을 여러 차례 찾아볼 수 있다. 대표적인 사례가 연산군의 친모였던 폐비 윤 씨의 사사 사건이다. 폐비 윤 씨와 성종 사이에 부부 싸움이 잦았던 것은 널리 알려져 있다. 성종 10년 6월 5일의 기록에 따르면 중전이었던 윤 씨는 임금이 자신의 뺨을 때렸다고 억울하다며 두 아들을 데리고 친정으로 돌아가겠다고 친정에 가짜 편지를 보냈다가 발각된다. 이 일로 부부 싸움이 계속되던 중 갑자기 성종은 조정 대신들 앞에서 윤 씨가 곶감에다 비상을 넣어 자신을 죽이려 했다고 분노에 차 폭로한다. 사실 여부는 알 수 없지만 성종은 자신을 비상으로 겁준 윤 씨를 폐서인하고 비상으로 죽인다.

성종 13년 8월 16일 폐비 윤 씨에게 사약을 전하라는 왕의 명령을 받은 이세좌는 의관 송흠에게 어떤 약이 사람을 죽일 수 있는가 하고 묻는다. 송흠은 "비상만한 것이 없다."라고 답하면서 전의감에서 비상을 가지고 가라고 한다. 폐비 윤 씨를 죽인 사약에는 비상이 들어갔던 것이다. 사실 조선 시대에 왕이 신하들을 죽일 때 사용했던 사약의 재료가 무엇인지 정확하게 밝혀져 있지 않다. 사약의 원래 뜻도 사람을 죽이는 약(死藥)이 아니라 왕이 하사하는 약(賜藥)이다. 아마 폐비 윤 씨 사사 기록으로 볼 때 며느리에게도 가르쳐 주지 않은 조선 시대 사약의 주재료는 비상이었을 것이다.

인조 때에도 소현세자의 세자빈 강 씨(강빈)의 인조 독살 음모를 조사할 때 비상이 다시 등장한다. 강빈의 집안에서 무역하러 온 중국인을 상대로 짐독을 사려 했으나 여의치 않아 비상을 샀다고 강빈의 시녀들이 자백하는 장면에서 비상이 등장한다.

비상을 가려내는 데에는 은이 사용되었다. 비상 속의 황과 반응해 은이 검게 녹스는 현상을 이용한 것이다. 왕에게 올리는 수저와 주전자, 찻잔 등에 은이 쓰였고, 시체를 검안하는 이들은 은비녀를 사용했다. 그러나 조선 시대에는 이 은이 귀해 제대로 사용되었는지는 의문이다. 실제로 성종 14년 10월 14일자 실록 기록에 따르면 은비녀가 반은 진짜 은이고 반은 가짜 은이어서 검시할 때 독살 여부에 대해 확인을 못 하겠으니 족화은을 써서 진짜 은비녀를 만들자는 건의가 올라올 정도였다.

『증수무원록』에는 서망초(鼠莽草) 독에 중독되어 죽은 사람을 검시하는 요령도 적혀 있다. 그만큼 많이 쓰였다는 이야기다. 서망초에 중독되어 죽으면 "입술이 찢어지고 잇몸이 검푸른색이 된다. 이 독은 하룻밤이나 하룻날을 지내야 검험(檢驗)할 수 있다. 아홉 구멍(九竅, 두 눈, 두 콧구멍, 두 귓구멍, 입, 항문, 요도)에서 혈즙이 흘러나온다." 서망초는 중국 강남 지방, 양쯔 강 중하류 이남 지역에서 자라며 목련과에 속한 협엽회향으로『신농본초경』에서는 내복약으로 사용하지 않고 피부병 등에 걸렸을 때 목욕물에 풀어 쓰거나 개어서 붙여 사용한다고 설명한다. 중국 강남 지방에서는 이 독성을 이용해서 물고기를 잡기도 했다고 한다.

『증수무원록』에 따르면 빙편(氷片)도 독물로 쓰였던 것 같다. 빙편은 보르네오 지역에서 서식하는 용뇌수에서 추출한 수지로 용뇌(龍腦)라고도 한다. 본래는 향료로, 음료로 사용되었다.『증수무원록』에는 이 빙편 한 돈 정도를 데운 술에 타 먹으면 곧 죽는다고 되어 있는데, 몸의 일곱 구멍에서 피가 흐르는 것이 특징이라고 한다. 중풍이나 갑자기 의식을 잃고 쓰러지는 증상 등에 처방하는 약재로 사용되기도 했다.

지금까지 나온 오두, 부자, 비상, 서망초 같은 독물들은 사실 한의학에서 약재로도 사용된다. 한의학에서 약과 독은 다르지 않기 때문이다. 실제로 부자는 오래 끓여서 그 독성을 줄이고 나면 풍한의 사기로 인해 기침하는 증상을 치료하고 비위와 손발을 따뜻하게 하고, 관절염 같은 관절 질환을 치료하는 데 쓰이는 약재가 된다. 무서운 독물인 비상의 원료 비석도 잘 조제해 담을 제거하거나 썩은 살을 제거하는 약으로 쓰기도 했다. 어떻게 쓰느냐에 따라 약이 되기도 하고 독이 되기도 하는 것이다.

한의학에서는 약물의 성질이 한쪽으로 치우치는 것을 독으로, 약물의 성질들이 조화를 이루는 것을 약으로 본다. 한의학의 관점에서 보자면 현대의 약들은 극히 일부의 성분을 순수하게 정제해서 한 방향으로 치우치게 쓰는 셈이다. 그러니 약효가 있을 경우에는 그 약효가 좋겠지만 다른 방향에서는 인체에 부담을 안길 수 있다.

조선 왕 독살설도 그렇다. 충효와 당쟁이 아니라 독살이라는 프리즘으로 조선 역사를 살피는 것은 분명 신선하다. 또 왕과 왕실을 괴롭힌 질병에 대한 대중의 관심을 일깨우기도 했다. 그러나 지나치게 독살설에 매달리다 보면 독살설이라는 프리즘은 도리어 독이 되어 특정 집단을 악마화하고 역사를 왜곡할 수도 있다. 왕의 몸에 새겨진 역사의 흔적들을 제대로 읽을 수 있는 균형 잡힌 왕의 한의학이 필요해지는 이유도 여기에 있다.

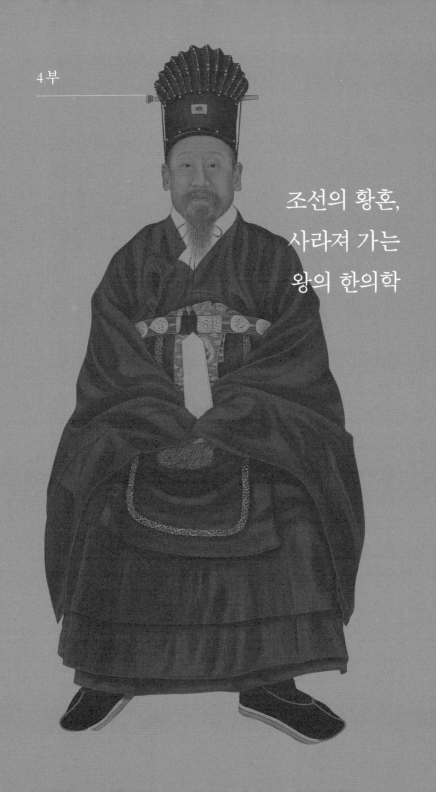

4부

조선의 황혼,
사라져 가는
왕의 한의학

—「고종 황제 초상」, 국립고궁박물관 소장 자료

16장 정조

한의학의 대가였던 임금, 인삼 든 경옥고 먹고 절명

세손(정조)은 문에 들어오자마자 곧 관을 벗고 손을 모아 애걸했다. 영조가 멀리서 세손을 보고는 진노하여 말하기를 '어째서 세손을 모시고 나가지 않는가.'라고 했다. 세자가 이광현의 손을 잡고 세손을 가까이 데리고 오라고 명령했다. 세손은 문에 들어와 땅에 엎드린 후 세자에게로 점점 가까이 기어 왔다. 영조가 별군직에게 명령해 즉시 세손을 안고 나가라 명령했다. 별군직이 세손을 안고 나가려 하자 세손이 저항했다. 세자가 이광현의 손을 이끌어 말하기를 '저놈의 이름은 뭐라 하느냐?' 했다. 대답하기를 '이름은 모릅니다. 별군직으로 명령을 따르는 자입니다.' 했다. 세자가 직접 그를 향해 묻기를 '너는 하늘은 높고 땅은 낮다는 것을 모르는가? 세손이 스스로 나가는 것이 옳거늘 너는 어찌 감히 강박하는가? 너의 이름이 무엇이냐?' 했다. 그 사람이 황공해하며 대답하기를 '소인은 김수정입니다. 이미 명령을 받았으므로 어쩔 수 없이 세손을 모시고 가겠습니다.' 했다. 드디어 세손을 안고 나가자 세자가 이광현의 손을 이끌어 말하기를, '저놈, 흉악하구나. 족히 나를 해치겠구나.' 했다.

사도세자와 그 아들의 마지막 만남을 묘사한 장면이다. 임오화변 당시 승정원 주서였던 이광현의 기록이다. (이한우의 『왕의 하루』에서 재인용) '임오일기'라고도 불리는 이 기록은 임오년(영조 38년, 1762년) 윤 5월 13일에 일어난 임오화변, 즉 사도세자가 아버지 영조의 명에 따라 뒤주에 들어가 죽은 사건을 여과 없이 시간대별로 기록하고 있다. 사도세자가 영조를 '아버지'라고 부르며 부자의 정을 호소하는 장면은 물론이고, 영조가 이 호소를 매정하게 무시하고 자결을 강요하는 모습과 아버지를 할아버지로부터 구하기 위해 땅을 기어가며 울부짖는 정조의 모습까지.

아버지의 죽음을 두 눈으로 생생하게 지켜본 조선 제22대 임금 정조(正祖, 1752~1800년, 재위 1776~1800년) 이산(李祘)의 삶은 화증으로 점철됐다. 어머니의 죽음을 지켜봤다고 알려진 경종이 간질과 화증을 앓다가 일찍 죽은 것과 비교하면 사반세기 가까이 재위한 것은 정조가 가진 초인적 자기 절제력의 증거일지도 모른다.

나는 사도세자의 아들이다!

사도세자의 광증은 그 스스로의 목숨을 단축시켰다. 사도세자가 보인 광증의 원인을 우리는 그의 양육 과정과 성장 과정에서 찾아볼 수 있다. 이 경우 영국의 정신과 의사 존 볼비의 '애착 이론'이 길잡이가 되어 준다. 볼비는 1950년에 세계 보건 기구(WHO)로부터 부모를 잃어 모성 결핍을 겪은 아이들에 대한 연구를 의뢰받았다. 1차 연구 결과 볼비는 초기 아동기에 어머니의 보살핌을 받지 못하는 아이들은 평생 지적, 사회적, 정신적 지체를 겪는다고 보고했다. 2차 연구에서는 결핵을 앓아 요양소에서 격리된 어린이들을 분석했는데 이 아이들이 감동 결여성 인격 장애로 반사회적 범죄자가 될 가능성이 높아진다고 밝혀냈다.

유아에게 부모는 자신을 적으로부터 지켜 주고 음식물을 제공하는, 신과 같은 전능한 존재다. 따라서 초기 아동기에 발생하는 모성 결핍, 격리 등은 아기의 마음에 절대로 실패해서는 안 될 인간 관계에 실패했다는 회한과 공포, 불안 등이 뒤섞인 감정을 새겨 놓게 된다. 자기가 처한 상황을 극복해 보고자 자기만의 꿈의 세계를 만들기도 하고, 이 꿈의 세계를 현실과 뒤섞게 된다. 신경증 또는 정신병의 씨앗이 뿌려지는 것이다.

사도세자의 부인인 혜경궁 홍 씨는 『한중록』에서 사도세자의 양육 과정에 문제가 있었음을 기술하고 있다. 이 기술에서 우리는 사도세자가 격리되어 키워졌으며, 부모에 대한 애착 감정을 갖는 데 실패했음을 발견할 수 있다. 사도세자는 태어난 지 100일 만에 부모로부터 멀리 떨어진 창경궁 저승전(儲承殿, 경종의 계비 선의왕후 어 씨가 머물던 곳이기도 하다.)에서 머물게 된다. 세자의 위엄을 세우기 위한 것이었다. 친모인 영빈 이 씨하고도 떨어졌고 경종을 모시던 나인들이 보모로 일하게 된다. 이것은 아버지 영조와의 사이도 떨어뜨리는 결과를 가져왔다. 세자를 보려고 저승전에 들른 영조는 나인들의 불손한 태도에 화가 나 저승전을 찾지 않게 된다. 왕실의 예법, 궁중의 정치적 역학 관계에 따른 행동이었을지도 모르지만 이것은 사도세자의 심리적 성장 과정에 치명적인 결과를 미친다. 이 점을 혜경궁 홍 씨는 정확하게 집어냈다.

"부모 측에서 양육하며 성취하지 않으시게 하고 처소가 멀리 떨어져서 인사를 아실 때부터 떠나심이 많고 모이심이 적으니 조석에 대하는 사람은 환신, 궁첩이요 들으시는 것이 항간의 잡담뿐이니 이것이 벌써 잘되지 못한 장본이며 어찌 슬프고 원통하지 않으리오."

어릴 때 새겨진 상처는 사도세자가 성장하면서 영조와의 갈등이 심화됨에 따라 점점 더 커져 간다. 엄격한 정도를 넘어 편집증적이었던 아버지 영조의 교육 방식은 『한중록』뿐만 아니라 실록에서도 확인할 수 있다. 영조 28년(1752년) 12월 16일 영조는 세자가 멋대로 일을 처리했다고 불같이 화를 냈다. 사도세자는 추운 겨울에 눈 속에 엎드린 채 3일 동안 죄를 빌어야 했다. 영조 31년 11월에는 어머니 영빈 이 씨를 병문안 갔다가 친동생인 화완옹주와 같이 있었다고 영조의 분노를 샀고, 날벼락 같은 영조의 꾸지람에 놀라 창문을 넘어 동궁으로 도망쳐야 했다. 영조 32년 5월 1일에는 술을 먹지 않았느냐는 영조의 닦달을 받고 창경궁 낙선당에 불을 냈고, 또다시 훈계를 듣다 우물에 빠져 죽겠다며 자살 소동을 벌였다. 결국 영조 38년 광증이 폭발한 사도세자는 당번 나인 김한채를 죽여 그 머리를 들고 다니다 영조의 질책을 받는다. 사도세자는 이렇게 답변한다. "사랑치 않으시기에 서럽고 꾸중하시기에 무서워 화가 되어 그럽니다."

영조는 사도세자를 지나치게 엄격하게 대했고 자주 질책했다. 현대적인 정신 질환 진단 기준에 비춰 보자면 편집성 인격 장애에 가까웠다. 무수리의 자식이라는 출신 콤플렉스와 경종의 독살자라는 세간의 의심이 준 스트레스가 영조의 자식 양육관을 왜곡시켰던 것 같다. 그것이 결국 사도세자의 광증을 부른 셈이다. 심리학자 기 코르노(Guy Corneau)는 『부재하는 아버지, 잃어버린 아들』이라는 책에서 자식이 갈망하는 칭찬, 애정 표현, 인정을 아버지가 보류하는 일은 심리학적 연구 대상이며 보편적 현상이라고 정의했다.

마음속의 불길에 평생 몸을 갉아 먹히며

그렇다면 눈앞에서 아비의 죽음을 목격하고 평생 그 한을 풀기 위해 애쓴 정조는 얼마나 많은 스트레스를 견디며 살아야 했을까? 정조의 질병은 바로 여기에서 시작되었다. 아버지의 비참한 죽음이 가져다준 트라우마가 화증이 되어 평생 그를 괴롭혔다.

정조의 죽음은 종기 후유증이 야기했다. 『동의보감』에서는 종기를 옹저(癰疽)라고 하는데 그 원인을 화(火)라고 분명하게 정의했다. "옹(癰)은 막힌다, 저(疽)는 걸린다는 뜻이다. 혈기가 막히고 찬 기운과 열이 흩어지지 못할 때 생긴다." "억울한 일을 당하여 마음이 상하거나 소갈병이 오래되면 반드시 옹저나 정창이 생기기 때문에 조심해야 한다." "아픈 것, 가려운 것, 창양, 옹종이 생길 때 속이 답답한 것은 다 화열에 속한다. 불을 가까이 하면 처음에 가렵고 몹시 뜨겁게 하면 아프다. 불에 닿으면 헌데와 딱지가 생긴다. 이것은 다 화의 작용이다." 이 설명은 종기와 체내 열기의 관계를 상세하게 보여 주고 있다. 다시 말해 정조는 어린 시절 입은 트라우마가 만들어 낸 마음속 불길에 평생 갉아 먹히며 살았던 것이다.

정조 23년 7월 10일자 기사를 보면 자신의 마음속 불길에 대해 정조가 자가 진단하는 것을 볼 수 있다. "요즘 일기 등 문서를 상고해 볼 일이 있었는데 역시 마음대로 훑어보기가 어려웠다. 이는 예사로운 눈병이 아니어서 깊은 생각을 한다거나 복잡한 일이 있을 경우 어김없이 이상이 생겨 등골의 태양경(太陽經)과 좌우 옆구리에 횃불이 타는 듯한 열기가 있는데 이것이 눈병의 원인이 되고 있다. 간혹 시험 삼아 불을 때지 않은 온돌바닥에 누워 있으면 몸의 열기로 바닥까지 차츰 따뜻해지므로 처음에는 조금 시원한 것 같아도 나중에는 또 견디기가 어려우니, 이는 전부 태양경의 울화가 팽배해 있는 결과로서 나의 학문의 힘이 깊지 못해 의지의 힘이 혈기(血氣)를 제어하지 못한 때문이다."

이것은 신하들도 잘 알고 있었다. 정조 24년 6월 25일에 이시수가 하는 말을 보자. "조금 전에 의관이 전한 분부를 들어보니 그 말씀이 과연 지당하십니다. 피고름이 그처럼 많이 나온 것은 순전히 다 곪아서 터진 것이 아니라 더운 피가 위로 올라와 그것이 터져서 따라 나온 것 같습니다. 이로 볼 때 핏속에 열기가 많다는 것을 미루어 알 수 있으니, 너무 차가운 약은 감히 논의할 수 없으나 피를 식히고 맑게 하는 약으로 서서히 조절하는 것이 괜찮겠습니다."

정조의 주치의 강명길의 인생유전

그럼 정조는 스스로에게 어떤 처방을 했을까? 정조는 『홍재전서』 「일등록」에서 자신의 체질과 치료 처방에 대해 자세히 설명하고 있다. "나는 젊었을 적에 몸에 열이 많아서 음식을 겨우 먹었으므로 날마다 우황과 금은화 따위를 먹는 것을 일과로 삼았다." 수의 강명길이 자신의 체질을 잘 알아서 고암심신환을 처방해 20세 후반부터 30세 후반까지 10여 년간 환약으로 복용했다는 이야기도 하고, 가미소요산이라는 처방과 청심연자음이라는 처방도 꾸준히 복용해 건강을 유지했다는 이야기도 곁들이고 있다.

강명길은 정조의 평생 주치의였다. 1737년에 태어나 1801년에 죽었는데 32세에 의과에 급제해 이듬해 내의원으로 들어갔다. 정조가 임금이 되기 전부터 친분이 있어 임금이 되자 바로 수의가 되었다.

한의학에서는 치료를 균형을 회복하는 것이라고 정의한다. 열이 나면 열을 내리고 몸이 식으면 한기를 몰아내는 처방을 하는 게 이런 이유에서다. 그러나 우리는 섭씨 36.5도라는 체온을 유지해야 하는 항온 동물이다. 너무 몸을 식혀서도 안 되고 너무 뜨겁게 해서도 안 된다. 또 보통 의사들은 열이 나면 열을 내리는 데만 치중하게 되는데 강명길은 열을 내리면서도 식욕을 돋우거나 몸의 허약함을 보충하는, 보(補)와 사(瀉)를 겸한 치료법으로 정조의 신뢰를 쌓았다.

고암심신환은 열이 많은 사람의 화증을 치료하는 보약이다. 진짜 열이 아니라 허화(虛火)로 가슴이 답답하거나 잘 놀라면서 뼈와 살이 말라들어 가는 증상의 치료에 적합하다. 허증을 기반으로 처방되었다는 것은 정조가 튼튼한 체질은 아니었다는 방증이다. 여름이 되면 소화기의 기능이 떨어져 입맛이 없어지듯 열이 많이 난 정조는 음식을 잘 챙겨 먹지 못했다. 대부분의 조선 시대 임금들이 하루 다섯 끼의 음식을 먹었지만 그는 식욕이 없어 하루 두 끼 정도만 먹었다고 한다.

청심연자음도 마찬가지로 마음의 화를 다스리는 처방이다. 연꽃의 씨앗인 연밥을 주재료로 해서 만들어지는 이 처방은 마음의 번뇌를 씻어 주고 마음을 맑게 하며 정신을 보양하면서 허한 증상을 보충하는 것으로 알려져 있다.

가미소요산은 정조가 죽어 가는 순간까지도 애용한 처방이다. 이 약의 이름은 『장자』 「소요유」 편에서 유래했다. 여기에서는 곤(鯤)이라는 큰 물고기가 대붕(大鵬)이 되어 우주로 날아가는 이야기가 나온다. 소요 산을 복용하면 마음이 상쾌해져 넓은 천지지간에서 대붕이 자유롭게 날개 치는 듯한 기분이 든다고 한다. 보통은 부인들에게 사용하는 경우 가 많았으며 생리 전에 화를 내거나 어깨 결림, 두통, 불면, 변비 등의 증 상이 있을 때 처방하면 효험을 볼 수 있다. 주로 갱년기 여성의 번열 증 상에 쓰는 약이다. 정조의 해묵은 화병에 갱년기 증세가 포함되어 있음 을 파악한 강명길은 이 약을 정조에게 추천했고 신묘한 효험을 봤다.

『동의보감』의 처방이지만 새로운 해석을 가미해 개발한 새로운 약 에 효험이 있음을 확인한 정조는 강명길과 공동 저작을 기획한다. 정조 23년에 완성된 『제중신편』이 바로 그 결과물이다. 『동의보감』의 최종적 업그레이드판이라고도 할 수 있는 이 책은 흔히 강명길의 저작인 줄 알 지만 정조가 만든 『수민묘전』이라는 책의 증보판이다. 이 점은 실록에 도 분명히 기록되어 있다.

"상이 세자로 있을 때 10년 동안 약시중을 들면서 아침저녁으로 끊 임없이 연구했던 것은 진맥에 대한 비결과 탕약에 대한 이론들이었다. 그리하여 이를 계기로 널리 의술의 이치를 탐구하여 위로는 『소문』과 『난경』으로부터 아래로 역대의 모든 처방에 이르기까지 모두 골고루 열 람했다. ……『동의보감』이 가장 상세하다고 일컬어져 왔으나 글이 번거 롭고 내용이 중복되는가 하면 소홀히 다루거나 빠뜨린 부분 또한 많았 다. 이에 임금이 여기에 교정을 가하고 범례를 붙여 『수민묘전』 9권을 만들어 낸 다음 다시 내의원에 명하여 여러 처방들을 채집해서 번잡스 러운 것은 삭제하고 요점만 취한 뒤 경험방(經驗方)을 그 사이에 첨부해서 세상에 유행시킬 수 있는 책 1부를 따로 편집하게 했다." 정조 23년 12월 11일자 기사이다. 이 증보 작업의 결과물이 『제중신편』이다.

사실 정조는 의학 문헌 해석과 이론 이해 측면에서만이 아니라 실제 임상 처방 측면에서도 뛰어난 의학 실력을 가지고 있었다. 실제로 영조가 말년에 병석에 누웠을 때 치료 전 과정을 정조가 관리 감독했고, 정조 10년 5월 문효세자가 홍진에 걸리자 손수 약재를 썰고 달여 치료를 하기도 했다.

정조는 편애에 가까울 정도로 강명길을 감쌌다. 한번은 경기 북부 어사였던 정약용과 채홍원이 발의해 부평 부사를 지낸 강명길의 죄상을 밝혔다. 정약용이 "재결(災結, 자연 재해로 피해를 입은 전답)은 훔쳐 먹고 군보(軍保, 군역에 복무하지 않는 대신 정군의 복무 비용을 부담하는 장정)에게는 첨징해 허다한 불법을 저질렀으니 용서하기 어렵습니다."라고 강명길을 탄핵했지만 정조는 귀양을 보내는 척하다가 한 달 후 바로 어의로 복직시킨다.

그러나 강명길은 정조의 죽음을 막지 못했다. 의학에 관한 한 탁월한 이론가였던 정조는 누구보다 자신의 체질을 잘 알고 있었다. 종기가 초기에 번지게 된 원인이 인삼이 든 육화탕(六和湯)에 있음을 알고 인삼을 철저히 기피했다. 마지막 순간에는 평생 먹어 온 가미소요산을 합한 사물탕(四物湯)과 경옥고 사이에서 갈등한다. 정조는 강명길의 추천이라는 말에 인삼이 든 경옥고를 복용하고 만다.

정조 사후 강명길은 노륙형(孥戮刑)에 처해진다. 노륙형은 본인은 극형에 처하고 아들들은 외딴섬으로 보내는 것인데, 강명길은 고문 후유증으로 곧바로 죽고 만다. 효종의 종기를 치료하다 왕의 죽음을 야기한 신가귀가 극형에 처해진 이후 어의로서는 최악의 형을 받은 것이다. 정조의 신임을 받으며 어의 중 우두머리가 되고『제중신편』을 함께 쓰면서 벼슬에서도, 명예에서도 최고의 권세를 누렸던 강명길은 마지막 순간 최악의 구렁으로 빠지고 말았다.

우황과 금은화를 밥 먹듯 먹은 정조

정조가 늘 먹었다는 우황에 대해 잠시 살펴 보자. 우황은 소의 담낭, 담관에 생긴 결석이다.『본경소증』에서는 이렇게 설명한다. "봄철에 전염병이 돌면 소도 독을 마신다. 독은 육체와 정신의 빈 곳을 공격한다. 소는 튼튼한 육체와 고삐를 맨 순종하는 마음에 틈이 없으며 오히려 자신의 정기를 모아 독을 진압한다. 독은 나가지도 들어가지도 못하고 내부에서 응결한다." 이렇게 응결된 힘의 정수가 우황이다. 우황은 정서 장애나 열성 경련을 치료한다.

그럼 어떤 소가 우황을 가지고 있는지 어떻게 알 수 있을까? 그 귀한 소를 우황 얻겠다고 배부터 갈라 볼 수는 없는 것 아닌가?『본경소증』에는 우황을 가진 소를 구별하는 법이 적혀 있다. "소의 몸속에 우황이 있으면 밤에 몸에서 빛이 나고 눈에 핏발이 있으며 수시로 반복해서 운다. 사람을 두려워하며 물에 자기 모습을 잘 비춘다. 동이에 물을 받아서 소한테 대주면 웩웩거리다가 물에 우황을 떨어뜨린다."

담즙(쓸개즙)은 본디 검은색이지만 약간 희석하면 푸른색이 되고 많이 희석하면 노란색이 된다. 황달은 소장으로 빠져나와야 할 담즙이 나오지 못하고 역류해 전신의 혈액으로 퍼지면서 몸 전체가 희석된 담즙의 색깔을 보이는 증상이다. 아이들이 놀랐을 때 푸른 똥을 싸는 것도 같은 맥락에서 이해할 수 있다. 한의학에서는 이것을 담이 놀라 차가워지면서 담즙이 반쯤 희석된 상태로 나와서 그렇다고 생각한다. 대변의 색을 결정하는 것은 담즙이다. 음식물은 입에서 씹고 위에서 반죽한다고 하더라도 담즙이 섞이기 전에는 자연 그대로의 색을 띤다. 밥은 흰색, 홍당무는 붉은색, 김은 검은색이다. 그러나 대변은 누런 황금색이다. 반죽된 음식이 소장을 통과할 때 담즙이 골고루 침투해 완전히 삭으면서 누렇게 변하는 것이다.

담즙의 삭히는 힘은 타박상이나 상처를 입었을 때 생기는 어혈을 제거할 때에도 사용된다. 교통 사고로 다쳤을 때 웅담을 쓰는 것도 바로 이런 기전을 응용한 것이다. 곤장 등을 맞아 생긴 어혈을 대변으로 치료하던 것도 담즙 색소가 스테르코빌린으로 변한 힘을 빌린 것이고, 요료법(尿療法)도 소변에 포함된 담즙 색소가 유로빌린 성분으로 변한 힘을 빌려 혈전을 녹이기 위한 것이다. 우황을 고를 때에도 이 삭히는 힘을 시험한다. 우황은 소의 담즙이 농축돼 담석에 이른 것이므로 삭히는 힘이 아주 강하다. 수박에 그어서 수박 껍질 위에 줄이 생겨야 진짜 우황이라고 판단하는 것도 그 때문이다.

담(膽, 쓸개)은 마음의 상태와 연결되기도 한다. '담이 크다.'라는 말은 겁이 없고 용감하다는 뜻이다. 달리기를 잘하는 말에게는 쓸개가 없다. 그래서일까, 말은 바람소리에도 놀라고 자신이 뀐 방귀에도 놀란다. 먹이를 주러 갔다가 뒷발에 차이는 경우도 흔하다. 작은 소리에도 갑작스레 날뛰기도 하고, 그러다가 기수를 떨어뜨리기도 한다. 반면 진중하고 용감해 보이는 곰의 쓸개는 웅담이라는 한약재로 적극 활용된다. 우황의 삭히는 힘은 종기 치료를 비롯해 몸과 마음 속 불을 달래는 데 좋다.

장작 위에 눕고 쓸개를 핥으면서 복수를 준비한다는 와신상담(臥薪嘗膽)이라는 말이 괜히 나온 것이 아니다. 우황청심원은 화를 가라앉히는 우황의 이 힘을 이용하는 것이다.

금은화 역시 종기 치료의 성약이다. 인동초의 꽃인데 금빛과 은빛 나는 꽃이 소박하게 핀다. 꽃이 필 때 은은하게 나는 향기가 일품이다. 꽃은 시들지만 줄기와 일부 잎사귀는 겨울을 견디며 생기를 유지하여 살아남기에 인동초라는 이름이 붙었다. 겨울을 견디는 생명력이 약효의 핵심이다.

『본경소증』은 약효를 이렇게 설명한다. "인동은 보라색 줄기에서 하얀 꽃이 피고 하얀 꽃이 다시 노랗게 변한다. 이러한 특징은 혈맥에서 종기가 발생하고 썩은 종기가 허물어져 노란 고름이 되는 현상과 비슷하다. 이렇게 인체 기혈이 병소에서 죽어 갈 때 금은화는 병든 곳에 생기를 불어넣어 살린다."『동의보감』은 귀한 금은화보다는 흔한 인동초 줄기를 모아 끓여 먹어도 종기를 예방할 수 있다고 설명한다. 가난한 이를 위한 종기 예방법이다.

깍두기와 담배 마니아

정조는 깍두기와 담배 애호가였다. 『조선요리학』을 지은 홍선표는 그의 저서에서 "200년 전에 정조의 사위인 영명위 홍현주 부인(숙선공주)이 임금에게 처음으로 깍두기를 담가 올려 칭찬을 받았다고 한다. 당시에는 각독기(刻毒氣)라 불렸으며, 그 후 여염집에도 퍼졌다. 고춧가루 대신 붉은 날고추를 갈아서 쓰면 빛깔이 곱고 맛도 더욱 좋다."라고 깍두기의 기원을 설명하고 있다. 무의 해독 능력을 활용한 요리가 깍두기라는 것이다.

무가 독을 없앤다는 각독기설은 『본초강목』에도 언급돼 있다. 두부를 즐겨 먹어 중독에 이른 두부 상인이 무즙을 먹고 두부 독을 없앴다는 이야기가 나온다. 아내가 두부 만드는 냄비에 실수로 무를 넣었는데 끝내 두부가 되지 않았다는 말을 기억하고 실제 무를 먹었더니 두부 독이 사라졌다는 것. 또한 난을 피해 석굴 속에 들어간 사람이 적이 피워 넣은 연기에 질식해 죽게 됐는데 무를 씹어 즙을 삼키자 소생했다는 이야기도 덤으로 들어 있다. 정조가 지독한 골초였다는 점을 감안하면 숙선공주가 아버지의 담배 중독을 치료하려고 깍두기를 만들지 않았을까 하는 생각도 든다.

정조는 진정한 애연가였다. 정조의 문집 『홍재전서』에는 담배의 별칭인 남령초(南靈草)에 대한 예찬이 나온다. "화기(火氣)로 한담(寒痰)을 공격하니 가슴에 막혔던 것이 자연히 없어졌고, 연기의 진액이 폐장을 윤택하게 하여 밤잠을 안온하게 잘 수 있었다. 정치의 득과 실을 깊이 생각할 때에 뒤엉켜서 요란한 마음을 맑은 거울로 비추어 요령을 잡게 하는 것도 그 힘이며, 갑이냐 을이냐를 교정하여 퇴고할 때에 생각을 짜내느라 고심하는 번뇌를 공평하게 저울질하게 하는 것도 그 힘이다."

엄청난 격무 속에서도 담배 한 대를 물고서 느긋하게 휴식을 즐긴 왕이었지만, 담배의 화기는 결국 그의 건강에는 엄청난 악영향을 끼쳤을 것이다. 평생 화증을 경계하며 두려워하던 그가 담배의 화기는 입에 물고 살았던 것이다.

천민 출신 의사도, 장돌뱅이 출신 의사도 다 불러 쓴 임금

정조가 종기에 자주 걸린 만큼 다양한 의사들이 등장해 그의 종기 치료에 참여했다. 길거리 약장수 수준의 의사들이 벼락출세를 하는 경우도 있었다. 조선 시대의 의료는 '열린 의료'였다. 왕을 치료할 때에도 숙련된 궁중 의사뿐만 아니라 세간의 명의들도 총동원하는 유연한 시스템이었다. 특기할 점은 치료의 기술적인 부분은 의사들이 담당했지만 치료의 논리적 타당성은 성리학자 출신의 대신들이 검증했다는 것이다.

정조 17년 머리에 난 부스럼이 자라 종기가 되었는데 내의원들이 약을 써도 낫지 않자 피재길이라는 지방 의원을 불러 치료를 맡겼다. 결론부터 말하자면 '대박'이었다. 일순간에 종기가 사라진 것이다. 피재길의 아버지는 치종의였지만 일찍 세상을 뜨는 바람에 기술을 따로 아들에게 전해 주지는 못했다. 다만 남편을 거들었던 피재길의 어머니가 종기를 치료하는 고약 제조법을 알았기 때문에 그 기술을 전수받아 웅담고(熊膽膏)라는 고약을 만들어 일약 스타가 되어 내의원 침의가 되었다.

이동은 정조의 치질을 치료한 것으로 유명한 의사다. 『이향견문록』과 『호산외사』에 따르면 이동은 정식 의사가 아니라 임국서라는 의원의 마부였는데 어깨너머로 의술을 배웠다고 전해진다. 손톱, 머리카락, 소변, 대변, 침 등을 약재로 사용해 특이한 방식으로 치료했다고 한다.

정조는 이들 말고도 필요에 따라 다양한 의사들을 불러다 썼다. 본인 스스로 『동의보감』을 교정하고 『수민묘전』과 『제중신편』이라는 새로운 의서를 펴낼 수 있을 정도로 의학에 통달한 왕이었지만 당대 의학의 한계도 잘 알았다. 그래서 지방 의원이나 천민 출신 의원이라고 하더라도 몸 고치는 재주만 있다면 열린 자세로 대했던 것이다. 정조는 이 자세를 세상을 떠날 때까지 견지한다.

인삼 처방을 집요하게 거부했던 정조

정조의 목숨을 위협한 종기가 발생한 시점부터 사망 시점까지는 정조 24년 6월 14일부터 28일까지 불과 14일에 불과하다. 실록은 이 14일 동안의 치료 상황을 상세하게 기록하고 있다. 매일의 처방은 물론이고, 병의 진행 과정, 새로운 처방을 둘러싼 의원, 대신, 왕 사이의 논쟁까지 빠짐없이 기록하고 있는 것이다. 이 종기 치료에는 온갖 탕제와 고약, 그리고 치료 기법 들이 동원되었다. 하지만 대체적인 흐름은 크게 두 가지였다. 열을 내리는 청열(淸熱) 처방과 동시에 온보(溫補)를 위한 보약 처방이 이루어졌다.

청열약으로는 대부분 가미소요산과 백호탕이 처방되었고 온보약으로는 인삼이 들어간 경옥고와 팔물탕(八物湯)이 주로 처방되었다. 가미소요산은 앞에 언급한 것처럼 열을 내리는 서늘한 약재이면서 마음을 진정시키는 효능을 겸해 정조가 가장 애용해 온 약이었다. 정조 최후의 14일간에도 중심적인 처방이었다.

백호탕은 석고를 주재료로 만든 처방인데 석고가 흰색이어서 호랑이처럼 내부의 열을 물어뜯어 없앤다고 처방된 청열약이다. 종기의 열을 내리는 데에는 유분탁리산(乳粉托裏散)이 처방되었는데 유분탁리산은 대부분 피부의 열을 내리는 녹두로 이루어진 처방이다. 메밀이 찬 성분을 많이 함유하고 있음은 잘 알려져 있다. 민간에서도 종기가 생기면 메밀밥을 개어서 붙인다.

6월 23일 왕의 환후가 나아지는 것처럼 보이기 시작했다. 문제는 경옥고였다. 강명길은 도제조 이시수를 통해 경옥고 복용을 권한다. 경옥고를 비롯한 육군자탕, 생맥산, 팔물탕 등도 추천한다. 그러나 정조는 "이제는 열을 다스리는 약을 크게 유의하지 않을 수 없다."라고 말하며 정조는 스스로 가미소요산에 사물탕을 합방해 사용하고 싶다는 의사를 내비친다. 강명길이 이렇게 권유한 것은 정조가 종기 발생 이후 식사를 거의 못했기 때문이다. 소의 위장 중 하나인 양으로 만든 양곰탕이나 녹두죽 등을 권유했지만 정조는 쌀미음을 조금 먹었을 뿐이었다. 정조가 꺼려하는 인삼이 들어가기는 했으나 다른 온보약과는 달리 해로울 것이 없다는 말도 덧붙였다.

강명길을 비롯한 의관들과 이시수 등의 대신들이 이렇게 권유한 데에는 조선 후기 의학의 흐름도 한몫했을 수 있다. 정조의 할아버지인 영조가 장수를 누린 것은 꾸준한 건공탕 복용 덕이 컸는데, 이 처방에는 엄청난 양의 인삼이 들어가 있었다. 인삼을 이용한 원기의 보강이 당시 의학의 중요한 흐름으로 자리 잡고 있었던 것이다.

종기의 치료에는 소(消)의 법과 탁(托)의 법이 있다. 열을 소멸시키거나 밀어내는 법이다. 청열약은 열을 소멸시키는 처방이다. 한의학에서는 열을 소멸시키는 동시에 밀어내야 하며 열을 밀어내기 위해서는 체내에 힘이 있어야 하는데, 이 힘을 얻으려면 황기나 인삼의 사용이 필수적이라고 본다.

그러나 인삼 사용을 정조는 '결사반대'한다. 정조는 경옥고를 먹어 보면 어떻겠냐는 권유를 받자 애초에 발열 증상 자체가 더위를 없앤다고 5푼의 인삼이 든 육화탕을 복용한 탓에 생겼다고 분석하고 경옥고의 처방을 단호하게 거부한다. 6월 23, 24일 종기가 터져 피고름이 크게 나오자 6월 25일 왕은 몸이 조금 나아졌다고 한다. 그러자 의원과 신하들은 종기 증상이 나아지는 것 같다고 하면서 갈증을 없애고 맥을 살리는 생맥산이라는 처방을 권유한다. 그러나 이때에도 정조는 생맥산에 인삼 1돈이 들어가 있어 꺼려진다고 거절한다. 대신 소요산에 사물을 넣으면 합당한 약이 될 것이라고 이야기한다. 6월 26일 약원 제신들이 원기를 보충할 탕약을 권한다. 여기서 다시 한번 경옥고를 권한다. 정조는 번열증이 있어 온보하는 약을 먹을 수 없다며 일단 강하게 거부한다.

"경들은 나의 본디 체질을 몰라서 그렇다. 나는 본디 온제(溫劑)를 복용하지 못하는데 음산하고 궂은 날에는 그와 같은 약들을 더욱 먹지 못하니, 그 해로움이 틀림없이 일어난다. 오늘과 같은 날씨에 어찌 이러한 약을 복용할 것인가. 궁중에 여러 해를 출입한 각신(閣臣)은 반드시 나의 체질을 알 것이다. 체질로 헤아려 보고 사리로 참작할 때 오늘은 결코 복용할 수 없다." 그리고 "평소에 경옥고를 한번 맛보면 5, 6일 동안 음식을 먹지 못했다."라고 말하면서 차라리 생맥산이 낫지 않겠냐고까지 이야기하며 집요하게 거절한다. 그러나 신하들의 강권을 끝까지 거절하지 못하고 경옥고를 귤강차에 타서 복용한다. "이 약은 인삼 재료가 들어가긴 했으나 지황의 양을 배로 늘렸기 때문에 양제(凉劑)라고 말할 수 있으며 체질이 본디 차가운 자는 복용할 수가 없습니다."라고 윤대 등이 주장했기 때문이다.

정조는 경옥고를 복용한 직후에는 조금 나아졌다고 이야기하고 그

날짜	증상	처방
6월 14일		가감소요산(변향부 제거)
6월 15일	"등쪽은 지금 고름이 잡히려 하고 게다가 열기가 올라와 후끈후끈하다."	행인고(대황 천화분 추가), 백호탕 2첩, 향유산(향유, 후박, 백편두)
6월 16일	"맨 처음 소요산을 복용한 뒤로 매일 두 번씩 마셔 몇 첩이나 복용했는지 모를 정도인데 (중략) 조보(朝報)를 통해 사람들에게 알린 것은 그저께의 두 첩에 지나지 않는다. 소요산은 본디 양제(涼劑)인데 거기에다가 황금(黃芩)과 황련(黃連) 등을 추가하였으므로 석고(石膏)의 약효보다 못하지는 않으나 어제 백호탕(白虎湯)을 쓰기로 정하여 그것을 마시면 혹시 열을 내릴 효과가 있을지 모르겠다고 생각하였다. 그러나 조금 마시자마자 곧 열이 오르는 증세가 생겼는데 어깨와 등쪽에서부터 시작하여 온몸이 다 뜨거워 찬 음식을 먹고 나자 비로소 조금 내려간 듯하였고 오늘 아침에는 어제보다 조금 나아진 듯하다." "여러 의관이 모두 어제 저녁의 열증세는 약힘의 발산 때문인 것 같다고 하니, 백호탕을 다시 쓰는 것이 좋겠습니다." "그렇다면 한 첩을 더 달여 들여오도록 하라. 대체로 이 증세는 가슴의 해묵은 화병 때문에 생긴 것인데 요즘에는 더 심한데도 그것을 풀어 버리지 못해서 그런 것이다."	백호탕 1첩, 사순청량음(대황증, 당귀, 적작약, 감초구, 박하) 2첩, 금련차, 우황고 5환(주사, 울금, 우황, 목단피, 감초, 용뇌, 위말, 밀환, 조자대, 정수화하)
6월 17일		가감소요산 3첩, 금련차 1첩
6월 19일		가감소요산 3첩, 금련차 1첩
6월 20일		가감소요산 중지, 유분탁리산 1첩(녹두가루, 유향, 주사, 위말, 감초탕, 조하), 삼인전라고, 목맥반(메밀밥)
6월 21일	"높이 부어올라 당기고 아파 여전히 고통스럽고, 징후로 말하면 한열이 일정치 않은 것 말고도 정신이 흐려져 꿈을 꾸고 있는지 깨어 있는지 분간하지 못할 때도 있다." "열 증세는 이들의 말이 그럴 듯하다. 대체로 한열이 번갈아 일어날 때 가슴의 기운이 올라와 식히기 때문에 열은 조금 줄어든 것 같다."	유분탁리산 3첩, 목맥반, 전입, 우방자, 감초

6월 22일	"잡아당기는 통증은 조금 나은 듯하다."	죽엽차, 청심원 1환, 패모고, 향유조중탕 1첩, 향귤음 1첩, 제호탕
6월 23일	"고름이 나오는 곳 이외에 왼쪽과 오른쪽이 당기고 뻣뻣하며 등골뼈 아래쪽에서부터 목뒤 머리가 난 곳까지 여기저기 부어올랐는데 그 크기가 어떤 것은 연적(硯滴)만큼이나 크다."	나미반(찹쌀밥), 전라고(우렁이 고약)
6월 24일	"밤공기가 매우 더워 더욱 견딜 수가 없었다." "어제 정오 이후부터는 나오는 고름이 조금 적어졌다."	심인이 조제한 연훈방, 성전고를 들이다.
6월 25일	밤이 깊은 뒤에 잠깐 잠이 들어 잠을 자고 있을 때 피고름이 저절로 흘러 속적삼에 스며들고 요자리에까지 번졌는데 잠깐 동안에 흘러나온 것이 거의 몇 되가 넘었다.	용뇌안신환 1환, 우황청심원 1환
6월 26일	"경들은 나의 본디 체질을 몰라서 그렇다. 나는 본디 온제를 복용하지 못하는데 음산하고 궂은 날에는 그와 같은 약들을 더욱 먹지 못하니, 그 해로움이 틀림없이 일어난다. 오늘과 같은 날씨에 어찌 이러한 약을 복용할 것인가. 궁중에 여러 해를 출입한 각신은 반드시 나의 체질을 알 것이다. 체질로 헤아려보고 사리로 참작할 때 오늘은 결코 복용할 수 없다." "그것은 더 병세를 지켜보아야 할 일이나 평소에 경옥고를 한번 맛보면 5, 6일 동안 음식을 먹지 못하였다. 생맥산(生脈散)이 어쩌면 경옥고보다 낫지 않겠는가?" "열기운이 아직도 내리지 않았다." "탕약의 일로 경들이 누누이 애써 간청하니 그 또한 계속 거절하기 어렵다. 생맥산을 먹어 보긴 해야겠으나 우선 경옥고를 조금 시험하고 싶다."	경옥고, 귤강차, 연훈방
6월 27일	"정신이 혼미할 따름이다."	가감팔물탕, 팔물탕, 인삼 5전 속미음, 인삼 1량 속미음
6월 28일	정조 승하(유시)	가감내탁산(인삼 3전 추가) 1첩, 인삼 5전 속미음, 청심원 2환, 소합원 5환, 조강탕, 성향정기산

종기 치료가 시작된 6월 14일부터 정조가 승하한 6월 28일까지 정조의 증상과 처방을 정리했다. 종기 치료를 받을 때에는 새로운 처방이라고 하더라도 과감하게 사용하는 정조가 인삼이 든 보양 처방에 대해서는 한사코 거부하는 모습을 볼 수 있다.

전부터 종기를 치료하기 위해 사용하고 있던 연훈방(烟熏方) 처방을 마저 받겠다고 이야기한다. 그리고 경옥고를 다시 복용한다. 그러나 그날 밤 밤새 잠을 이루지 못하고 27일 정신이 몽롱한 상태가 계속된다. 도제조 이시수가 보기에도 병세는 눈에 띄게 악화된다. "어제 저녁에도 주무시는 듯 몽롱해 보이셨는데 간밤에 계속 그러하셨습니까."라고 묻자 "어젯밤의 일은 누누이 다 말하기 어렵다."라고 고통을 호소한다. 이때 이후 정조는 자신의 처방에 개입하지 못하는 상태가 되고 만다.

의관들과 신하들의 논의에 따라 팔물탕, 인삼차, 좁쌀 미음, 가감내탁산(加減內托散) 등의 탕약 처방이 계속되지만 정조는 잠들었다 깼다를 반복한다. 결국 28일 가감내탁산을 먹고 병세가 위중해진다. 신하들의 문안에도 왕대비가 거처하는 "수정전"이라는 말 외에는 아무 말도 하지 못한다. 신하들은 "맥 도수가 부활(浮滑)하고 풍 기운이 있는 듯"한 왕에게 청심원과 소합원을 복용시키고 지방에서 막 올라온 전 현감 홍욱호, 첨정 강최현 등까지 동원해 진맥을 하지만 정조는 속수무책으로 죽어 간다. 결국 왕대비의 지시에 따라 영조 42년에 영조에게 처방된 성향정기산(星香正氣散)을 두세 숟갈 입안에 넣었는데 넘어가기도 하고 밖으로 토해 내기도 한다. 다시 인삼차와 청심원을 계속 올렸으나 마시지 못하고 결국 유시(酉時, 오후 5~7시)에 세상을 떠나고 만다.

정조를 죽음에 이르게 한 질환은 종기가 분명하다. 정조의 치료 기록 어디에도 독살설이 끼어들 틈은 없어 보인다. 오히려 정조의 삶과 죽음을 가른 중요한 터닝 포인트는 인삼, 더 정확하게는 인삼이 중심이 된 경옥고의 과다 처방이 분명해 보인다. 일종의 약화 사고일 수도 있다는 것이다. 이것은 필자의 억측일까? 분명한 역사적 사실은 정조가 경옥고를 마시고 혼수 상태에 빠졌다는 것이다.

정조의 죽음으로 그의 개혁 정치 역시 종결된다. 규장각, 장용영, 화성 행궁을 설치하고 자신의 아버지를 왕으로 추숭하려 했지만 결국 이루지 못한다. 만약 어의 강명길과 도제조 이시수 등의 건의를 묵살하고 자신의 고집대로 인삼을 끝까지 복용하지 않았으면 어떻게 되었을까? 혼수 상태에서 인삼이 듬뿍 든 팔물탕을 받아 마시는 정조의 기분은 어땠을까? 정조의 죽음은 무엇이 건강한 삶을 가능하게 하느냐는 근원적 질문에 답을 준다. 좋은 것이 좋은 게 아니라 자기에 맞는 게 좋은 것이라는 점이다.

정조는 독살되지 않았다

마지막으로 정조 독살설의 뿌리가 된, 수은이 함유된 연훈방에 대해 살펴보자. 연훈방이 처음 등장한 것은 정조 24년 6월 23일이다. 열흘 전 약방 제조 서용보에게 종기의 고통을 호소한 이래 모든 약이 효과가 없고 치료에 진척이 없자 정조 나름의 모험을 해 본 것이다. 이전에 종기를 앓았을 때 저잣거리의 천민 의사 피재길의 도움으로 병을 고친 경험을 떠올렸으리라.

연훈방을 만든 것은 장영장관 심인이었다. (성전고(聖傳膏)도 만들어 같이 바쳤다.) 심인은 정조 독살설 주장자들이 정조 독살의 배후로 지목하고는 하는 좌의정 심환지의 먼 친척이었다. 심인의 장영장관이라는 직책은 그를 궁궐로 부르기 위한 임시 직책으로 보인다. 또 변 씨 의원이라는 사람의 말에 따라 토끼 가죽을 이용한 처방도 준비하게 한다. 왕에게 사용하기 위해서는 임상 실험을 통해 안전성을 확보해야 한다. 실험 결과를 궁금해 하는 정조에게 약방 도제조 이시수는 임상 실험 결과 변 씨 의원의 토끼 가죽은 신봉조가 효과를 봤고 연훈방은 서정수가 효험 을 봤다고 보고한다.

6월 26일 연훈방을 사용하고 난 뒤 이시수는 이렇게 말한다. "조금 전 연훈방을 사용한 뒤 심인과 여러 의관이 하는 말은 모두 종기 부위 가 어제보다 눈에 띄게 좋아져 며칠 가지 않아 나머지 독도 없어질 것이 라 했습니다. 의관뿐만 아니라 아침 연석에서 신들이 본 것으로도 어제 보다 매우 좋아졌습니다."

이때 종기에 고여 있던 피고름이 한바가지 빠져나와 이불과 옷을 모두 적신다. 이것이 호전의 신호인지, 악화의 신호인지는 다른 경우와 비교해 보면 명확해진다. 정조 24년 혜경궁 홍 씨가 종기로 고생했다. 며칠을 끌 었지만 피고름이 많이 나와 종기가 나았다고 한다. 연훈방 처방 결과는 이것과 비교해 보면 분명 호전 증상이다. 연훈방은 유해 물질인 수은을 태우는 처방임에 틀림없다. 그러면 어떤 방식으로 태우고 흡입했을까?

필자가 알아본 바에 따르면 경면주사(유화수은의 일종)를 잘게 부수고 한지에 말아서 모래 위에 꽂아 태운 다음, 여기서 생긴 연기를 종기에 쏘 이는 방식이다. 대부분의 기록에서 세 번 사용했다고 말하지만 기록을 자세히 보면 한 번밖에 사용하지 않았음을 알 수 있다.

경면주사는 수은 성분이 일부 포함된 광물성 한약이지 전부가 수은 은 아니다. 주사를 태운 연기를 종기에 쐴 뿐 코로 흡입하는 것도 아니 다. 또 사흘간의 치료로는 치명적인 수은 중독에 이르지 않는다. 게다가 사망 당시 정조가 호소한 증상은 수은 중독에서 나타나는 호흡 곤란,

기침, 오심, 두통 등의 기관지 관련 증상과는 거리가 멀다. 연훈방의 치료로 종기 증상이 개선되자 다시 한번 사용하겠다고 고집한 사람도 의학적 지식이 탁월한 정조 자신이었다. 이런 점들을 감안하면 연훈방 독살설은 신빙성이 더욱 떨어진다.

17장 순조

심담허겁의 임금, 절체절명의 왕조

조선 왕들의 최대 과제는 왕권 강화였다. 피의 숙청을 통해 강력한 왕권을 구축했던 태종조차 처가의 발호를 경계해 왕비의 극력 반대를 무릅쓰고 자신의 처남인 민 씨 형제를 모두 제거했다. 나중에는 아들 세종의 처가마저 멸문시켜 버릴 정도로 외척(外戚)과 처족(妻族)의 발호를 경계했다. 그것은 왕비를 중심으로 한 '왕비 권력'에 대한 경계였다.

왕만 그런 것도 아니었다. 사대부들도 외척과 처족의 정권 농단이 성리학적 통치 시스템의 해가 된다고 여겼다. 그래서 끊임없이 외척과 처족의 발호를 경계하고 또 경계했다. 순조 12년 11월 7일 대사헌 조득영은 상소에서 "외척이 어진 것은 나라의 복이 되지만 만약 어질지 못하면 나라의 화가 된다."라고 경계했고, 영조 때 부사직 심상운도 "외척은 국가에 있어서 은혜와 의리가 겸비되어 그러니 화복을 함께해야" 하는 존재이지만 "그 사람들이 반드시 전부 어진 자들만은 아니어서, 부귀가 가득 차면 곧 재앙을 부르기에 족"하고, "척리(戚里)의 집안으로 패망하지 않은 자가 드물고, 패망이 그 가문에만 그친다고 또한 말할 수 없으니, 해가 국가에 미친다"고 경계했다.

거꾸로 이야기하자면 그만큼 두려웠는지도 모른다. 중종반정 이후 중종과 단경왕후를 강제로 갈라서게 한 뒤 생긴 치마바위 전설은 왕비 권력을 둘러싼 피도 눈물도 없는 권력 투쟁의 생리를 상징적으로 보여 준다. 인조반정이 성공한 후 집권 세력이 금과옥조처럼 여긴 집권 전략이 '국혼을 놓치지 말자.'였다는 이야기도 있을 정도다.

조선 제23대 왕 순조(純祖, 1790~1834년, 재위 1800~1834년) 이공(李玜)은 왕비 권력에 의해 가장 많이 흔들린 나약한 군주였다. 정조의 둘째 아들로 정조와 수빈 박 씨 사이에서 태어난 그는 겨우 11세 때 왕위에 올랐다. 당연히 왕실의 큰 어른인 영조의 계비 정순왕후가 수렴청정을 했다. 정순왕후는 사도세자를 죽음으로 몰았던 벽파의 영수 김귀주의 누이 동생이다. 정순왕후가 정조 때 죽은 김귀주를 대신해 육촌인 김관주를 예조, 이조에 앉혀 벽파를 등용한 것은 당연지사다.

정조는 죽기 전 자신이 죽으면 당쟁에 의해 권력의 축이 한쪽으로 기울 것을 걱정해 안동 김 씨 김조순의 딸을 세자빈으로 간택해 두었다. 그러나 정순왕후가 수렴청정을 거두고 순조 5년 세상을 떠나자 권력이 바로 김조순에게 쏠리면서 세도 정치가 시작되었고 인사권과 과거 제도, 삼정(三政, 전정, 군정, 환곡)의 문란으로 이어졌다.

수두, 홍역, 마마, ……

순조는 순조 19년에 자신의 원자(효명세자)가 10세가 되자 다시 한번 권력의 축을 옮기기 위해 풍양 조 씨 조만영의 딸을 세자빈으로 간택한다. 그러나 효명세자가 22세라는 젊은 나이로 요절하면서 왕권은 약해지고 안동 김 씨의 세도 정치는 전성기를 맞는다. 순조는 재위 기간을 통틀어 왕비 권력에서 자유로워져 본 적이 없다.

순조는 정치 권력만이 아니라 몸도 약한 '국민 약골'이었다. 어릴 때부터 전염병이란 전염병은 모두 다 앓고 지나갔다. 12세 때인 순조 1년 11월 19일에는 수두를 앓았다. 의관들은 홍역과 같으나 홍역은 아니라고 진단하면서 언제부터 발진했는지 묻는다. 순조는 "발과 다리 부분에서 발진했는데 몸에도 많이 나 있다."라고 말한다. 해기음(解肌飮)과 승마갈근탕(升麻葛根湯)을 처방하는데 열흘 뒤인 11월 29일 수두로 진단하면서 완치되었음을 선포한다.

수두를 앓은 지 1년 후인 순조 2년 11월경에는 홍역을 앓는다. 임금의 회복을 축하하는 교문(敎文)에서 "오랫동안 설치던 홍역이 갑자기 궁중에까지 침범을 했다."라고 하는 것으로 보아 시중에서 상당히 유행하던 홍역이 궁궐 내까지 퍼졌음을 알 수 있다. 순조는 당시 김조순의 딸을 왕비로 맞아들인 지 얼마 되지 않은 상태였는데, 왕비 역시 홍역을 앓고 있었고 왕의 홍역이 조금 나은 후에야 서로 얼굴을 볼 수 있었다. 순조에게는 가미승갈탕(加味升葛湯), 왕비에게는 가미강활산(加味羌活散)이 처방되어 17일 만에 완쾌했다. 그리고 고유제를 지냈다. 같은 질병이지만 체질에 따라 다른 처방을 하는 한의학적 전통을 잘 보여 주는 치료법이다.

순조 5년에는 다시 두진, 즉 천연두를 앓는다. 2월 18일에 시작된 마마 증세는 27일에 완치된다. 예조에서는 "왕의 두창 증후가 빨리 회복되었으니 …… 종묘에 고하고 사면령을 반포하여 진하(陳賀)의 의절(儀

節)을 거행하소서."라고 건의한다. 조정에서는 의관과 도제조 들에게 상을 준다.

『승정원 일기』 등에 기록된 당시 처방의 약물 구성을 보면 순조의 건강 상태를 알 수 있다. 질병이 시작된 초기에는 가미활혈음(加味活血飮)이라는 천연두 치료약을 처방했지만 나중에는 가미귀용탕(加味歸茸湯)이라는 처방이 잇따른다. 귀용탕은 허약한 소아가 복용하는 대표적 처방으로 당귀와 녹용을 같은 양으로 해서 술에 달여 먹는 처방이다.

천연두 치료에 보약을 처방했다는 것은 순조가 어릴 때부터 허약했음을 알려주는 방증이다. 귀용탕의 또 다른 용도는 스태미나 부족을 보충하는 것이다. 양기가 허약한데 후사를 잇고 싶을 때 복용하는 처방이다. 순조는 양기, 즉 정력도 좀 약했던 것 같다. 그래서인지 순조의 여인은 정비 순원왕후 김 씨와 숙의 박 씨 둘이 전부다. 계비는 없었으며 두 명의 부인에게서 1남 5녀의 자식을 얻었다.

동양이든 서양이든 의학의 기원은 전염병에 대한 도전과 응전

순조는 여러 차례 한의학의 도움으로 전염병을 치료하고 건강을 회복했다. 그런데 한의학은 전염병을 치료할 수 있었을까? 하는 의문을 갖는 사람들이 많다. 항생제 같은 근대적 처방을 갖춘 서양 의학만이 전염병 치료를 했다는 오해를 하는 이들이 꽤 있기 때문이다. 사실 한의학의 탄생은 추상적이거나 관념적인 이론이 아니라 전염병과 깊은 관련을 맺고 있다. 많은 사람들이 한의학의 비조라면 화타나 편작을 떠올리지만 '한의학의 히포크라테스'는 『상한론』을 지은 중국 동한 시대의 장중경이다. '처방'이란 말 자체가 장중경으로부터 시작되었다고 해도 과언이 아니다.『상한론』의 서문은 전염병으로 죽어 간 자신의 피붙이에 대한 장중경의 애끓는 애정과 자괴감으로 시작한다. "나는 종족이 많아서 전에는 200명이 넘었다. 그러나 상한병으로 3분의 2 이상이 죽었다. …… 이 처방으로 모두 낫게 할 수 없지만 절반 정도는 도움이 될 것이다."

그가 활동한 시대는 공교롭게도 '적벽대전'이 벌어지던 전란의 삼국 시대였다. 수많은 사람이 전란으로 떠돌아야 했고, 전염병이 유행해 목숨을 잃었다. 역사서에도 당시의 참상이 상세히 그려져 있다.『삼국지』「무제기」는 "조조가 적벽에 이르러 유비와 싸워 유리하지 못했다. 여기에 더욱 큰 병이 있었다. 관리와 병사들 가운데 죽은 사람이 많아서 이에 군대를 이끌고 돌아왔다."라고 당시의 전염병 유행을 담담하게 전하고 있다. 조조의 아들 조식이 남긴 기록은 좀 더 구체적이다. "건안 22년 전염병이 유행했다. 집집마다 엎어진 시체들이 있으며 방마다 통곡하는 슬픔으로 가득 찼다. 대체로 그 병에 걸린 사람들은 베옷을 입고 콩을 먹는, 그리고 짚으로 엮은 집에서 사는 이들이다. 대궐 같은 집에서 솥에 밥을 해먹고 사는 사람이나 요를 두껍게 깔고 자는 사람은 병에 걸린 이가 드물었다." 질병의 양극화가 극심했던 것이다.

장중경은 상한병 치료법을 논하기 앞서 이 전염병이 사람에게 감염되어 진행되는 과정을 귀납적으로 파악해서 태양병, 소양병 양명병, 태음병, 소음병, 궐음병 여섯 가지 상태로 나누어 설명하고, 각각의 병 상태에 따라 어떤 처방을 해야 하며, 잘못된 처방이 사용되었을 때 생기는 현상과 그에 대한 대처법을 정리해 설명했다. 이것이 한의학에서 유

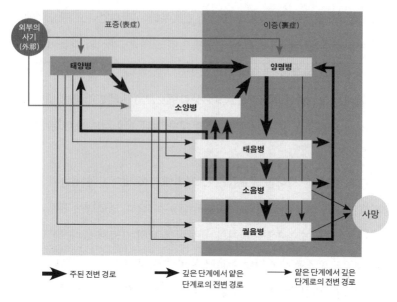

표증(表症) 이증(裏症)

외부의
사기
(外邪)

태양병 → 양명병

소양병

태음병

소음병

궐음병

사망

➡ 주된 전변 경로   ➡ 깊은 단계에서 얕은
단계로의 전변 경로   → 얕은 단계에서 깊은
단계로의 전변 경로

위의 그림은 장중경의 육경변증을 도식으로 정리한 그림이다. 외부의 사기로 유발된 질병이 어떻게 얕은 병에서 깊은 병으로 변하는지 설명하고 있다.

명한 '육경변증(六經辨證)'이다.

장중경에 따르면 병은 지금은 병원균이라고 할 외부의 사기(邪氣)가 몸 바깥쪽을 공격하는 데에서 시작하고, 몸속 깊이 침투하게 되면서 더 위독해진다. 그래서 이 병은 처음에는 호흡기에서 시작되어 병이 진전됨에 따라 소화기로 침투하게 되고 최종적으로는 생식기까지 범하게 된다. 병이 어디를 침범하고 있는지에 따라 태양병, 소양병, 양명병, 태음병, 소음병, 궐음병 하는 식으로 구분해서 진단하게 되고 그 진단에 따라 땀을 내게 할지, 토하게 할지, 설사하게 할지 달리 처방해야 한다. 『상한론』의 이러한 처방법은 근본적으로 병의 원인을 제거하는 것이 아니라 밀어내는 관용의 치료법이다.

이 질병의 진행 과정은 고대 그리스 아테네의 멸망을 기록한 투키디데스의 『펠로폰네소스 전쟁사』에 나오는 기록과 세밀하게 일치한다. "처음에는 오한, 발열과 눈의 충혈, 재채기와 기침이 뒤따른다. …… 마침내 위장 장애를 일으켜 설사와 구토가 시작되고 피부에 작은 농포와 궤양이 생긴다. 심하면 8일째를 넘기지 못하고 살아남아도 생식기가 파괴되고 실명과 기억 상실에 걸린다." 유라시아 대륙의 양쪽 끝에서 대유행한 질병의 패턴이 정확하게 일치하는 것이다. 많은 연구자들이 발진티푸스를 이 전염병의 원흉으로 지목한다.

현대 의학은 항생제 같은 '마법의 탄환'을 이용해 티푸스 같은 전염병의 병원균을 직접 죽이기 위한 연구를 오랫동안 해 왔다. 그러나 한의학의 기본 정신은 자연과의 조화다. 바이러스 같은 병원균조차 자연의 일부다. 병원균, 즉 사기가 몸속에 들어오면 그것을 죽이기보다 빨리 쫓아낼 생각을 한다. 죽여 놓으면 간과 콩팥 등에 부담을 주고 뒤처리가 힘들기 때문이다. 호흡기 단계에서는 땀으로 발산하는 약을 처방하고 소화기 단계에서는 설사로써 밀어내고 생식기 단계에서는 오장육부의 온도를 높여 저항력을 기르는 식이다. 인간의 몸이 가진 저항의 능력, 자연이 가진, 균형을 회복하려는 경향에 대한 이해와 믿음을 바탕으로 한의학인 것이다. 현대인이 알고 있는 한의학은 저항력을 기르고 체내 에너지를 보강하는 예방 의학적 의술이지만, 과거 한의학의 처방들은 훨씬 실증적이며 현실적이고 역동적인 치료 의학이었다. 그러나 19세기 초반 한의학은 거대한 도전에 직면한다.

순조는 본인이 수두, 홍역, 천연두로 혼이 났을 뿐만 아니라 당시로서는 새로운 전염병이었던 콜레라로도 곤욕을 치른다. 순조 21년 평양부 감사 김이교가 처음 보고한 이 전염병의 양상은 공포 그 자체였다. "갑자기 괴질(怪疾)이 발생하여 토사(吐瀉, 구토)와 관격(關格, 설사)과 가슴이 막혀 타는 듯한 고통을 호소하다 잠깐 사이에 사망한 사람이 1,000여 명이나 되었습니다. 의약도 소용없고 구제할 방법도 없으니 목전의 광경이 매우 참담합니다." 순조 21년 8월 13일 김이교가 올린 장계의 첫 문장이다. 평양성 안팎에서 시작된 이 콜레라는 그칠 기미 없이 인접 고을로 확산되었고, 당시로서는 어쩔 방법이 없어 조정과 지방 관아에서도 영험 있는 곳에 사람을 보낸 기도할 궁리만 한다.

콜레라는 한자로 호열자(虎列刺)라고 표기한다. 네덜란드 인들이 쓰던 콜레라(cholera)를 일본인들이 음역한 것이다. 처음에는 호열랄(虎列剌)이라고 표기했지만 랄(剌) 자가 비슷하게 생긴 자(刺) 자로 바뀌어 굳어졌다. 호랑이에게 내장을 물어뜯긴 것처럼 복통과 설사로 시달리다가 죽어 버리니 뜻으로 읽어도 그럴듯하다. 당시에는 원인을 알 수 없어서 중국에서는 백련교도들에게 혐의를 돌리기도 했다.

서장관 홍언모는 당시 중국 산해관 이남 지역에서도 호열자가 발생해 사람들이 많이 죽고 있다고 보고하면서 중국 정부에서는 "백련교도들이 우물에 독약을 뿌리고 오이밭에 독약을 뿌려 생긴 질병"이라고 추측하고 있으며 의심 가는 두어 사람을 체포하고 샘물을 퍼내어 실증을 얻어 조사, 체포 중이라고 보고한다.

콜레라는 19세기 초반 인도에서 처음 풍토병으로 시작해 전 세계로 퍼져 나갔다. 서구 열강의 제국주의 확장 정책과 교역 확대가 기폭제가 되었을 것이다. 1817년에 인도 벵골 지방에서 시작된 콜레라는 1819년에 유럽까지 전파됐고, 동쪽으로도 퍼지기 시작해 인도차이나를 거쳐 1820년에 중국에 이르렀다. 1821년에는 대유행을 하며 북경에서 남경까지 '산해관 이남 지역'을 모두 휩쓴다.

이것이 순조 21년인 1821년 여름에 압록강을 넘어 평양을 덮친 '괴질'의 정체다. 이후 콜레라는 파죽지세로 중부 지방을 유린하고 경상도까지 확산되었다. 정확한 통계는 없지만 이때 지역별로 수만 명에서 10만 명까지 죽었다고 한다. 당시 조선 인구가 1000만 명 정도였는데, 1807년과 1835년 사이 조선 인구가 100만 명가량 줄어든다. 전체 인구의 10분의 1 정도가 희생된 것이다. 콜레라는 철종 10년(1859~1860년) 때처럼 이후에도 여러 차례 대유행하며 수십만 명의 목숨을 앗아 간다.

콜레라에 조선 사회가 속수무책으로 유린된 데에는 성리학적 프레임에 갇혀 정체되고 있던 당시 조선의 의학 상황이 한몫했다. 반청복명(反淸復明)의 기치를 내건 교조적 성리학은 청나라에서 새로운 문물을 받아들이는 것을 방해했고, 그 결과 당시 청나라에서 발전하고 있던 전염병 의학이던 온병학의 유입이 늦어졌다. 당시 일본의 한의사들이 네덜란드 인들로부터 근대적 해부학과 서양 의학을 받아들이며 '난학(蘭學)'을 발전시키고 있던 것과 너무나 대조적이다.

이 전염병은 안 그래도 세도 정치로 극도로 쇠약해지고 있던 조선 사회에 결정타를 가했다. 콜레라라는 괴질은 급변하는 세계 정세의 도전에 맞서야 하는 순조 이후 조선 사회의 기초 체력 자체를 꺾어 버리고만 셈이다. 토인비는 문명은 '도전과 응전'의 결과라고 했다. 어쩌면 전통의 한의학도 이 콜레라의 도전에 제대로 응전하지 못한 결과 현재 그 위상이 예방 의학 수준으로 떨어져 버리고 만 것일지도 모른다.

왕과 왕조의 목숨을 단축시킨 세도 정치

세도 정치는 나라의 수명만이 아니라 왕 노릇 제대로 못한 순조의 명줄도 조였다. 순조는 정순왕후의 섭정으로 주눅이 든데다가 다시 여우를 피하다 만난 호랑이처럼 처가 쪽 김조순의 세도 정치로 기를 펴지 못했기 때문이다. 전조 증상은 신경성 질환의 후유증라고 볼 수 있는 편두통의 형태로 나타난다. 순조는 재위 10년이 되면서 귀 주변이 땅기고 아프다는 고통을 호소하고 육화탕을 처방받는다. 귀 주변이 아프고 땅기는 것은 편두통의 증상에서 흔히 볼 수 있는 전형적인 증상이다.

그런데 의관들은 이 신경성 증상을 중이염으로 오진한다. 그래서 염증성 증상에 투여하는 형개연교탕(荊芥連翹湯)과 만형자산(蔓荊子散)을 처방한다. 이 약들은 귀 속에 생기는 중이염이나 화농성 증상에 쓰이는 처방이기도 하다. 신경성 질환의 증상을 염증의 증상으로 착각한 것도 무리일뿐더러 본래 속이 약한 사람에게 생지황이나 찬 성질의 약을 처방하자 소화 기능에 문제가 생기는 것은 당연한 일. 설사가 심해지고 식욕 부진이 오자 만형자산 등의 복용을 중지하고 의관들은 가미건비탕(加味健脾湯)을 급하게 다시 지어 올린다.

본격적으로 신경성 증상을 호소한 것은 그다음 해인 순조 11년 8월이다. 실록 기록에 따르면 왕에게 "조동(跳動)"과 "황홀(恍惚)"하는 징후가 가끔 있다가 곧바로 그치기도 하고 "정신이 간혹 앞뒤의 일을 잊어버리는 때"가 있었던 것 같다. 조동은 심장이 급하게 뛰면서 마음도 불안해지는 것을 말하고 황홀은 어지럼증을 뜻한다. 순조의 증세는 신하들을 불안하게 만들 정도였다. 8월 16일 영중추 부사 이시수가 신하들을 대표해 이렇게 말한다.

"근래에 전당에 임어(臨御)하심이 거의 빠지는 날이 없으시니, 성궁의 노고는 이미 말할 수 없지만, 전좌(殿座, 왕이 정전에 나와 앉는 것)하셨을 적에는 그 일을 끝낸 적이 없으며, 출궁이나 환궁하는 경우에는 매번 허둥대며 급히 서두르신다는 탄식이 있습니다. 전하께서 비록 화기가 쌓인 증세로 인연하여 어쩔 수 없이 이렇게 답답함을 소통시키는 자료로 삼기는 하지만, …… 종묘사직의 중대함과 민생의 운명이 전적으로 전하의 몸에 매여 있습니다. 삼가 원하건대 전하께서는 매번 성심이 깨우쳐지고 밝아졌을 때에 통렬하게 억제하는 방도를 힘쓰시어, 하루 이틀이나 한두 가지 일에 있어서도 그때그때 재량하고 억제한다면, 옥후가 손상을 당한 근저를 즉시 시원하게 제거할 수 있을 것이며, 본체의 총명도 머지않아 회복이 되실 것입니다."

순조가 조정 회의에도 참석하고 온갖 제사도 다 챙겨 지내는 등 부지런하게 일하고 있기는 하지만 한번 시작한 일을 제대로 끝내지도 못하고 몸가짐도 불안정하기 이를 데 없으며 앉아서 가만히 있지 못하며 전전긍긍하는 불안 증세를 보인다는 지적이다.

순조는 자신의 마음 상태를 솔직히 털어 놓는다. "내 마음을 내가 도리어 알지 못하는 때가 있다." 하는 말이나 "평상시에도 시끄럽게 떠드는 것을 좋아하지는 않았지만 걸어 다니는 소리 같은 것도 역시 모두 듣기가 싫다." 하는 말이 그것이다. 이것은 분명 순조가 신경성 질환을 앓고 있었음을 보여 주는 증거들이다.

이런 불안 증세에도 불구하고 이시수는 성리학의 만병통치 치료법인, 마음을 기르는 양심(養心)을 처방으로 제시한다. "간혹 번조하고 답답하더라도 참을 인(忍) 자 공부에 착수하여 오늘과 내일에 참고 또 참는다면 저절로 평상시처럼 회복될 것입니다." 좌의정 김재찬도 "삼가 원하건대 전하께서는 매번 쌓인 화기를 없애어 내려가게 하는 때에 억제시키는 공부를 한층 더하소서."라며 마음 수련을 강권한다.

그러나 이것은 마음 공부로 어떻게 해 볼 병은 아니었던 것 같다. 순조는 마음뿐만 아니라 몸도 쇠진해 있는 상태였다. 이것은 순조의 다음과 같은 고통 호소에서도 확인할 수 있다. "어머니께 문안할 때면 번번이 걸어서 나아갔지만 땀이 나는 경우가 없었는데 지금의 경우는 걸어서 절반도 못 가고 이미 몸에 땀이 나고 숨이 차며 수라는 입맛이 달지 않아 잘 먹지 못하며 정신이 황홀하다." "잠이 드는 것을 하룻밤으로 견준다면 거의 3, 4경쯤이며 수라는 평상시와 비교한다면 10분의 1 정도다."

자하거 등 여성용 처방을 받았던 '심담허겁'의 임금

순조의 병은 그 뿌리가 깊었다. 순조는 22세가 되던 순조 11년부터 불면증과 식욕 부진, 사지무력, 피로, 황홀, 현기증이라는 다양한 신경쇠약 증상과 소화 불량 증상을 호소한다. 당시 약방에서 처방한 약물들을 살펴보면 순조의 여성적 체질과 성품이 분명하게 드러난다. 귀비탕(歸脾湯)과 감맥대조탕(甘麥大棗湯), 가미소요산을 각각 처방하는데 이 처방들은 여성의 우울증이나 히스테리 처방에 사용되는 대표적인 약물들이다.

귀비탕은 송나라 엄용화가 개발한 건망증 치료 약물로 "일에 대한 근심이 지나쳐 심장과 비장이 과로하여 건망증이나 가슴이 두근거리는 증상이 병이 된 것"을 치료하는 처방이다. 몸이 실하고 병이 양적인 것일 때에는 사용하지 말 것을 경고한 대표적인 음적, 여성적 처방이다. 감맥대조탕도 마찬가지다. 감초와 밀, 대추 세 가지로 구성된 처방으로 『금궤요략』에 기재되어 있다. 치료 목표는 "부인이 히스테리로 울거나 웃거나 하며 귀신에게 홀린 것처럼 되어 빈번히 하품을 하는 경우에 사용한다."이다. 일종의 여성용 정신 안정제인 셈이다. 가미소요산은 정조도 화증이 심해질 때 자주 사용했던 처방이다. 어깨가 자주 결리고 쉽게 피로하며 정신 불안 등의 신경 증상이 있는 허약 체질에게 사용하는 처방이다.

순조의 질병 치료 과정이 보여 주는 특징은 약물 위주였다는 점이다. 처방의 종류도 아주 다양해서 100여 가지나 된다. 허약하고 피로한 증세인 허로(虛勞) 증상이 지속되자 의관들은 극단의 처방을 구사한다. 대조지황탕(大造地黃湯)과 혼원삼중고(混元三重膏, 혼원단)라는 처방이 바로 그것이다. 대조지황탕은 대조환이나 보천대조환에서 만들어진 처방으로 맥이 약하고 기혈이 쇠약한 것을 치료하는데 허로한 사람이 성생활을 지나치게 해서 가슴과 손바닥에 번열이 나는 데 먹으면 효험이 좋다. 혼원단은 몸이 몹시 여위고 기침과 가래가 있으면서 귀주병(鬼疰病)을 앓는 사람을 치료하는 처방이다. 이 두 처방에 공통적으로 들어가는 것은 바로 태반이다.

태반은 임산부의 자궁 안에서 태아와 모체 사이의 영양 공급, 호흡, 배설을 주관하는 조직이다. 고대에서는 태반을 인간이 최초로 몸에 걸치는 가장 좋은 옷이라고 여겨 신선의(神仙衣)라고도 했다. 한약재로서의 정식 명칭은 자하거(紫河車)다. 자하거의 자(紫)는 보라색을 뜻한다. 보라색은 검은색과 붉은색의 혼합이다. 바로 해가 뜨는 여명의 아침을 상징하는 색이며 생명의 시작을 알리는 색깔이다. 본래 자궁은 생명이 시작되었지만 아직 세상에 나오지는 않은 미명(未明)의 장소이기 때문에 보라색이 자궁을 상징하는 것이다. 하(河)는 북쪽, 물, 그리고 겨울을 상징한다. 원래 고대에는 하(河)와 강(江)을 구분해 썼다. 하는 황하 이북의 물길을 뜻하고 강은 황하 이남의 물길을 뜻한다. 겨울은 한해의 끝인 동시에 시작이다. 생명력을 응축해 새싹처럼 튀어오를 힘을 간직하는 시기라는 뜻을 하라는 글자가 담고 있다. 생명의 탄생을 상징하기에 충분한 글자다. 거(車)는 수레를 뜻한다. 결국 자하거라는 말은 태반이 자궁에서 생명의 힘을 충분히 축적한 아기가 타고 나오는 리무진이라는 이야기다.

『동의보감』에서는 아이의 출생을 "배태(胚胎)의 99수가 만족하여 타고 나온다."라고 설명하는데, 이것은 아기가 태반에서 충분히 자라 상수학(象數學)에서 완전한 수로 치는 100에 가까운 99수를 만족시키고 새로운 세계로 나온다고 봤기 때문이다. 그만큼 태반을 신비한 힘을 간직한 존재로 봤다는 이야기다. 진시황제도 자하거를 불로장수의 약으로 사용했다는 기록도 있고, 서양 의학의 아버지인 히포크라테스도 태반을 약재로 사용했다는 기록이 있지만, 한의학에서는 오랫동안 자하거를 약재로 사용하지 않았다.

명나라 때의 의사이자 『본초강목』의 저자인 이시진은 "유구국(오키나와)에서는 부인이 출산하면 반드시 태반을 먹는다.", "팔계(광서성의 만족)의 요인은 남자를 생산하면 친족이 모여서 태반을 먹는다."라고 적으면서도 "사람으로서 사람을 먹는다면 유구족이나 요인들 같은 오랑캐와 얼마나 차이가 있겠는가."라는 탄식을 달아 놓았다. 이것은 태반이 효능 좋은 약재로서 널리 쓰이는 현실과 사람 몸을 먹는 것에 대한 유학자들의 거부감 사이에 괴리가 있었음을 보여 준다. 그러나 명나라가 망하고 청나라가 들어서자 자하거의 지위는 크게 바뀐다. 자하거를 천하의 명약으로 인정하고 본격적으로 사용하기 시작한 것이다. 『청대비방집』을 보면 보천하거대조환(補天河車大造丸)이라는 처방으로 자하거가 한의학에 포함되었음을 알 수 있다.

자하거의 약효로는 대부분 자음(滋陰), 즉 음기를 기르는 효능을 첫번째로 꼽는다. 태반은 생명력을 기르는 텃밭으로 온갖 중요한 물질의 창고다. 한의학에서는 몸에 혈액 같은 액체 상태의 물질이 부족해 몸이 잘 달아오르는 것을 음기의 부족, 음허(陰虛)로 파악하는데, 자하거가 이 액체 상태의 물질을 보충하는 데 약효가 있다고 본다.

『동의보감』에도 자하거의 치료 효능이 기록되어 있다. 여러 가지가 기록되어 있기는 하지만 『동의보감』의 편찬자들이 가장 주목한 것은 남성의 성기능 장애와 여성의 불임 장애에 대한 효능이었다. 백복령, 생지황, 자하거가 들어가는 입문대조환(入門大造丸) 처방을 설명하면서 자하거의 이 효능을 보다 구체적으로 설명하고 있다. "기혈이 허약하고 음경이 줄어들어 겨우 형태만 있으며 안색이 누렇게 뜨고 소리를 제대로 내지 못하는" 남성의 성기능 장애 개선에 자하거를 처방하면 보익기혈(補益氣血) 특효를 볼 수 있다는 것이다.

또 자하거는 폐결핵과 같은 만성 소모성 질환에서도 효험을 볼 수 있다. 만성 기관지 천식과 해소처럼 기도가 약해서 점액 같은 음적인 물질의 분비량이 줄어 이물질이나 바이러스, 세균에 쉽게 노출되는 상태를 치료하는 데 효과가 있다는 것이다. 항스트레스 작용도 있다. 「내경편」의 「신문(神門)」을 보면 태반이 간질이나 가슴이 뛰는 것, 정신이 없는 것, 말이 많으나 일관성이 없는 것에 효과가 있다고 한다. 혈을 길러 정신을 안정시키는 효능이 탁월하다는 것이다.

순조 13년 12월 25일에는 웅주환(雄朱丸)과 인삼석창포차(人蔘石菖蒲茶)를 복용한다. 웅주환은 가위 눌린 것을 치료하는 처방이다. 가위눌림을 한의학에서는 귀염(鬼魘)이라고 하는데, 한자 그대로 귀신이 압박해서 생기는 병이라고 본 것이다. 『동의보감』은 좀 더 '논리적으로' 이렇게 설명한다. "잠들었을 때는 혼백이 밖으로 나가는데 그 틈을 타서 귀사(鬼邪)가 침입하여 정신을 굴복시키는 것이다." 한의학에서는 꿈을 꾸고 불안해지는 것의 원인을 혈기가 부족한 데서 찾는다. 혈기 부족의 원인은 피로와 스트레스다. 가위눌림을 현대 의학에서는 수면 마비라고 하는데, 이것은 일종의 수면 장애로 잠자고 있는 동안 긴장이 풀린 근육이 회복되지 않은 상태에서 의식만 깨어나 몸을 못 움직이는 것이라고 해석하는 것이다.

웅주환의 구성 약물은 우황, 웅황, 주사 등 신경을 안정시키는 약물이다. 순조가 받았던 심리적인 압박의 정도를 가늠할 수 있다. 이 시기에 처방된 약물들 이름에는 대부분 심(心), 지(志), 신(神) 등의 글자가 들어가 있다. 마음을 안정시키기 위한 약들이기 때문이다. 가미영신환, 천왕보심단, 청심온담탕, 주사안신환 등의 처방이 연속적으로 올려졌다. 20대에 벌써 신경성 질환으로 고생한 것이다.

이것은 소화 능력 저하도 동반했다. 22~25세 때 순조는 불면증, 식욕부진, 피로, 정신 황홀, 숨 가쁨, 사지 무력증으로 고생한다. 한의학은 이런 신경성 위장 질환을 외향성과 내향성으로 나누어 치료한다. 외향성인 사람은 간기울결(肝氣鬱結)으로 보고, 내향성인 사람은 심담허겁(心膽虛怯)으로 본다. 내향성인 사람의 증상은 식욕이 없으며 신경이 쓰이는 일, 긴장되는 일이 생기면 밥맛도 없어지고 소화가 안 되며 정서가 불안해지고 깜짝깜짝 잘 놀란다. 꿈을 많이 꾸고 무서움을 잘 타면서 쉽게 어지럽고 구역감이 잘 발생한다는 특징을 가지고 있다. 순조는 내향성이었다.

순조가 지속적으로 허약해지면서 위장의 소화력이 떨어지자 가미군자탕 계열의 처방이 이루어졌다. 가미군자탕은 순조가 운명하는 마지막 날까지 복용했던 처방이다. 가미군자탕, 육군자탕, 생위군자탕, 삼령백출산, 승양순기탕 등의 처방들은 모두 사군자탕이라는 처방을 원형으로 해서 그때그때 증상에 맞게 변형한 처방이었다. 순조 14년 왕의 신뢰를 받던 유의 홍욱호는 왕이 온몸이 불편한 증세는 오로지 위기(胃氣, 한의학에서 원기를 이르는 말)가 부족해서 나타나는 것이라고 진단하면서 사군자탕 계열의 처방이 위기를 보충하고 건강하게 만들 것이라고 재삼 강조한다.

사군자탕은 인삼, 백출, 백복령, 감초라는 네 가지 약재로 구성된 약물로 전신이 무력하면서 소화 기능이 약하고 설사를 하면서 많이 먹지 못하고 힘이 없는 증상에 사용하는 처방이다. 사군자탕을 푹 달여 대접에 담아 놓으면 담박한 마음을 지닌 군자 같다. 달인 듯, 달이지 않은 듯 담담한 빛깔이어서 약보다는 차 같다. 약효도 효과가 있는지 없는지 알기 힘들지만 한참을 먹고 나서야 건강이 개선된 느낌이 온다. 가득 차야 드러나는 군자 같은 약인 셈이다. 이런 처방을 꾸준히 복용한 덕인지 순조는 25세부터 38세까지 13년간 별다른 질병 기록을 남기지 않고 살아 간다.

죽을 때까지 가미군자탕 복용

순조를 죽음으로 몰고 간 직접적인 사인은 다리 부위의 종기였다. 다리 부위에 생긴 염창(臁瘡)으로 짐작된다. 『동의보감』은 염창을 이렇게 설명한다. "양쪽 다리가 짓물러서 나쁜 냄새가 나고 걸어 다니기도 힘든데 이것은 정강이뼈 위에 생긴 것으로 위험한 질병으로 많이 걷지 말아야 한다."

순조는 20대 때도 염창을 앓은 적이 있었다. 순조 14년 11월 2일, 왕은 다리에 약을 붙인 결과 수포와 붉은 반점이 생기고 열이 올라온다고 고통을 호소한다. 11월 20일 다리 부위의 종기가 손가락 크기로 부풀어 올라 고약을 바를 것을 의논한다. 이후 3개월 넘게 22종이나 되는 많은 고약을 붙이면서 종기를 치료한다.

문제는 똑같은 증상이 순조 34년 45세 되던 해에 재발한 것이다. 34년 10월 28일 왕에게 가벼운 두통 증세와 함께 대소변이 불순한 증상이 있다고 해서 가미정기산을 처방한다. 11월 1일 종기가 재발해 메밀병으로 만든 고약을 종기에 붙인다. 메밀병은 순조 14년 9월에 사용한 바 있었던 고약 종류다. 13일까지 소담병(消痰餠), 촉농고(促膿膏), 투농산(透膿散) 등 고약을 계속 붙이면서 치료했지만 종기 증세는 나아지지 않았다. 결국 13일 해시(오후 9~11시)에 순조는 승하하고 말았다.

특이한 점은 종기가 진행되고 있었음에도 불구하고 계속적으로 가미군자탕이나 인삼과 계피가 들어간 가감양위탕(加減養胃湯), 이공산 등 위장의 기력을 도우는 탕약 처방이 계속되었다는 점이다. 순조 사망의 직접적인 원인은 종기지만 처방을 보면 그가 한평생 밥맛 없는 인생을 살다 갔음을 알 수 있다.

18장 헌종과 철종

종마로 살아야 했던 불쌍한 왕들

왕비의 왕자 생산은 국가적 관심사였다. 왜냐하면 왕실의 최대 책임은 후계자를 생산해 하늘의 뜻을 이은 핏줄을 통해 정통성을 계승하는 것이었기 때문이다. 왕비가 임신하고 7개월이 되면 대부분의 경우 궁궐 안에 산실청(產室廳)을 설치하고 산실청의 책임자인 제조가 숙직하면서 임신과 출산을 관리했다. 지금은 제왕절개술로 아이를 출산하는 경우가 37.7퍼센트에 이를 정도로 출산 시 생길 수 있는 위험 요소를 적극적으로 배제하며 출산에 대처하고 있지만, 산부인과 병원도 따로 없고 마취도 수술도 없던 조선 시대에 출산은 상당히 위험한 일이었다. 산모들은 엄청난 산고를 이겨 내야 했고 때로는 목숨도 걸어야 했으며 왕자들은 위험한 출산 과정을 거쳐 세상에 나와야 했다. 한의학 역시 출생이라는 과정에 대해 나름의 대책과 처방을 가지고 있었다.

『승정원일기』에 따르면 왕비들은 대부분 불수산(佛手散)과 달생산(達生散)이라는 처방을 복용하고 출산을 준비했다. 불수산은 "부처님 손처럼 부드럽게 아기를 낳도록 도와준다."는 뜻으로 개골산(開骨散)이라고 부르기도 했다. 이 개골산이라는 이름은 현대 의학적으로 봐도 어울린다. 출산 시 임신부의 하복부의 치골 결합을 열어서 산도(아기가 태어날 때 지나는 길)를 넓혀 준다는 뜻이기 때문이다. 달생산은 축태음(縮胎飮)이라고도 불리는 처방으로 요즘 말로 태아를 다이어트시켜 산도를 쉽게 빠져나오도록 도와주는 약이다.

중종의 계비 장경왕후처럼 인종을 출산하고 출산 후유증으로 세상을 떠난 경우도 있지만 조선 시대 왕실에서 난산으로 산모가 죽는 경우는 거의 없었다는 점을 보면 한약의 효과도 상당했던 것 같다.

이런 국가적 노력에도 불구하고 조선을 직접 통치했던 27명의 왕 중 적장자로서 왕위에 오른 이는 문종, 단종, 연산군, 인종, 현종, 숙종, 순종 7명에 불과하다. 장자가 아니더라도 적자가 왕위에 오른 경우가 10명이다. 선조, 인조, 고종은 방계로서 왕위에 올랐고, 정조는 아버지가 후궁 소생이었다. 심지어 영조는 무수리의 소생이었다. 특히 조선 후기로 갈수록 왕손이 귀해져 왕위 계승 문제가 갈수록 복잡해지고 어려워졌으며 왕실의 권위와 힘은 약해져만 갔다. 조선 제24대 임금 헌종(憲宗, 1827~1849년, 재위 1834~1849년) 이환(李奐)과 조선 제25대 임금 철종(哲宗, 1831~1864년, 재위 1849~1864년) 이변(李昪)은 이런 시대에 즉위했다.

녹용 수천 첩 복용하고도 요절한 헌종

헌종은 효명세자 이영(李旲, 익종으로 추존)의 아들로 순조의 손자다. 순조의 아들인 효명세자가 대리청정을 하던 중 갑자기 세상을 떠나고 순조마저 승하하자 8세의 나이로 왕으로 등극했다. 순조의 왕비이자 할머니인 순원왕후 김 씨가 수렴청정의 시대를 열었지만 15세 되는 헌종 7년 3월 7일 친정(親政)을 시작한다. 하지만 헌종은 23세를 일기로 후사 없이 승하한다. 행장은 당시 상황을 이렇게 설명한다. "봄부터 병환이 들어 점점 시일이 갈수록 피곤함을 보이셨으나 오히려 만기(萬機)를 수 작하여 조금도 게을리하지 않으셨다. 태묘(太廟)에 전기(展機)하는 일과 기예(技藝)를 시험하고 선비를 시험하는 일 같은 데에 이르러서도 편찮 다 하여 행하지 않음이 없었으니, 대개 절제하여 고요히 조섭하시는 방 도를 또한 잃은 바가 많았다." 헌종의 행장을 썼던 권돈인은 약방 도제 조로서 헌종의 질병을 진료하고 치료하는 과정에 깊숙이 개입한 헌종 의 측근 중 측근이었다. (권돈인은 추사 김정희의 만년 친구로도 유명하다.)

헌종의 질병 기록은 17세 되던 해에 두창을 앓았다는 것이 유일하다. 이후 큰 질병을 앓았다는 기록은 거의 찾아볼 수 없다. 사실 조선 후기 왕실 내의원에서는 두창을 거의 일정한 패턴으로 치료하고 있었다. 두 창에 대한 치료 경험이 어느 정도 축적되어 민간과는 달리 처방이 먹히 고 있었다는 이야기다. 처방의 방식과 순서도 거의 일정하다. 헌종의 경 우 할아버지였던 순조의 진료 방식을 거의 그대로 따라하고 있음을 볼 수 있다.

『승정원일기』에는 두창이 시작된 다음 날인 헌종 9년 9월 28일 가미 활혈탕(加味活血湯)을 투여하고 10월 1일에는 가미귀용탕(加味歸茸湯)을, 10월 2일에는 귀용보원탕(歸茸保元湯)을, 10월 3일에는 귀용보원탕에 녹 용과 계피를 가미하고, 10월 4일에는 계피를 빼고 녹용과 인삼을 가미 하여 각각 처방한다. 10월 6일에는 감로회천음(甘露回天飲)이라는 처방 으로 마무리하며 두창을 완치한다. 할아버지 순조가 가미활혈음, 가미

귀용탕, 감로회천음을 사용한 패턴을 답습한 것이다.

그리고 헌종 15년, 23세가 되는 4월 10일, 갑자기 헌종의 목숨을 위협하는 질병이 기록 사이에서 불쑥 고개를 내민다. 실록은 약방 도제조 권돈인이 헌종과 나눈 대화를 기록하고 있다. 우리는 이 대화에서 헌종이 요절한 이유를 밝힐 실마리를 확인할 수 있다. 먼저 권돈인의 말이다. "옥색이 여위고 색택(色澤)이 꺼칠하시니 아랫사람의 심정이 불안하기 그지없습니다." 임금이 말하기를, "이번에 괴로운 것은 처음부터 체기(滯氣)가 빌미가 되었고 별로 다른 증세는 없었다. 근일 이래로 체기가 자못 줄었고 잠도 조금 나아졌다." 소화기 질환 탓인지 헌종이 체하기 시작한 것이다.

이 기사의 말미에서 권돈인은 헌종에게 약을 궁궐 안에서만 직접 지어 드시기 때문에 불안하다면서 약방과 제조의 검토를 거쳐서 복용할 것을 당부한다. 조선의 왕들은 대소 신료가 참여하는 입진 과정을 번거롭게 여겼기 때문에 정식 입진 과정을 거치지 않고 처방하는 일이 자주 있었다.

『승정원일기』는 이런 내밀한 처방이 무엇이었는지 왕의 말을 통해 확인할 수 있다. 당일 체기와 설사 증상이 심해지자 의관들은 양위탕(養胃湯)을 처방한다. 그런데 엉뚱하게도 헌종은 양위탕을 복용하고 체기와 설사가 나아지면 지금처럼 군자탕을 복용해도 되지 않느냐고 묻는다. 군자탕에 들어가는 녹용, 당귀, 숙지황 중 지황이 체증을 유발한 게 아니냐고 물은 것이다. 여기서 군자탕은 녹용이 중심 약재로 들어간 귀용군자탕(歸茸君子湯)을 가리킨다. 귀용군자탕은 위기를 자보(滋補)하는 효능으로 유명한 일종의 정력제다. 그때까지 귀용군자탕을 복용해 왔다는 사실은 실록이나 『승정원일기』나 『약방일기』 등에 남아 있지 않은데, 이 말로 헌종이 귀용군자탕을 계속 복용해 왔다는 점이 밝혀진 것이다.

다음 날인 4월 11일 배에서 꼬르륵 소리가 나면서 복통이 계속되고 체증과 설사도 이어져 다섯 차례나 반복되었다. 헌종이 가장 고통스러워 한 것은 소변을 보기 힘든 것이었다. 심지어 오령산이라는 이뇨제를 복용하고 싶다고 말할 정도였다. 가미이공산이라는 처방으로 치료하다가 13일은 계강군자탕이라는 속을 데우는 약으로 바꿔서 투여했다. 결과는 성공적이었다. 네 차례나 반복되던 설사가 그쳤고 소변도 순조로워지면서 맑아졌다.

4월 18일, 증상은 없어졌지만 저녁을 먹고 나면 피로하면서 힘이 빠진다고 식곤증을 호소하고, 25일에는 잠자기가 쉽지 않아 귀비탕이라는 불면증에 쓰는 처방을 헌종 자신이 추천한다.

윤 4월이 되어도 체기가 이어졌다. 불환금정기산(不換金正氣散)이라는 감기와 소화 불량 증상을 동시에 치료하는 약물을 복용하고 밥맛이 없어 밥을 물에 말아 겨우 먹는다. 식욕 저하와 소화 불량 증세가 이어지고 대변도 무른 연변만 보며 속이 찬 증후가 계속된다. 『승정원일기』는 처방을 왕에게 올린 일정만 기록하고 구체적인 증상과 진맥 과정은 생략하고 있다.

5월 14일이 되면서 헌종의 증상은 다시 악화일로를 걷는다. 얼굴과 발이 붓고 소변 보기가 곤란해진다. 결국 이뇨제를 복용한 후에 밤사이에 요강을 반이나 채울 만큼 많은 소변을 본다. 발의 붓기를 없애기 위해 안마받으라고 신하들이 권유하지만 실제로 했는지는 알 수 없다. 이후의 진료 기록은 구체적인 내용이 전혀 없다. 6월 5일 가미군자탕을 3첩 복용했으며 6월 6일에는 계부이중탕과 가미이중탕을 각각 한 첩씩 투여했다. 그리고 이날 헌종은 죽었다.

대체 무엇이 문제였을까? 설사와 체기의 증상이 반복되면서 헌종의 건강은 점진적으로 악화되어 갔을 것이다. 그런데 그 와중에도 헌종과 권돈인은 의학적으로 볼 때 좀 문제가 있는 대화를 계속 나눈다. 바로 귀용군자탕에 들어가는 녹용과 인삼, 숙지황에 대해 계속 논의한 것이다.

체증이 시작된 다음 날인 4월 11일 설사 문제를 의논하면서도 헌종과 권돈인은 귀용군자탕에 들어갈 숙지황의 제법에 대해 의논했고, 어떻게 하면 설사 후에 곧바로 귀용군자탕을 복용할 수 있을지에 대해 상의한다. 설사가 좀 괜찮아진 4월 13일에도 권돈인이 귀용군자탕이 아주 좋다는 찬사를 하자 왕은 자주 복용하겠다고 다짐하는 어이없는 답변을 한다. 왜 어이없다고 하냐 하면 귀용군자탕은 당시 헌종의 몸 상태에 전혀 맞지 않는 약이었기 때문이다. 귀용군자탕을 먹는다는 것은 설사약을 먹어야 하는데 정력제 처방을 하는 셈이었다.

4월 14일에도 향사군자탕을 복용해 체증을 가라앉히고 난 후에 귀용탕으로 균형도 맞추고 조리도 하고 싶다고 희망을 피력한다. 18일에도 헌종은 치료 후에 녹용과 당귀가 든 보약 백 첩을 연달아서 복용하고 싶다고 밝히고, 권돈인은 맞장구를 치면서 천 첩을 복용해야 한다고 한술 더 뜨는 답변을 한다. 죽이 맞는 답변을 들은 헌종은 녹용과 당귀를 극상품으로 준비하라고 부탁한다. 4월 25일 체증과 설사가 지속되고 이를 치료하는 평진탕(平陳湯)이라는 처방을 복용하는 가운데서 극상품의 녹용이 약방에 들어왔다는 보고를 받는다. 녹용 중에서도 무산 녹용이 가장 귀한데 뿔의 뿌리까지 각화되지 않은 최고 품질의 녹용임을 강조한다.

헌종은 왜 이렇게 귀용군자탕, 아니 정확하게 말하자면 녹용에 집착했을까? 『본경소증』은 녹용의 효능을 이렇게 설명한다. "묵은 뿔이 떨어진 자리에서 피가 쌓여서 솟아오른 것으로 피를 빨아 당기는 힘이 가장 왕성하다. 녹용은 피를 강력히 밀어 보내는 힘으로 줄어들고 위축된 것을 왕성하고 힘찬 것으로 변화시킨다." 『본초강목』의 저자 이시진도 녹용의 효능을 인정하면서 "사슴은 성질이 매우 음탕하다."라고 설명을 달았다. 『포박자』에도 "종남산에 사슴이 많은데 항상 한 마리의 수컷이 백수십의 암컷과 교미한다."는 내용이 있다. 다시 말해 헌종은 녹용이 가진 정력 강화 효과에 관심을 가졌던 것이다.

그러나 『동의보감』은 녹용을 지나치게 많이 복용하면 입맛이 없어지거나 설사를 잘할 수 있다고 경고한다. 비장과 위장은 소화기이며, 소화기는 밥솥이다. 몸속으로 들어온 음식물을 삭히고 찌는 기관인 셈이다. 밥솥이라면 밑에서 가열을 하는 아궁이의 불이 필요하다. 이 아궁이 불 역할을 하는 것이 바로 명문화 또는 신장의 신기다. 우리 몸의 양기라든지 스태미나는 바로 이것을 두고 하는 말이다. 명문이 약해지면 밥이 설익는 것처럼 사람은 설사를 하게 되고 위장의 유동 운동도 느려져 체기가 생긴다.

『동의보감』은 이렇게 설명한다. "대체로 신기가 허약해지면 진양이 허해져서 비위로 더운 기운을 보내지 못하고 비위가 허해지고 차가워지면서 소화가 잘 되지 않거나 음식을 잘 먹지 못하게 되는데 혹 헛배가 부르며 토하거나 설사가 난다. 비유하자면 솥에 쌀을 넣고 불을 때는데 불길이 약해지면 해가 저물도록 익지 않는 것과 같다. 이런데 무엇을 소화할 수 있겠는가."

헌종은 20대 초반이었다. 특별히 큰 병을 앓은 적도 없다. 그렇다면 신기가 부족한 것은 무엇 때문이었을까? 지나친 성생활로 정기를 누설한 탓이 크다. 실록이나 『승정원일기』나 『일성록』에 기록된 것은 없지만 야사에 따르면 헌종은 호색했다고 전해진다. 대한제국 말기의 문신 윤효정은 1931년 동아일보에 「한말비사」라는 글을 연재하는데 첫 회에 헌종과 관련된 이야기를 쓴다. 헌종이 창덕궁 내 건양재 동쪽 으슥한 곳에 술집을 짓고 궁 밖 미녀를 뽑아 반월이라 하고 미복 차림으로 유흥을 즐겼다는 것이다.

그러나 이런 이야기는 다르게 해석해 봐야 한다. 조선 왕실은 후기로 내려올수록 적자 왕손이 귀해지면서 왕자들 사이의 경쟁은 고사하고 왕자라도 있으면 다행이고 대를 잇기 급급했다. 그래서 왕들은 후사를 보기 위해 여러 여인과 성관계를 맺는 게 중요했다. 헌종 사후 정조 직계의 적자 왕손이 끊기고 사도세자의 서자인 은언군의 손자가 철종으로 대를 이었다는 사실은 왕실의 왕위 계승 문제가 얼마나 절박했는지 잘 보여 준다. 헌종의 호색 이야기는 아마 왕손이 귀해진 왕실의 절박한 사정이 와전된 것일지도 모른다.

헌종이 어릴 때부터 꾸준히 복용한 녹용, 인삼, 귀용군자탕 등은 일종의 정력제이기도 했다. 헌종이 죽을병에 걸려서도 녹용에 집착한 것은 그만큼 헌종의 병을 키운 스트레스가 후사 문제에 있었음을 알려준다. 조선 후기 왕들은 일종의 종마로 키워졌던 것이다. 이것은 다음 임금인 철종의 불행한 삶을 보면 더욱 분명해진다.

궁궐이라는 감옥으로 간 강화도령

정원용이 남긴 『경산일록』에는 헌종이 죽고 이틀 후 강화도령 이원범(李元範)을 새 왕으로 한양까지 모셔오는 이야기가 담담히 적혀 있다. "갑곶진에 이르렀다. 배에서 내리니 강화유수 조형복이 기다리고 있었다. 생김새와 연세도 몰랐다. 내가 말했다. '이름자를 이어 부르지 마시고 글자 한 자 한 자를 풀어서 말하십시오.' 관을 쓴 사람이 한 사람(철종)을 가리키며 말했다. '이름은 모(某)자, 모(某)자이고 나이는 열아홉입니다.' (대왕대비의) 전교에 있는 이름자였다."

철종은 사도세자의 증손자가 된다. 사도세자는 한 명의 정실과 두 명의 후궁에게서 모두 5남 3녀를 낳았다. 적장자 이정(의소세손)이 어린 나이에 죽자 둘째 이산이 왕세손이 되어 영조의 뒤를 이어 정조가 되었다. 두 번째 후궁 순빈 임 씨의 두 아들 중 첫째 아들 은언군 이임의 셋째 아들인 전계군 이광이 바로 철종의 아버지가 된다. 철종은 사실 헌종의 삼촌뻘이 되는 셈이다.

철종의 즉위는 안동 김 씨의 장기 집권 책략과 깊은 관련이 있다는 것은 잘 알려진 사실이다. 대왕대비 순원왕후의 명으로 왕위를 계승했지만 철종은 19세 농부에 불과했기 때문에 대왕대비가 잠시 수렴청정을 했다. 철종 2년 9월, 대왕대비의 근친 김문근의 딸을 왕후로 맞이했고 안동 김 씨의 세도 정치가 이어졌다. 철종은 철종 3년(1852년)부터 친정을 시작했지만 안동 김 씨의 전횡을 막지 못했고, 삼정의 문란은 극에 달했다. 경향 각지에서는 서학(천주교)이 은밀하게 교세를 확장해 가고 있었고, 철종 말년에는 최제우가 동학을 창시했다. 철종 13년에는 진주

민란을 시작으로 전국 각지에서 민란이 폭발했다. 철종 14년 11월에는 동학 교주 최제우를 잡아 대구 경상 감영으로 압송했다. (최제우는 철종이 죽은 이듬해 3월 고종 즉위 후에 처형되었다.) 철종의 시대는 세도 정치의 시대, 민란의 시대였고, 철종은 꼭두각시 왕에 불과했다.

비천한 처지에서 지존의 지위로 신분 상승하는 이야기는 소설과 동화의 단골 소재다. 동화 「신데렐라」나 마크 트웨인의 소설 「왕자와 거지」가 대표적이다. 할아버지, 할머니, 이복형까지 사약을 받은 집안에서 태어난 강화도령 이원범 역시 동화 속 주인공처럼 삽시간에 나무꾼에서 왕자로 변신한다. 그러나 이런 신분 상승 이야기에는 항상 반전이 있다. 많은 주인공들이 화려한 왕궁 생활을 뒤로하고 자유로운 삶, 자신의 천성에 맞는 생활을 동경하고 되돌아간다.

야사라고는 하지만 철종도 왕이 된 후 강화에서 먹던 막걸리와 우거짓국을 잊지 못했다고 한다. 왕비가 사가에서 구해 온 막걸리를 마시게 되었는데 입에 맞아 좋아했다고 한다. 또 강화도 시절 결혼을 약속했던 여인도 있었다고 한다. 그러나 신분이 너무 낮아 궁궐로 불러들이지도 못하고 영영 만나지 못했다고 한다. 또 다른 이야기에 따르면 이 여인을 왕실에서 독살했다는 이야기도 있고, 이 독살 이야기를 들은 철종이 상심해 국사를 멀리하고 여색에 빠져 지냈다는 이야기도 전해진다. 아마 강화도령 이원범에게 왕이라는 자리는 버거운 짐이었고 궁궐은 거대한 감옥이었으리라.

녹용에서 삼계탕까지, 정력 강화라는 지상 과제

철종은 왕이 된 후 한평생 한약을 먹다가 죽었다 해도 과언이 아닐 정도로 약을 입에 달고 살았다. 아니 처방한 약물을 거부할 힘조차도 없었는지 모른다. 허울뿐인 왕 노릇에 가장 정직하게 반응한 것은 철종의 몸이었다. 그를 괴롭힌 질병들과 처방된 약물들은 그가 겪은 불편한 진실을 가장 정확하게 보여 준다.

철종이 복용한 약물들은 대부분 보약이었다. 철종과 헌종의 경우 내의원에서 그날그날의 처방을 기록한 『약방일기』가 남아 있어 당시 왕들이 어떤 처방을 받았는지 세밀한 추적이 가능하다. 그 기록들을 볼 때 조선 후기의 의학 흐름이 질병 치료의 병약보다는 예방 위주의 보약을 중심으로 돌아갔음을 알 수 있다. 그리고 보약 위주로 처방이 이뤄진 것은 철종 자신이 허약했기 때문이기도 할 것이다. 그러나 임종이 가까웠던 33세에 특별한 처방이 3번 연속 처방된다. 그것은 바로 교감단(交感丹)이라는 처방이다. 이 교감단이라는 처방은 교감귀비탕, 교감지황탕, 교감군자탕 하는 식으로 귀비탕, 지황탕, 군자탕과 합쳐서 복용한다.

교감단을 어떤 병에 처방하는지는 『동의보감』 「기울」 편에 자세히 설명되어 있는데, 이 『동의보감』의 조문보다 철종의 심리를 정확하게 묘사한 글은 아마 없을 것이다. 기울(氣鬱)은 기가 몰려서 풀리지 않는 증세로 "공적인 일이나 사적인 일이 마음에 맞지 않거나 명예와 이익이 뜻대로 되지 않아 억울하게 생각하면서 고민하거나 칠정에 상하여 음식을 먹고 싶지 않고 얼굴이 누렇게 뜨면서 몸이 여위고 가슴속이 그득하고 답답한 증상을 치료한다."라고 되어 있다.

또 교감단은 탈영증(脫營症)과 실정증(失精症)이라는 증상을 치료하는 데도 효험이 있다고 한다. 『내경』에 따르면 탈영은 "전에 귀족으로 살다가 천민이 되어 생긴 병"이고 실정은 "부자로 살다가 가난해져 생긴 병"이라고 한다. 신분 추락을 근심하고 걱정하다가 신경증이 된 것이다. 교감단은 이렇게 생긴 심리적 허탈감이 몸을 수척하게 하거나 기운을 없애는 질병을 치료한다.

갑작스러운 신분 상승을 '당한' 철종은 아마 어느 날 갑자기 세도가 권신들에 의해 도로 폐위당하거나 살해당할지도 모른다는 두려움에 근심 걱정을 그치지 못했을 것이다. 그리고 비록 즉위 3년 만에 친정을 했지만 안동 김 씨 세도가들의 동의 없이는 아무것도 할 수 없는 자신의 처지에 답답해했을 것이다. 그의 질병과 처방은 역사 속에 감춰진 철종의 심리를 정확하게 드러내 준다.

철종의 마음속 병은 여러 가지 증상으로 나타났다. 철종이 가장 자주 호소한 질병 증상은 소화 불량 증세였다. 20세에도 사군자탕 계열의 가미군자탕이나 향사이진탕(香砂二陳湯)을 복용했고, 26세와 30세에 체증을 자주 호소했을 때에는 향사육군자탕 계열의 처방이나 사군자탕 계열의 처방을 자주 복용했다. 철종의 질병 기록들을 보면 체증, 체후, 체기, 담체 같은 표현이 가장 많이 나온다. 그래서인지 공진단 계통의 보약을 처방할 때에도 반드시 소화 작용을 돕는 사군자탕 계열의 약을 합제해 공진군자탕을 함께 처방했을 정도다.

소화 불량 증세를 치료하는 약들과 함께 철종이 많이 복용한 처방은 스태미나, 정력을 강화하는 강장 처방이 대부분이었다. 『일성록』의 기록에 따르면, 철종은 즉위 이듬해인 20세 1850년 1월 20일부터 가미지황탕(加味地黃湯)을 지속적으로 복용했다.

가미지황탕은 육미지황탕(六味地黃湯)에 들어가는 약재를 가감한 처방을 말한다. 구기자, 산수유, 숙지황 등의 약재로 달여 만든 육미지황탕을 언제, 어떨 때 복용하는지『동의보감』은 이렇게 설명한다. "사람들이 젊은 나이에 너무 일찍 성생활을 하여 정기가 줄어들거나 타고난 체질이 허약한데도 불구하고 성생활을 많이 하여 원기가 너무 쇠약해져서 식은땀이 나거나 정액이 절로 흐르며 정신이 피로하고 권태감이 심하며 음식을 먹어도 살로 가지 않고 손발바닥에 열이 날 때" 처방한다. 철종의 '나이트 라이프'를 짐작할 수 있다.

가미지황탕 말고도 철종은 30세까지 쭉 공진단과 귀용원을 포함한 가미공진탕이나 공진군자탕, 귀용군자탕 처방을 받았다. 사실 이 공진단과 귀용원 역시 녹용을 포함한 최고급 정력제였다.

공진단을 써야 하는 경우에 대해서『동의보감』은 이렇게 설명하고 있다. "남자가 장년기에 이르러 진기(眞氣, 스태미나)가 몹시 약한 것은 타고날 때부터 약하고 허한 것이 아니므로 성질이 마른 약재를 쓰지 말아야 한다. 음혈(陰血, 이것 역시 스태미나를 뜻한다.)을 보한다고 하는 처방들에 약품은 많으나 약효가 매우 약하여 효력을 보기 어렵다." 이런 경우 녹용, 당귀, 산수유, 사향을 배합해 알약으로 만든 공진단을 복용하면 타고난 원기를 튼튼하게 하는 효능을 볼 수 있다고 한다.『동의보감』은 이 효능을 이렇게 표현하고 있다. "타고난 원기를 든든히 하여 신수와 심화가 잘 오르내리게 되면 오장이 스스로 조화되고 온갖 병이 생기지 않을 것이다."

당귀와 녹용으로 만든 알약인 귀용원에 대해서『동의보감』은 이렇게 설명하고 있다. "허로로 음혈이 고갈되어 얼굴빛이 거무스레하며 귀가 먹고 눈이 어두우며 다리가 약하고 허리가 아프며 오줌이 뿌연 것을 치료한다."라는 것이다. 이러한 처방은 철종의 몸 상태가 음혈 고갈을 걱정해야 할 정도였음을 의미한다. 심지어 25세 여름 철종은 수용(水茸)까지 복용한다. 수용은 말리지 않은 생녹용을 말한다. 철종은 이 생 녹용을 수십 차례에 걸쳐 자주 복용했다고 한다.

철종에게 이루어진 처방의 특징을 한마디로 요약하자면 소화기인 비장과 위장의 기능 강화, 그리고 생명력과 생식 기능을 주관하는 신장의 기능 강화를 고려한 처방이 반복되었다는 점이다. 어쩌면 철종은 비신(脾腎) 허약증에 걸려 있었을지도 모른다.

비신 허약증으로 인한 소화 불량 증세를 『동의보감』은 이렇게 설명하고 있다. "음식이 잘 먹히지 않을 때 비를 보하는 약을 써도 낫지 않은 것은 대개 신기가 몹시 허약하고 원기가 허약해서 음식을 소화시키지 못하기 때문이다. 비유하면 솥 밑에 불을 때지 않으면 쌀이 익지 않는 것과 같다." 또 다른 처방에서는 이렇게 설명한다. "대체로 음식을 잘 먹지 못하는 것은 지나친 성생활로 단전의 진화(眞火)가 쇠약해져 비토를 훈증하지 못하기 때문에 비위가 소화 작용을 하지 못하고 가슴이 막혀서 더부룩하며 음식이 소화되지 않는 것이다. …… 만일 단전의 진화가 비토를 훈증하면 비토가 온화해져서 가슴이 막혔던 것이 트이고 음식을 먹게 된다."

한마디로 말하면 자식을 낳기 위해 부부 관계를 자주 하다 보니 양기가 손상되었고 그 후유증으로 밥맛까지 떨어졌다는 것이 철종 처방의 요점이다. 철종은 녹용과 공진단, 귀용탕, 육미지황탕을 열심히 복용하며 신을 보해 하초를 튼튼하게 하려고 했다. 그리고 종마처럼 열심히 자식농사를 지었다. 실제로 철종은 불과 15년도 안 되는 재위 기간 동안 철인왕후 김 씨를 비롯해 8명의 부인과의 사이에서 5남 6녀의 자식을 보았다. 그러나 철종 9년 10월에 태어난 원자도 1년도 넘기지 못하고 죽었고, 정작 살아남은 유일한 혈육은 박영효에게 시집간 영혜옹주 한 사람뿐이었다.

녹용이 들어간 정력제 말고도 철종에게는 음식으로 몸을 보하는 식보 처방도 이루어졌다. 특기할 만한 것은 계고(鷄膏), 즉 일종의 닭곰탕이다. 철종 11년(1860년) 조두순이 소화에 좋다고 왕에게 계고를 권한다. 이듬해에도 가미지황탕과 팔미지황탕을 복용하던 철종은 계고를 다시 복용한다. 판부사 박희수도 "계고가 잘 넘어가면 신속한 효과가 다른 탕제보다 나을 것입니다."라고 추천한다. 여기서 나오는 계고는 아마 삼계탕의 원형일 것이다. 조두순이 계고를 권하면서 인삼을 넣으면 더 좋을 것이라고 말하기 때문이다.

역동성을 잃은 한의학, 헐떡거리는 왕조

철종의 치료 기록에서 우리는 한 가지 중요한 사실을 확인할 수 있다. 침이나 뜸을 활용한 외과적 치료법이 어느새 사라지고 보약 위주의 약물 처방만이 보인다는 것이다. 사실 이것은 순조와 헌종 때부터의 경향이기도 하다. 값비싼 녹용이나 인삼 같은 약재가 들어간다고는 하지만 앞에서 이야기한 약들은 구체적인 질환을 치료하는 약이라고 하기보다는 비위를 다스려 소화를 돕는 범용한 처방들이다. 병약은 없고 보약만

남은 것이다. 한의사 입장에서 볼 때 쉽고 편하며 안전한 요법뿐이다. 헌종과 철종 시대 왕의 한의학 치료 기록에서 우리는 어떤 역동성이나 진취성을 찾아보기 힘들다. 이것을 우리는 국가 이념인 성리학이 조선 건국 초의 역동성을 잃은 것처럼 한의학 역시 질환에 맞서는 진취성을 잃은 증좌라고 볼 수 있지 않을까.

조선 후기 왕실 의학에서 발견할 수 있는 이러한 보약 위주의 경향은 약물이나 치료법이 가진 부작용에 대한 경계에서 비롯된 측면도 있다. 왕의 치료를 잘못한 어의나 의관은 곧바로 사형 또는 귀양살이라는 가혹한 처벌을 받았다. 태종의 진료 지시를 거부하던 정종하는 참형을 당했고, 문종의 종기를 치료하지 못한 전순의는 사대부들의 비판을 받아야 했고, 결국 세조 편에 붙어 문종을 독살한 것 아니냐는 불명예를 뒤집어써야 했다. 우리 한의학의 역사에서 가장 위대한 어의로 평가받는 허준 역시 선조가 죽자 너무 찬 약재를 처방했다는 비난에 시달린 끝에 귀양을 가야만 했다. 경종을 치료하다 죽인 이공윤도 본인은 귀양 가 죽고 피붙이들은 몇 십 년 뒤기는 하지만 몰살당했다. 한평생 정조를 치료했고 함께 의학을 연구했던 당대 최고의 어의 강명길도 정조의 갑작스러운 죽음 후에 목숨을 내놓아야만 했다.

따라서 침구술 같은 외과적 처방은 더욱 경원시되었다. 왜란과 호란 이후 침구술이 빠르게 발전하며 거의 모든 치료 분야에서 효험을 보이며 각광을 받았지만 신가귀가 효종의 종기를 치료하다 과다 출혈을 일으켜 효종을 죽음에 이르게 한 후 교수형에 처해지자 현종 이후 침구술은 왕실 치료에서 자취를 감춰 버리고 만다. 심지어 고종 때의 『태의원일기』에서도 침구술 처방은 등장하지 않게 된다. 현대에도 외과 의사들

사이에서 큰 실수가 큰 명의를 만든다는 말이 돌고 있을 정도로 실패는 의학 발전의 큰 자산이며 새로운 치료법에 도전할 수 있게 해 주는 계기가 된다. 그러나 왕의 치료에서 실수는 용서받지 못했다.

또 당시 조선 왕실의 치료 시스템은 어의를 비롯한 의원들이 전문가로서, 기술자로서 소신을 가지고 치료할 수 있는 여건을 마련해 주지 못하고 있었다. 맥을 짚는 진맥조차 마음대로 하지 못했고, 약재와 처방을 고안할 때마다 대신들로 이루어진 제조들의 성리학적 검열을 받아야 했다. 이런 현실 앞에서 왕실과 내의원의 의원들이 부작용이 적고 안전한 보약 중심의 처방을 택하는 것은 필연적이었으리라.

물론 당시 조선에는 『동의보감』이라는 의학적 성과가 있었다. 허준의 『동의보감』은 독자적인 조선 의학의 기틀을 마련했다. 실제로도 『동의보감』 이후의 내의원 진료와 치료는 『동의보감』에서 크게 벗어나지 않았다. 그러나 명나라가 망하고 청나라가 들어선 후 중국과의 의학 교류가 크게 감소했다. 청나라를 우습게 본 사대부들이 새로운 사조의 유입에 대해 눈에 불을 켜고 반대했기 때문이다. 다른 여러 분야의 학문들도 마찬가지였겠지만 결국 조선의 의학은 새로운 자극을 얻지 못한 채 범용한 보양 처방 중심으로 흘러갔다.

왕실 의학의 흐름은 민간으로도 퍼져나가 인삼이나 녹용 같은 보약을 선호하는 풍조를 나았다. 정조 시대 사대부인 유만주의 기록은 이러한 판단에 힘을 보탠다. "세상 의원의 처방에는 반드시 녹용, 인삼, 계피, 부자가 나오니 이것은 지금 시절에 유행하는 의원들의 지금 시절에 유행하는 약이다. 이렇게 하지 않으면 환자나 옆에서 보는 사람이 그것을 약으로 보지 않는다. 그러나 의학의 이치와 약의 이치가 이와 같은 적이 없었다."

왕실의 의학은 당연히 백성들에게 의료의 모범이자 선망의 대상으로 비쳤을 것이다. 게다가 인삼을 장복하며 장수한 영조의 사례도 있었으니 그것은 더했을 것이다. 예방 의학에 치중하며 보약 위주의 처방을 하는 현대 한의학의 모습이나, 중국이나 일본에 비해 유독 보약을 선호하는 우리 사회의 안타까운 경향은 아마 조선 후기 한의학의 역사적 흐름에서 기원했을지도 모른다.

종마로 살다 간 조선 왕들의 불행

수많은 보약 처방을 받았음에도 철종은 재위 후반기 내내 골골 앓았다. 철종 12년부터는 정사를 볼 때보다 누워 있는 경우가 많을 정도였다. 『일성록』에 따르면 철종의 목숨은 철종 14년 4월 25일부터 본격적으로 위독해지기 시작했다. 철종 14년 4월 25일 임금은 다리가 마비되는 불편함을 느낀다고 호소한다. 걸음걸이가 온전하지 못하다는 것이다. 그러나 특별한 처방은 이루어지지 않는다. 내의원 의관들은 지황탕이나 교감지황탕 같은 보약 처방으로 일관한다. 철종 자신도 대단한 불편함은 느끼지 못하고 차도가 있다는 말로 오히려 좌의정 조두순을 위로한다. 그러나 왕과 신하들의 기대와 달리 철종의 죽음은 돌이킬 수 없는 것이었다.

마지막 처방은 12월 2일 성향이진탕(星香二陳湯)에 인삼과 부자를 5돈이나 넣은 것이었다. 양기만이라도 돌아오기를 기원하는 자포자기식 처방이다. 『일성록』 기록도, 실록 기록도 이날을 끝으로 모두 침묵한다.

12월 8일까지 기록 공백 상태가 이어진다. 결국 철종은 재위 14년 12월 8일 묘시(오후 5~7시)에 승하한다. 당시로서도 한창 나이인 33세였다.

정치적으로 무력감을 느꼈고 왕으로서 좌절감을 느꼈으며 인간으로서 죽음과 폐위의 공포에 시달린 철종이 음주와 여색으로 마음을 달랬고 그 결과 폐결핵을 앓았으며 결국 그 후유증으로 사망했다고 많은 이들이 추측한다. 이런 추측을 나무꾼 강화도령에서 드라마틱하게 지존의 자리에 오른 철종의 낭만적 '인생사'가 강화해 준다. 그렇다면 한의학적으로 철종의 질병과 치료를 응시해 보면 어떨까?

철종의 치료 기록이라고 할 수 있는 『약방일기』에 따르면 철종은 승하하기 1년 전인 철종 13년(1862년)에 가미지황탕에 귀판(龜板, 거북과 남생이의 등딱지)과 별갑(鱉甲, 자라의 등딱지)이 더해진 육미지황탕 처방을 받는다. 한의학에서는 폐결핵을 음기가 부족한 음허증으로 진단하는데, 별갑과 귀판은 음허한 폐결핵 환자에게 처방하는 대표적인 약물이다. 같은 해에는 금수육군전(金水六君煎)과 생맥지황탕(生脈地黃湯)이 처방되었는데 이것 역시 가래와 기침을 치료하는 대표적인 처방이다. 철종은 결핵 같은 치명적인 질환은 아니더라도 기침, 가래, 기관지염 등의 호흡기 질환을 앓고 있었음은 분명하다. 이러한 기록들은 평생 풀 수 없는 우울함을 안고 산 왕의 최후에 대한 동정 어린 분석이 꼭 틀린 것만은 아니라는 방증이 될 수도 있을 것이다.

순조의 적손으로 조선의 마지막 적자 왕위 계승자였던 헌종이나 사도세자의 서손으로 영조 직계의 마지막 왕위 계승자였던 철종 모두 자신의 정치를 펼쳐 보지 못한 채 세상을 하직했다. 헌종은 23세, 철종은 33세였다. 그들이 어떤 정치를 펼쳐 보고 싶어했는지는 지금으로서는 알 수 없다. 다만 그들의 몸에 대한 기록들을 통해, 권력이라는 거대한 수레바퀴의 부품 중 하나로, 왕실을 존속시켜야 하는 하나의 종마로 살아갈 수밖에 없었던 조선 왕들의 설움을 한의학의 눈으로 이해하려고 노력할 뿐이다.

19장 고종

뇌일혈로 세상 떠난 망국의 황제

　당뇨병 및 심장 질환 등을 통칭하던 '성인병(成人病)'이라는 명칭이 '생활 습관병'으로 바뀌었다는 사실을 아는 사람은 얼마나 될까? 대한 내과학회는 2003년 "이른바 성인병은 대부분 흡연·과식·과음·운동 부족 등 잘못된 생활 습관의 반복에 의해 발생되는 것이므로 올바른 생활 습관을 지녀야 한다는 인식을 고취시키기 위해 '성인병'이라는 명칭을 '생활 습관병'으로 개명하기로 결정했다."라고 밝혔다.

　사실 질병의 대부분은 생활 습관과 밀접한 관련이 있다. 조선 제26대 왕이자 대한제국의 초대 황제인 고종(高宗, 1852~1919년, 재위 1863~1907년) 이희(李熙)는 나름 건강한 체질이었다. 조선 말기 대부분의 왕들이 병과 싸우면서 많은 처방과 치료 기록을 남겼지만 고종의 경우 실록이나 『태의원일기』 모두 소화 불량이나 가벼운 피부염의 기록 정도밖에 없다. 하지만 생활 습관 측면에서는 문제가 많았다. 고종은 유별나다고 할 수 있을 정도로 낮과 밤이 뒤바뀐 생활을 오래했고 야식을 즐겼다.

　《경성일보》1919년 1월 24일자 기사에는 덕수궁 촉탁의인 가미오카

가즈유키의 인터뷰가 실려 있다. 우리는 이 기사에서 고종의 평상시 생활 습관을 확인할 수 있다. 고종은 평소에 새벽 3시에 침소에 들었고 오전 11시경 기상해 오후 3시경에 아침식사를 하고 점심은 과자나 죽을 먹었고 저녁식사는 밤 11~12시경에 했다고 했다. 키는 153센티미터, 몸무게는 70킬로그램 정도였으며 시력은 좋아서 노안이나 근시의 징후 없이 건강했다고 한다.

늦게 자고 야식을 즐기는 생활이 반복되자 당연히 소화 능력이 떨어졌고, 평소 소화제를 복용하거나 수면제 격인 온담탕을 복용했다. 건강은 약이 아니라 평소의 생활 습관에서 만들어진다. 낮과 밤이 바뀐 이런 습관은 결국 뇌일혈과 중풍을 유발했고 이것은 그에게 죽음을 가져왔다. 고종이 이렇게 낮과 밤이 바뀐 올빼미 생활을 한 데에는 명성황후 민 씨의 영향이 컸다. 비록 양오빠였지만 외척 중 가까운 사람인 민승호가 고종 11년 11월 폭탄 테러로 사망한 사건 이후로 명성황후는 잘 자지 못했다.

민승호 폭살 사건의 전말은 이렇다. 민승호의 생모 상중에 신원 미상의 승려를 통해 함 하나가 민승호에게 배달되었다. 민승호가 밀실에서 자물쇠를 열어 함을 확인하려는 순간 폭탄이 터져 민승호는 물론이고 그의 아들과 명성황후의 어머니인 감고당 이 씨가 죽었다. 민승호는 온몸이 숯처럼 타서 죽었고 한다. 이 사건의 배후는 밝혀지지 않았다. 그러나 1895년 8월 6일 이노우에 가오루가 일본 외무성에 보고한 내용에 따르면, 그가 고종과 왕비를 접견했을 때 왕비가 홍선대원군이 민승호를 죽였다고 말했다고 한다. 명성황후는 민승호의 죽음을 정치적 테러로 이해하고 있었던 셈이다.

왕실의 예법에 따르자면 왕비는 일찍 자고 일찍 일어나야 마땅하다. 그러지 않았다는 것은 고종의 동의 내지는 묵인이 있었을 것이다. 당연히 명성황후의 배우자이자 정치적 파트너였던 고종의 생활 역시 그녀의 영향을 받아 크게 바뀌었다.

사실 고종과 명성황후는 테러와 암살의 위협에 평생 시달려야 했다. 갑신정변 같은 쿠데타와 임오군란 같은 변란, 을미사변 같은 외국 군대의 궁궐 침탈 등으로 그들의 재위기는 잠시도 평안하지 않았다. 하룻밤도 편히 잘 수 없었을 것이다. 고종과 명성황후는 음모에 대비하기 위해 잠을 자지 않았고 환한 낮이 되어야 안심하고 잤을 것이다. 고종과 명성황후가 친정을 시작한 이후 광화문에서 멀리 떨어진 경복궁 북쪽 끝에 건천궁을 지어 즐겨 머문 것이나 명성황후 시해 이후 고종이 외국 공사관으로 둘러싸인 덕수궁에 머물며 외국 선교사들에게 경호를 부탁했다는 사실은 그의 올빼미 생활의 이유를 잘 설명해 준다.

밤과 낮이 바뀐 생활을 한 고종 황제와 명성황후

명성황후의 간택 과정은 잘 알려져 있다. 많은 사람들이 명성황후 민 씨의 집안이 어려웠고, 그녀가 고아였다고 알고 있지만 사실은 그렇지 않다. 이것은 『매천야록』에서 명성황후를 지칭하며 사용한 '고녀(孤女)'라는 표현을 오해한 탓이다. 『매천야록』에서 황현은 "김병학은 흥선대원군과 밀약하여 딸을 왕비로 간택하기로 했다. 외척의 지위를 그대로 유지하기 위함이었다. 임금이 즉위하자 흥선군은 대원군이 되었는데 곧바로 김병학을 배신하고 민치록의 고녀에게 국혼을 정했다."라고 기록하고 있다.

그러나 명성황후의 아버지 민치록은 숙종의 비 인현왕후 민 씨의 친정아버지 민유중의 5대 종손으로 가난하지도 한미하지도 않은 집안이었다. 다만 국혼 당시 민치록이 죽었기 때문에 '고녀'라는 표현은 편모 슬하의 외동딸이라는 뜻인 것이다. 민치록은 10촌 형제가 되는 민치구의 둘째아들 민승호를 양자로 들였는데, 이 민승호는 흥선대원군의 부인인 여흥부대부인 민 씨의 친동생이었다. 다시 말해 명성황후는 흥선대원군의 입장에서 볼 때 믿을 만한 집안 출신이었던 것이다. 중종반정 이후 권력 실세들이 국혼을 놓치지 않기 위해 애썼던 것을 기억한다면 흥선대원군이 얼마나 치밀하게 고려해 며느리를 들였는지 잘 알 수 있는 대목이다. 하지만 이런 심모원려에도 불구하고 흥선대원군과 명성황후는 고종의 친정을 둘러싸고 정치적 라이벌이 되고 만다.

고종 8년 11월 4일 명성황후는 원자를 낳는다. 하지만 겨우 닷새 만인 11월 8일 항문이 막혀 죽고 만다. 실록의 기록은 간결하다. "오늘 해시에 원자가 대변이 통하지 않는 증상으로 불행을 당하고 말았다. 산실청을 철수시키도록 하라."라는 고종의 지시만 기록되어 있다. 어렵게 얻은 아들을 잃은 것에 고종과 명성황후가 얼마나 상심했을지 어렵지 않게 짐작할 수 있다.

호사가들은 흥선대원군이 임신 중인 명성황후에게 산삼을 먹여 원자가 죽게 되었다고 이야기하고는 한다. 어떤 사람은 그것 자체가 흥선대원군의 음모라고 하기도 하고, 또 다른 사람은 명성황후가 이 사건을 계기로 흥선대원군을 미워하게 되었다고 하지만, 한의학적으로 보기에 그렇지 않은 것 같다. 태아에게 항문이 형성되는 시기는 임신 10주 이내인데, 명성황후가 산삼을 먹은 시기는 그 이후이기 때문이다. 일반적으로 임신 맥(脈)이 나타나, 임신 여부를 가릴 수 있는 시기는 임신 6~7주가 지나서이며, 입덧은 아무리 빨라도 5주 정도 지나야 나타난다. 그러니까 원자의 항문이 막힌 것과 산삼은 무관하다.

하지만 산삼은 굉장히 강한 약이다. 한의학에서는 산삼과 성분은 비슷하지만 약효는 훨씬 떨어지는 인삼을 처방할 때에도 임신부에게 처방하는 경우에는 신중에 신중을 기한다. 기와 혈이 부족한 상태라는 진단을 내린 경우에만 처방에 인삼을 포함시킨다. 대개 팔물탕 처방을 하는데, 팔물탕에는 인삼을 비롯해 백출, 백복령, 감초, 숙지황, 백작약, 천궁 당귀 등의 약재가 들어간다. 인삼을 단독 처방하면 해로울 수 있지만, 여덟 가지 약재가 혼합되면 인삼은 그 속에서 기와 혈을 조절하는 역할을 한다. 물론 임신 기간 중 온몸에 열이 나고 축축해지는 '습열' 상태의 증상이 나타나면 인삼을 처방해서는 안 된다.

한의학의 수면제, 반하와 산조인

아무튼 흥선대원군의 산삼 음모설은 한의학적으로 그른 이야기이기는 하지만, 왕비의 몸을 보하기 위해 바쳐졌을 귀한 산삼조차 음모의 색안경을 끼고 봤다는 이야기는 당시 정치적 상황이 상당히 엄혹했음을 말해 준다. 이러한 외부 환경은 고종과 명성황후에게 엄청난 스트레스를 가져다주었을 것이다. 고종과 명성황후를 괴롭힌 불면증은 바로 이 스트레스에서 왔을 것이다.

스트레스는 교감 신경을 흥분시키고 혈압을 올리고, 소화 불량의 제반 증상을 동반해 몸이 열을 받는 상황을 만든다. 한의학적으로 만성 스트레스 상태를 몸에 양기가 넘쳐 음기가 줄어든 상태로 본다. 이런 상태는 불면 상태를 낳게 된다. 커피, 콜라 같은 음료수도 신경을 흥분시키며 잠이 오지 않게 한다. 갱년기의 여러 신체 변화나 갑상선 질환, 당뇨, 협심증도 음기를 소진시켜 불면증을 야기하는 원흉이다.

고종이 평생 불면증으로 고생했음은 그가 승하하던 날 점심 때까지 처방된 약물이 온담탕임을 보면 알 수 있다. 온담탕의 중심 약재는 반하(半夏)다. 반하는 보리밭에서 많이 자란다. 속이 더운 까닭에 보리밭 사이에 숨어서 해를 피해 자라며 보리 농사가 끝나 쟁기질할 때 캐낸다. 속이 더운 식물이 어떻게 잠을 잘 오게 할까? 그 답은 이름에 담겨 있다. 반하는 하지까지는 잎을 펼치지만 하지 이후에는 잎을 반으로 줄인다는 특징이 있다. 그래서 반하라는 이름이 붙었다. 한의학에서는 반하의 이러한 성질을 불타오르는 양을 줄여서 음으로 보내는 반하만의 오묘한 특성으로 해석한다. 이것을 도양입음(導陽入陰)이라고 하는데, 양을 이끌어서 음으로 보낸다는 뜻이다. 현대 의학적으로 보면 부교감 신경을 활성화시켜 잠이 오게 하는 것이다.

잠이 잘 오게 하기 위해 온담탕에 가미하는 약재가 반하 말고 또 있다. 바로 산조인(酸棗仁)이다. 산조인은 텔레비전 드라마 「대장금」에도 나와 유명해졌다. 중국 사신이 와서 장금에게 수청을 들게 하자 산조인을 먹여 재워 버린다. 산조인은 갈매나뭇과의 일종인 묏대추나무의 열매다. 묏대추나무는 대추나무와 비슷하나 줄기와 가지에 가시가 있고 그 열매 모양 역시 일반 대추보다 더 둥글게 생겼다. 묏대추나무는 우리나라에서는 잘 자라지 않는다.

산조인은 신맛이 있으면서 간을 보한다.『본초강목』은 간을 보해 잠을 잘 오게 하는 원리를 이렇게 설명한다. "사람이 누우면 피는 간으로 간다. 간은 근육을 주관하기 때문에 사람이 활동을 그치면 피는 간으로 돌아오고 활동하면 근육으로 스민다. 피가 안정되지 못하여 누워도 간으로 돌아가지 않으면 놀란 것처럼 가슴이 두근거리고 잠을 자지 못한다."

또 산조인의 신맛은 음기를 보충한다. 산조인의 산(酸)은 신맛이라는 뜻으로 이름 자체가 신 대추라는 뜻이기도 하다. 간으로 피가 돌아간다는 것은 원래 음기가 수렴된다는 것과 뜻이 통한다. 혈액이 음기이기 때문이다.『동의보감』에서 사과를 먹으면 잠이 잘 온다고 하는 것도 이런 맥락에서다. 잠자는 것은 음이고 활동하는 것은 양이다.『동의보감』에도 "잠을 자지 못하는 것은 음기가 줄어들어 양기가 성한 탓"이라고 설명한다. 음은 수렴하는 구심성이고 양은 발산하는 원심성이다. 음기를 수렴해 보충하는 힘을 가진 신맛 나는 음식이 불면증 치료에 도움되는 이유다.

산조인 같은 한약재 말고도 잠을 잘 오게 한다고 알려진 게 상추다. 상추는 본래부터 음기의 상징이다. 여성의 욕망을 가리키기도 한다. 상추의 속명은 '은근초'인데, 숨어서 불태우는 음욕과 연결되는 말이다. 고추밭 이랑 사이에 심은 상추일수록 약이 올라 잘 자란다고 하며, 상품으로 친다. 그래서 텃밭에서도 보이지 않게 파종한다. 시어머니가 며느리를 욕할 때 "고추밭 상치 가리는 년"이라고 하는 경우가 있는데, 곧 남편을 위하는 척하며 자신의 음욕만 채운다는 뜻이다.『본초강목』에서는 상추가 신장에 좋다고 한다. 음기를 보충해 정액을 잘 만든다는 뜻이다. 그러나 속이 찬 사람이 먹으면 설사를 하게 된다.

고종의 오장육부에 소리 없이 쌓여 간 담체

고종은 큰 질병을 앓은 기록이 별로 없다. 16세 되던 해에 관자놀이와 귀 사이, 그리고 귀밑 부분에 종기가 나자 당귀고(當歸膏)라는 고약을 붙여 낳았다. 33세 때 겨울에 세자(순종)와 함께 잠깐 감기를 앓았고, 34세 때에는 중전과 함께 감기를 앓았다. 39세 때에도 여름 감기와 체증을 앓았는데 이때부터 소화기 질환을 앓기 시작했다. 47세에도 담체(痰滯) 증상을 보이는데 담체란 한의학적으로 소화기가 약해지면서 위장에 불순물이 생겨서 쉽게 체증을 앓거나 두통, 어지럼증을 느끼고 관절 기능에 문제가 생기는 것을 말한다.

소화기의 이상을 두통과 관절염과 연결짓는 것은 한의학의 독특한 사고 방식에서 유래한 것이다. 한의학적 사유에서 몸의 중심축은 오장육부다. 오장은 간, 심(심장), 비(지라), 폐(허파), 신(콩팥)이고 육부는 담(쓸개), 소장(작은창자), 위(위장), 대장(큰창자), 방광, 삼초(상초, 중초, 하초)를 말한다. 이 오장육부들은 서로 상호 작용하면서 내면의 질서를 이룬다. 한의학에서는 언제나 외면적인 형태나 구조가 아니라 내면의 질서를 먼저 살핀다. 이 내면의 질서가 이제까지 여러 번 이야기한 기다. 그리고 이 기는 음양오행에 따라 운행한다. 오장육부가 이루는 내면의 질서는 음양오행이라는 논리로 설명되는 것이다. 소화 기능을 담당하는 비와 위는 오행(금, 목, 수, 화, 토)에서 흙을 뜻하는 토(土)다. (참조로 간과 담은 목(木)이고, 심과 소장은 화(火)이고, 폐와 대장은 금(金)이며, 신과 방광은 수(水)다.)

음양오행의 형태로 현현한 기는 우주 만물을 움직이며, 금, 목, 수, 화는 토를 중심으로 삼아서 회전한다. 우주는 고정되어 있지 않다. 결코 쉬지 않고 끊임없이 움직인다. 지면이 고정되어 있는 것처럼 보이지만 지구가 자전축을 중심으로 무서운 속도로 회전하고 있다는 사실을 떠올리면 이해하기 쉬울 것이다. 엄청나게 빨리 움직여서 고요한 듯 보일 뿐이다. 소우주라고 할 수 있는 사람의 몸도 마찬가지다. 고정되어 있는 것처럼 보이지만 실제로는 끝없는 신진대사가 이루어지고 있고, 우리 몸을 이루고 있는 모든 물질들은 늘 움직이며 교체된다.

사람의 몸에서 지구의 자전축 역할을 하는 것이 입에서 항문까지 이어진 소화기라는 축이다. 한의학에서 우리 몸의 신진대사는 이 축을 중심으로 활발하게 진행된다. 비어 있으면서도 모든 것을 움직이는 힘을 간직하고 있는 것이다. 이 축을 관장하는 것이 오장육부에서 토의 역할을 하는 비와 위다. 힘이 떨어지면 휘청거리는 팽이처럼 이 축을 떠받드는 힘이 약해지거나 회전이 느려지면 체증을 시작으로 온갖 병이 생기게 된다. 비장에 문제가 생기거나 위장이 약해지면 체증이 생기고 담 같은 불순물이 몸에 고이기 시작하고 몸의 각 부위에서 고장이 나기 시작한다. 따라서 소화기에 생기는 불순 대사물인 담은 머리에서 어지럼증을, 관절에서 관절염을 유발한다.

한의학의 내면 질서는 공간적이기도 하고 시간적이기도 하다. 봄의 질서는 간, 여름의 질서는 심장, 가을의 질서는 폐, 겨울의 질서는 신장이다. 이 네 가지의 계절은 시계와 같다. 시계를 3, 6, 9, 12로 나누면 사계절의 질서는 일목요연하게 시계를 채운다. 그러면 소화기의 중심인 비위는 무엇일까? 시계의 바닥판 역할을 한다. 만물이 땅에서 나와 땅으로 돌아가듯 사계절은 모두 땅 위에서 펼쳐지는 가면극에 불과한 것이다. 비장과 위장이 오행 중 토인 또 하나의 이유다.

고종의 담체 증상, 즉 담증(痰症)은 55세경에 악화되기 시작한다. 담이 결리는 증후와 가슴에 담이 차서 괴롭고 호흡이 순조롭지 않다고 호소한 것이다. 이것은 앞에서 설명한 것처럼 소화기 질환이 오래되어서 오장육부에 담이라고 하는 불순 대사물이 쌓인 결과다. 고종 43년(1906년) 5월 28일(양력) 태의원 도제조 이근명은 통순산(通順散) 복용 후 효험이 어떤지 묻는다. 고종은 이렇게 대답한다. "처음에는 가슴에 담이 차서 괴롭고 호흡이 고르지 못하더니 지금은 차도가 있다. 허리와 옆구리가 아직 결리는데 상부에 겉으로 나타나는 증세가 있다." 그러자 이근명이 고종의 말을 받아 조선 시대 내내 반복되어 온 잔소리를 덧붙인다. "청심과욕하며 음식을 조절하고 생활을 조심하고 정신을 기를 것."

통순산은 바로 영위반혼탕(榮衛返魂湯)이라는 처방의 다른 이름이다. 이 처방의 효험에 대해 『동의보감』은 이렇게 설명한다. "담음이 가슴, 등, 머리, 겨드랑, 옆구리, 허리, 허벅다리, 손발로 돌아다니다가 머물게 되면 단단하게 붓고 아프기도 하고 아프지 않기도 한다. 이런 여러 가지 담종을 잘 낫게 한다."

조선 시대 내내 왕들과 그 친족들의 건강을 책임져 온 내의원 제도는 다른 의료 시스템들과 함께 고종 때 크게 바뀐다. 내의원은 1895년 전의사로 명칭이 바뀌었고, 1897년에는 태의원으로 다시 바뀌었다. 태의원 조직은 도제조 1명, 경 1명, 부경 1명, 전의 10명, 제약사 1명으로 구성되어 있었고, 모두 한의들이 중심이었다.

태의원에서는 『태의원일기』라는 기록을 남겼는데 남아 있는 자료는 광무 2년 음력 1월 1일부터 12월 29일까지 1년치의 기록이다. 그날 태의원에서 있었던 문안과 오고간 대화 내용, 전의들의 입진, 처방 내용 들이 기록되어 있다. 이 기록에 따르면 당시 고종은 담체, 어지럼증인 현훈, 체증으로 인한 설사인 체설 등의 증상을 보였던 것 같다. 이 증상들에 대해 약물 처방이 주로 이루어졌던 것 같다. 침구 치료 기록은 찾아볼 수 없다. 인삼이 든 삼출건비탕(蔘朮健脾湯), 이공산, 가미군자탕 같은 처방이 쓰였는데, 모두 소화기가 허약하면서 소화 능력이 떨어진 경우에 쓰는 보약 계통의 약물들이다.

『태의원일기』에는 일상적인 건강 관리법도 기록되었다. 대한제국 때에도 고종은 정사 외에도 수많은 제사를 집전해야 했는데, 근대로 와서도 황실의 제사는 몸을 손상시키는 중노동에 가까웠다. 태의원 전의들은 고종에게 가을과 겨울 사이 환절기에는 직접 제사에 참여하지 말라고 건의한다. 기록에 따르면 제사가 9월에 2회, 10월에 4회, 11월에 3회, 12월에 3회 하는 식으로 연속으로 겹쳤다고 한다. 전의들은 제사 집전 전에 인삼속미음이라는 처방을 복용하라고 건의한다. 인삼속미음은 보통 인삼과 좁쌀을 물과 함께 끓여서 체에 걸러낸 것으로 죽보다 묽은 유동식이다. 힘든 일을 앞두고 체력을 보충하기 위한 예방식을 복용한 셈이다. 이것은 예방에 중점을 두는 한의학의 기본 원리에 부합하는 처방이다.

좁쌀은 콩팥의 기운, 즉 신기를 보하는 음식이다. 조(粟)라는 한자를 찬찬히 뜯어보면 서쪽에서 온 곡식이란 뜻을 가지고 있음을 알 수 있다. 가장 작고 단단한 곡식이다. 그래서 가장 음적인 곡식으로 통했다. 사실 자연 현상을 음양으로 나눠 볼 때 꽃봉오리를 생각하면 쉽다. 꽃은 햇

볕이 들면 활짝 꽃이 피고 저녁이 되면 움츠린다. 활짝 핀 상태를 양이라고 하고 움츠리고 수축된 상태를 음이라 하는데, 가장 많이 수축한 상태를 음기가 가장 세게 응축한 상태라고 할 수 있다. 그래서 가장 작고 단단한 조가 음기를 가장 조밀하게 응축하고 있는 곡식이 되는 것이다. 가장 음적인 곡식인 조가 신장을 돕는 것은 당연하다. 인삼은 뜨거운 성질을 가진 양적인 약재이므로 차고 음적인 좁쌀과 음양의 조화를 이룬다. 『동의보감』도 좁쌀이 비와 위 속에 있는 열을 없애며 기를 보하고 오줌을 잘 나가게 한다고 그 효능을 적고 있다.

『태의원일기』 1898년 8월 15일자 기록은 인삼속미음을 어떻게 준비하는지를 잘 보여 준다. "이에 경효전(명성황후)의 3주제를 받들어 모시기가 멀지 않았으므로 임금이 드실 인삼 2돈을 넣은 속미음과 명헌태후전이 드실 인삼 2돈을 넣은 속미음, 태자궁과 태자비궁이 복용할 인삼 2돈을 넣은 속미음을 18일부터 20일까지 한 첩씩 총 세 첩 달여 들이도록 들어가 아뢰었다." 그리고 이 속미음을 만든 감독자의 직책까지 기록해 책임 소재를 명확하게 해 놓았다. 인삼속미음을 얼마나 중요하게 생각했는지 잘 알 수 있다. 인삼속미음은 현재에도 충분히 응용 가능한 예방 의학적 처방이다.

커피를 사랑한 마지막 황제

고종은 서양 문물에 대해서 열린 자세를 견지했다. 동시대 중국의 최고 실권자였던 서태후가 서양 의학과 약품을 철저히 배제한 반면 고종은 일찍부터 선교사 호러스 뉴턴 앨런을 시켜 광혜원을 세웠고 서양인

의사들을 촉탁의 등으로 모셔다가 건강 자문을 받았다. 황실의 재산을 동원해 전기 회사, 전차 회사 등을 세우고, 선교사들에게 돈을 주어 근대식 교육 기관들을 설립했다. 또 서양 음식들에 대해서도 거부감이 없어서 고종과 황실 가족들이 커피를 사랑했다는 것은 유명하다.

고종이 언제부터 커피를 즐기기 시작했는지는 여러 가지 설이 있지만, 본격적으로 먹기 시작한 것은 1895년 을미사변 이후 러시아 공사관으로 피신했을 때부터라고 한다. 당시 러시아 공사였던 카를 이바노비치 베베르와 이야기를 많이 나누게 되면서 커피를 즐기게 되었고, 그때 커피 시중을 들던 안토니트 존탁(우리말 이름 손탁)에게 덕수궁 근처 황실 소유 부지와 건물을 하사했다는 이야기가 전해진다. 밤낮이 바뀐 삶을 살던 고종의 생활 습관에 커피 역시 일조를 했을 것이다. 고종의 커피 사랑을 소재로 몇 해 전 『노서아 가비』라는 김탁환의 소설과 「가비」라는 영화가 만들어지기도 했다.

고종은 그 커피 사랑 때문에 독살당할 뻔한다. 궁중 요리를 담당한 숙수들이 돈에 혹해 왕의 커피에 아편을 넣는 엄청난 범행을 저지른 것이다. 고종 35년(1898년) 9월 12일자 실록 기록을 살펴보자.

"음력으로 올해 7월 10일 김홍륙이 유배 가는 것에 대한 조칙을 받고 그날로 배소로 떠나는 길에 잠시 김광식의 집에 머물렀는데, 가지고 가던 손 주머니에서 한 냥의 아편을 찾아내어 갑자기 흉역의 심보를 드러내어 친한 사람인 공홍식에게 주면서 어선(御膳, 임금에게 올리는 음식)에 섞어서 올릴 것을 은밀히 사주했다. 음력 7월 26일 공홍식이 김종화를 만나서 김홍륙에게 사주받은 내용을 자세히 말하고 이 약물을 어공하는 차에 섞어서 올리면 마땅히 1,000원(元)의 은(銀)으로 수고에 보답하겠다고 했다. 김종화는 일찍이 보현당의 고지기로서 어공하는 서양 요리를 거행했었는데, 잘 거행하지 못한 탓으로 쫓겨난 자였다. 그는 즉시 그 약을 소매 속에 넣고 주방에 들어가 커피 찻주전자에 넣어 끝내 진어하게 되었던 것이다."

사건의 전말은 이렇다. 천민 출신으로 러시아 통역관 역할을 하며 신임을 얻었던 김홍륙이 거액의 착복 사건으로 유배형에 처해졌는데, 유배를 떠나는 길에 돈으로 요리사 김종화를 매수해 고종을 독살하고자한 것이다. 상궁 김명길은 당시 상황을 이렇게 증언한다. "고종은 커피 맛이 이상한 것을 알고 바로 뱉었지만 복용량이 많았던 세자의 경우 며칠 동안 혈변을 봤고 치아가 빠져 의치를 18개를 해 넣었다." 절체절명의 위기를 넘긴 것이다.

이 사건은 왕조가 쇠락하면서 궁중의 법도 역시 땅에 떨어졌음을 잘보여 준다. 사실 조선 왕실은 나날이 궁핍, 쇠락해지고 있었다. 1893년궁녀를 마지막으로 뽑았는가 하면, 고종이 일제에 의해 강제 퇴위된 뒤로는 1890년대에 200명에 달한 궁녀들이 20여 명으로 줄었다. 궁중 법도는 허물어지고, 궁중 음식에 만족하지 못해 요릿집에 주문해 음식을시켜먹기도 한다. 1903년(고종 40년 11월 15일 기사)에는 생홍합에서 모래를제대로 가려내지 못해 밥을 먹다가 이가 부러지는 불상사를 당하기도했다. 이 사건으로 인해 숙수 김원근이 유배를 간다. 한마디로 총체적난국에 이른 것이다. 김홍륙의 독살 음모 사건은 이런 총체적 난국 상황에서 벌어진 일화인 것이다.

고종 독살설의 진상

고종 독살설은 고종 승하 후 다시 불거진다. 고종의 갑작스러운 죽음은 독살설을 일제 치하의 조선 땅에 폭발적으로 유포시켰고, 3·1 운동으로 이어졌다. 과연 고종은 독살된 것일까? 그 진상을 살펴보자.

남아 있는 기록에 따르면 고종은 뇌일혈로 인한 중풍 발작으로 세상을 떠났다. 중풍 발작은 1919년 1월 21일 오전 1시 15분경에 시작되어 12회에 걸쳐 일어났고 오전 6시 30분에 고종은 세상을 떠났다. 고종의 중풍 발작 경과는 언론 기사와 『태의원일기』 등에 자세히 기록되어 있다. 이 기록들을 바탕으로 당시 상황을 재구성해 보자.

당시 고종을 가장 먼저 진찰하고 임종을 지켰던 의사는 일본인 여의 도가와 기누코였다. 당시 주치의였던 가미오카 가즈유키가 몸이 불편해 입궁이 늦어지자 대신 고종을 진찰했다. 1월 23일자 《경성일보》는 도가와의 인터뷰를 게재했는데, 그녀의 인터뷰에 따르면 고종은 발병하기 4, 5일 전부터 "다소 식욕이 없고 잠이 잘 오지 않네." 하고 몸 상태를 설명했다고 한다. 그리고 발작 직전 의자에 앉아 잠을 자다가 갑자기 발작을 일으켰다. 도가와는 연락을 받은 후 허둥지둥 전의와 함께 궁을 찾아갔는데, 고종의 경련은 2회부터 7회까지 쉬지 않고 계속되었다. 두 번째, 세 번째 발작 시에는 맥박이 110회, 네 번째 발작부터는 맥박이 130과 140회 사이를 왔다 갔다 하고 체온도 섭씨 37.7도까지 올라갔다. 여덟 번째 경련 때부터는 의식이 완전히 없어졌다. 경련은 12회까지 계속되었으며 고종은 오전 6시경에 붕어(崩御)했다. (일본 총독부의 기관지인 《경성일보》는 황제의 죽음에 쓰는 '붕어'가 아닌 '훙거(薨去)'를 썼다. 한일합방이 되면서 고종의 존호가 태황제에서 이태왕으로 격하되었기 때문이다.)

　다른 기록들을 참조해서 발작에서 임종까지의 경과를 시간별로 정리하면 이렇다. 1월 20일 오전 11시 고종은 촉탁의 안상호를 만나 진찰을 받고 아침식사를 했다. 오후 3시에 가미온담탕을 복용하고 가미오카와 도가와의 진찰을 받았다. 오후 9시에 소화제로 가미양위탕을 복용했다. 오후 10시에는 저녁식사를 했고 전의 김형배와 촉탁의 안상호의 진찰을 받았으며 1월 21일 오전 12시와 1시 사이에 안락 의자에서 가수(假睡)를 취하다가 1시 15분 발작을 일으켰다. 전의 김형배가 청심환을 처방하고 도가와가 덕수궁으로 와 진찰했으며, 2시 30분에 안상호가, 4시 53분에는 가미오카가, 5시 30분에는 모리야스 렌키치와 하가 에이지로가 배진했다. 창덕궁에 있던 순종에게는 새벽 6시가 넘어서야 고종이 위독하다는 것이 전해졌고, 6시 35분 창덕궁을 나선 순종이 마차를 급하게 달려 덕수궁에 도착했지만 임종을 지키지는 못했다. 전형적인 뇌일혈로 인한 중풍 발작인 셈이다.

　하지만 나라 잃은 백성들 사이에서는 고종 독살설이 광범위하게 퍼져나갔다. 《경성일보》에 도가와 등의 인터뷰가 긴급하게 실린 것도 독살설의 유포를 조금이라도 막아 보려던 일제 측의 시도였다. 애초에 독살설은 일제 측이 자초한 면이 있었다. 당시 총독부는 고종이 1월 22일 오전 6시에 사망했다고 발표했다. 1월 25일 왕세자 이은(李垠, 영친왕)의 결혼식과 1월 28일 민족 자결 문제가 논의될 파리 강화 회의를 앞두고 있었기 때문에 고종의 붕어를 공표할지 말지 고민하다가 그의 죽음 발표를 만 하루 늦추면서 실제 사망 시간도 늦춰 버렸던 것이다.

　이런 의심스러운 정황들이 더해지니 고종 독살설은 국상을 준비하기 위해 서울로 모여드는 백성들 사이에서 꽤 구체적인 꼴을 갖춰 퍼져 나가게 되었다. 고종이 파리 강화 회의에 밀사를 파견하려고 준비하고 있었는데 그것을 눈치 챈 총독부 쪽에서 식혜에 독을 타 독살했다는 이야기도 돌았고, 숨겨둔 황실의 황금을 챙겨 망명을 준비하고 있었는데 그것을 눈치 챈 일제가 이완용 같은 이들을 시켜 독살했다는 설도 돌았다. 반대로 총독부 쪽에서 한일합방을 고종과 백성이 환영한다는 문서를 만들어 파리 강화 회의에 제출하려고 하면서 고종에게 서명 날인을 강요했고, 그것을 거부하던 고종이 독을 먹고 자살했다는 이야기도 돌았다.

당시 유행하던 독살설의 정황 증거를 구체적으로 기록한 것은 윤치영의 일기에 있는 기록이다. 이것은 고종의 시신을 목격한 명성황후의 사촌동생 민영달이 중추원 함의 한진창에게 한 말을 듣고 적은 것이라고 한다. 1920년 10월 13일자 일기를 보면 독살설을 뒷받침하는 몇 가지 정황을 확인할 수 있다.

1. 건강하던 고종 황제가 식혜를 마신 지 30분도 안 되어 심한 경련을 일으킨 후 죽었다.
2. 고종 황제의 팔다리가 1~2일 만에 엄청나게 부어올라서 사람들이 통넓은 한복 바지를 벗기기 위해 바지를 찢어야만 했다.
3. 민영달과 몇몇 인사는 약용 솜으로 고종 황제의 입안을 닦아내다가 황제의 이가 모두 구강 안에 빠져 있고 혀는 닳아 없어졌음을 발견했다.
4. 30센티미터나 되는 검은 줄이 목 부위에서 복부까지 길게 나 있었다.
5. 고종 황제가 승하한 직후 2명의 궁녀가 의문사했다.

일제는 독살설을 해명하기 위해《경성일보》와《매일신보》에 고종을 진찰한 일본인 의사들의 인터뷰는 물론이고, 장문의 해명 기사를 올렸다. 먼저 식혜 독살설은 이렇게 반박했다. 밤 11시경 나인 신응선이 은그릇에 담은 식혜를 받쳤는데 그중 10분의 2를 고종이 마시고 나머지는 나인 양춘기, 이완응, 최헌식, 김옥기, 김정완 등이 나눠 마셨는데 다른 나인 등은 다 무사하다는 것이다. 궁녀 의문사 문제에 대해서도 박완기라는 나인은 내전 청소와 아궁이 잡역에 종사하다가 폐결핵을 앓아 죽었는데 고종의 음식에 다가갈 자격도 없는 사람이었으며, 다른 한 명의 나인은 창덕궁 침방에서 근무하는 자로서 덕수궁에 출입한 적도 없는 사람이었다는 것이다 하는 식으로 반박했다.

고종 황제의 몸이 붓고 이가 빠진 2번과 3번 현상에 대해서는 시신 부패에 따른 자연스러운 현상이라고 부정했다. 보통 사람이 죽으면 하루 안에 염을 하는데 고종의 경우 아무런 조치를 취하지 않고 만 나흘 후인, 일본에서 결혼식을 준비하고 있던 왕세자가 도착한 1월 24일에 염을 했고, 이 때문에 부패가 진행되어 이런 현상이 나타났다고 주장했다.

의료 기록만 가지고 본다면 고종은 독살되지 않았다. 아마 그를 죽음으로 이끈 뇌일혈의 직접적인 원인은 당시 그의 머리를 짓누르고 있던 여러 스트레스였을 것이다. 고종은 왕세자가 일본 여인과 결혼하는 것에 반대했고, 여러 기록에 따르면 실제로 파리 강화 회의에 밀사를 보내 한국의 독립을 호소하고자 비밀리에 계획하고 있었다고 한다. 왕세자의 결혼과 파리 강화 회의를 앞두고 일제의 감시와 압박은 강화되고 있었고 이것들이 복합되어 낳은 스트레스는 고종의 죽음을 앞당겼을 것이다.

물론 고종의 죽음에 대해서는 아직 많은 연구가 이루어지지 않았다.

새로운 기록이 발견되어 새로운 역사가 씌어질 수도 있다. 그러나 분명한 것은 고종의 죽음으로 조선이 진정으로 망했다는 것이다. 일제의 총독부 통치가 시작된 지 벌써 10년 정도 지난 후였지만 대부분의 조선 백성들은 고종의 죽음을 보고 비로소 망국을 실감했을 것이다. 3월 3일 고종의 인산일을 앞두고 일어나 전국적인 만세 봉기로 이어진 3·1 운동이나 대한민국 임시 정부의 건국 모두 고종의 죽음에서 촉발되었다.

고종은 자신이 주인이 된 삶을 살 수 없었다. 즉위할 때부터 10년간은 아버지의 섭정 아래 살았고, 이후에는 명성황후의 입김 아래 외척에 좌지우지되는 삶을 살았다. 대외적으로도 일본과 청나라, 그리고 러시아 사이에서 줄다리기를 했지만 조종으로부터 물려받은 나라를 건사하는 데 실패했다. 퇴위도 뜻대로 하지 못하고 강제로 덕수궁에 유폐되었고 결국 이태왕이라는 명목뿐인 왕호를 유지하는 것으로 끝났다.

고종이 기록대로 뇌일혈로 죽었다면, 그것은 아마도 생활 습관조차 제 마음대로 하지 못하고, 줏대 없이 시대의 바람에 항상 휘둘리기만 하다가 두려움에 떨며 밤잠조차 잘 이루지 못한 채 살아야 했던 고종 스스로가 오랫동안 쌓아 온 마음속 독이 원인으로 작용했을 것이다.

공자는 "사람에게 죽음에 이를 세 가지 경우가 있는데 이는 다 자초하는 것입니다. 잠들 때를 놓쳐 숙면의 시기를 놓치거나, 먹고 마시는 것을 조절하지 못하거나, 과로를 하거나 지나친 편안함에 젖는 것이 그것입니다."라고 이야기했다. 건강이냐 병이냐는 자신에게 달렸다. 사실 이 건강 지혜를 따른 조선 왕은 아마 거의 없을 것이다. 만약 고종이 이 건강 비결을 지켰다면 조선의 역사는 달라졌을지도 모른다. 고종의 죽음과 함께 왕의 한의학의 시대도 막을 내렸다.

근대 한의학의 도전과 응전

한의학은 조선 후기로 오면서 여러 도전에 직면했다. 먼저 실학자들은 한의학의 진맥 이론이나 음양오행론에 의문과 비판을 가했다. 정약용은 손목만 쥐면 오장육부의 상태를 모두 알 수 있다는 맥론 논리의 현실성부터 의문시했다. 그러나 실학자들의 비판은 한의학 자체를 배제한다기보다는 지나치게 관념화된 맥론이나 음양오행론을 비판하면서 한의학에서 미신적, 주술적 요소를 탈각시키려는 것이었다. 말하자면 내적 도전이었던 셈이다.

조선 한의학을 진정으로 뒤흔든 것은 서양 의학이라는 외적 도전이었다. 서양 의학이 위력을 발휘하기 시작한 것은 1884년 겨울 갑신정변이다. 왕비의 친족이요 측근인 민영익이 칼에 찔려 사경을 헤맬 때 서양 의학이 그의 목숨을 구한 것이 시작이었다.

의사 선교사 호러스 뉴턴 앨런은 1885년 친구인 엘린우드에게 보낸 편지에서 전통적인 한의학 처방을 거부한 당시의 수술을 이렇게 표현했다. "저는 정중하게, 그러나 단호하게 상처 안에 그들의 검은 왁스(고약)

로 채워 넣는 것을 거절했습니다. 그들은 제가 동맥을 묶고 상처를 꿰매는 것을 보고 매우 놀랐습니다." 그러나 수술이 성공적으로 끝난 후 민영익은 곧 한의사의 도움을 받아 개고기를 먹어 상처가 빨리 아물도록 했다.

드라마틱하게 실력을 입증한 서양 의학은 왕실의 지원을 받으며 조선 사회에 발을 디디기 시작했다. 앨런은 1885년 고종의 지시에 따라 홍영식의 집에 병원을 개원했다. 초기에는 광혜원이라고 했다가 후에 제중원으로 바뀌었다. 1894년 9월까지 제중원은 조선 정부의 공립 의원으로 존속했다가 이후 운영권이 미국 북장로회 선교부로 이관되었다. 제중원을 운영하던 올리버 에이비슨이 1904년 미국 클리브랜드의 부호 루이 세브란스의 기부를 받아 제중원을 현대식 종합 병원으로 개편해 새로 문을 열었고, 이것이 바로 현재의 세브란스 병원이다.

조선 왕조의 공식적인 의료 시스템이었던 내의원, 전의감, 혜민서라는 삼의사 체제는 1894년 갑오개혁을 통해 종언을 고했다. 왕실 의료를 담당하는 내의원만 남겨두고 전의감과 혜민서는 없애고 그 기관에서 맡던 업무는 광혜원과 제중원 같은 근대 의료 기관을 새로 만들면서 이관하기 시작했다. 구체적으로는 위생국과 경무국을 두 축으로 해서 전염병 관리와 종두법 보급 사업을 추진했다.

내의원 역시 1894년 갑오개혁으로 관제가 개편되면서 인원이 축소되었고 성리학적 통치 원리에 따른 삼제조 제도도 없어진다. 1895년 전의사로 바뀌었다가 1897년 아관파천 이후 태의원으로 개편되었다. 태의원은 도제조 1명, 경 1명, 부경 1명, 전의 10명, 제약사 1명으로 구성되었고, 모두 한의들이 중심이었다. 근대의 격변기에서도 한의학은 왕실

의학의 중심에 있었던 셈이다.

태의원 도제조로 처음 임명된 정범조는 그날의 기쁨을 이렇게 표현한다. "의원에서 진찰을 청하고 입시한 것은 3년 만에 처음입니다. 오늘 전하를 뵙게 되니 기쁘기 그지없습니다." 그리고 태의원 경 김규홍도 태의원의 격상을 감격해 하면서 "태의원이라 부르고 도제조 제도를 다시 만들었으니 옛 제도를 회복했으니 규정도 변통해야 한다."라고 말한다.

태의원의 일상 업무는 『태의원일기』에 자세하게 기록되었는데, 헌종과 철종 시대 『약방일기』의 형식을 답습했다. 그러나 1908년 이후에는 『태의원일기』에서도 전통적인 진료 방식인 문안이 사라지고, 전의들의 치료 외에 촉탁의로 왕실에 고용된 서양인이나 일본인 의사들의 진료 및 치료, 그리고 투약 과정이 현대적으로 기록되기 시작한 것을 볼 수 있다.

태의원에서 건강 관리를 담당한 대상은 고종과 명헌태후 홍 씨, 태자, 태자비 민 씨 등 4명이었다. 기록도 주로 고종과 태자에 대한 것이 남아 있다. 정기적인 진료는 영조와 정조 시대 이후 지켜 온 5일에 한 번 진료하는 전통을 유지했다. 또 왕실 가족의 질병을 예방하기 위해서도 애썼다. 내의원에서 전통적으로 사용해 온 인삼속미음 등 역시 태의원에서 단골 처방으로 활용되었다.

치료 방법의 결정권도 이전처럼 왕에게 있었다. 1898년 8월 7일 고종이 현훈 증상을 호소하면서 오래 앉아 있기 힘들어 하자 삼출건비탕(蔘朮健脾湯)을 처방했다. 고종은 "삼(蔘)이 합당한 약제가 아니다."라고 거부한다. 그러자 심순택이 홍삼으로 올리겠다고 제안하자 밖에서 지어 올리라는 말로 허락한다. 국정을 처리하는 것처럼 논의는 의관이나 제조

들이 하지만 결정권은 왕이 가지는 것이다.

고종은 마지막 죽음의 순간까지 한의학적 치료법을 고집했다. 《매일신보》 1919년 1월 22일자 기록에 따르면 "환후가 계시던 20일 아침에도 …… 오후 3시에는 가미온담탕을 진어하옵신 후에 9시쯤 되어 가미양위탕을 약방에서 바쳤다." 새벽 1시 이후 중풍 증상이 심해졌을 때에도 태의원의 전의들은 청심환을 올렸다고 한다.

이처럼 근대 조선과 대한제국 의학의 중심은 여전히 한의학이었다. 1874년 이후 서양 의학을 배워 의사 면허를 따지 않으면 의사 행세를 할 수 없게 만듦으로써 한의학을 공식적 의료 체계에서 배제해 온 일본과는 다른 역사적 맥락과 사회적 제도를 갖추고 있었기 때문이다. 그렇다고 하더라도 한의학의 전근대성에 대한 사회의 비판과 도전은 거세져만 갔다.

1896년 12월 1일자 《독립신문》의 논설은 한의학에 대한 따가운 비판을 가하고 있다. "외국에서는 사람이 의원이 되려면 적어도 일곱 해를 날마다 학교와 병원에서 각종 병을 눈으로 보고 다스리는 법을 배운 후에 시험을 치고 의원을 한다. …… 조선 의원은 첫째 사람이 어떻게 생긴 것도 모르며 …… 어찌 각종 혈관과 신경 오장육부가 놓인지도 모른다"고 지적하면서 그 교육 내용에서 면허 시험 제도까지 모든 측면에서 한의학에 대해 날카로운 비판을 가했다. 그러나 대한제국 지식인들 대다수는 동양 의학과 서양 의학을 배타적인 관계로 보지 않고 상호 보완적인 관계로 봤다. 아니 구분 자체를 유별나게 하지 않았다.

광무 4년인 1900년 1월에 발표된 의사 규칙 제1조에는 의사를 다음과 같이 규정했다. "의사는 의학을 관숙(寬熟)하고 천지운기(天地運氣)와

맥후진찰(脈侯診察)과 내외경과(內外經過) 대소방(大小方)과 약품온량(藥品溫凉)과 침구보사(針灸補瀉)를 통달하야 대증투제(對症投劑)하는 자를 말한다." 한의사와 의사는 다르지 않았던 것이다.

근대적 의학 시스템이 도입되는 초창기에는 한의사들도 적극 참여했다. 예를 들어 대한제국 정부의 관립 병원인 광제원의 원장도 한의사였다. 예를 들어 1903년에 광제원장으로 취임한 강홍대는 태의원 전의 출신이었다. 그리고 위생국과 경무국에서 종두법 보급 사업을 주도한 사람들 역시 한의사 출신이 대부분이었다.

그러나 대한제국의 멸망이 확실해지고 자주적인 근대화의 길이 멀어지면서 한의학의 입지는 축소되기 시작했고 지식 사회 곳곳에서 한의학과 서양 의학을 분리하는 장벽이 설치되기 시작했다. 1904년 4월 18일자 《황성신문》에 전의 장용준과 전의보 김병관이 한의학 교육 기관을 설립해 줄 것을 요망하는 청원문을 게재한다. 장용준은 광제원 원장도 겸임했던 인물이다. 결국 1906년 고종의 적극적인 후원 아래 동제 의학교가 설립되었다. "동포(同胞) 남녀를 공히 구제(共濟)한다."라는 뜻의 이름을 가진 동제 의학교는 한의학과 서양 의학을 동시에 교육할 수 있는 시스템으로 운영되었다. 그러나 헤이그 밀사 사건 이후 고종이 강제 퇴위당하자 지원이 끊기면서 3년 만에 폐교되고 말았다. 근대적 한의학 교육의 기회가 막힌 셈이다.

《대한매일신보》1906년 3월 22일자 기사에는 "의사억완(醫師抑菀)"이라는 제목으로 한의사들이 광제원에서 축출된 기사가 실려 있다. 사사키라는 이름의 일본 의사가 광제원 소속 한의사들에게 관직과는 아무 관련이 없는 시험이라고 해서 시험 보게 해 놓고는 현대 의학 시험 점수로 성적을 매겨 한의사를 쫓아냈다는 것이다. 한마디로 수학 시험 본다고 해 놓고 영어 문제를 낸 것이다. 이런 어처구니없는 사건으로 공식적인 의료 시스템에서 한의사들을 무더기로 축출해 버리는 일이 비일비재로 일어나기 시작했다. 당연히 한의학을 한방(漢方)이라고 폄하하며 서양 의학 학습에 몰두해 온 일본인 의료 관료들이 대한제국의 공공 의료 시스템을 장악하면서 벌어진 일이다.

근대 이전까지는 역사상 단 한 번도 국가 주도의 의학 자격 제도를 갖춰 본 적이 없는 일본이 메이지 유신 이후 국가 주도의 의학 자격 제도를 처음 도입하면서 서양 의학을 기준으로 삼고 한의학을 배제한 것은 그래도 이해할 수는 있다. (현재까지도 일본에는 순수한 한방의는 단 한 명도 없다. 현재 한방 복권 운동이 이루어지고 있다.) 그러나 고려 때부터 국가 차원의 의료 시스템을 구축해 놓고, 국가적으로 의사들을 양성해 오던 대한제국에 한의학을 배제하는 의료 시스템을 이식하는 것은 말 그대로 폭거일 뿐이었다.

당시 대한제국 정부가 가진 의료 시스템에 대한 비전은 한의학의 존립을 전제하고 서양 의학의 효율성을 흡수하면서 차츰 한의학적 지식을 기본으로 갖춘 서양 의학 전공자로 늘려 가고자 한 것으로 볼 수 있다. 동서 의학의 공존을 꿈꿨던 셈이다. 대한제국 정부는 이 비전을 실현하기 위해 동서 의학이 공존할 수 있는 다양한 법적, 제도적 장치를 마련하고자 했다. 그러나 한일합방으로 일제의 전면 통치가 시작되면서 한의학 역시 일본에서처럼 부정하고 지양하고 극복해야 하는 전근대성의 상징 중 하나가 되어 갔다.

결국 한의학은 공적 의료로서의 지위를 박탈당해 버렸다. 한의학의 지위가 한일합방을 통해 격하된 것을 보여 주는 대표적인 사건 두 가지 중 하나가 바로 1908년 10월 24일에 열린 대한의원 개원식에 한의사가 단 한 명도 참석하지 못한 것이다. 또 하나의 사건은 1913년에 총독부에서 '의생 규칙'을 제정해 한의사들을 의사보다 격이 낮은 의생(醫生)으로 취급하기 시작한 것이다. 이후 일제 강점기 내내 한의학은 복권되지 못한 채 일제 총독부 의료 시스템의 하위 파트너에 머물며 해방을 기다려야 했다.

제도권에서 밀려난 한의사들은 대부분 경향 각지에 한의원을 세우고 민간 진료 활동을 하게 된다. 그리고 그들 가운데 많은 이들이 독립 운동에 헌신했다. 노병희는 최익현 문하에서 수학한 한의사로서 독립 의병의 군자금 모금 운동을 전개했다. 조종대는 기미 독립 운동 때 강원도 대표로 선출되었다가 일제 경찰에 체포되어 복역 중 사망했다. 강우규는 함경남도에서 한의원을 하다가 총독 사이토 마코토를 향해 폭탄을 던졌으나 실패했고 이후 처형되었다. 이 외에도 심병조, 방주혁, 박성수(조선무약 설립자) 등이 독립 운동에 헌신했다.

또 다른 한의사들은 재야에서 동서 의학의 공존을 모색하며 한의학의 새로운 길을 찾아나갔다. 그들이 만든 조직이 1921년에 설립된 동서 의학 연구회다. 우리나라의 현대 한의학은 이 단체가 이끌어 왔다고 해도 과언은 아니다. "동양 의학의 이치지학(理治之學), 즉 의리(醫理)를 기본으로 하고 서양의 기치지학(氣治之學), 즉 새로운 의술 처방을 가미해 연구한다면 완전히 새로운 신과학적 의술이 발명될 것"이라는 비전을 가지고 현대 의학의 호르몬과 자율 신경 이론 등을 한의학적 관점에서 해석하고 수용하는 연구를 중심적으로 수행했다. 그러나 일제에 의해 감찰 대상 단체로 분류되어 정기 사찰을 받았다.

흥미로운 사실 중 하나는 동서 의학 연구의 리더들 중 한 사람이 바로 지석영이었다는 것이다. 지석영은 1874년 수신사로 일본을 다녀온 박영선으로부터『종두귀감』을 전수받고 1879년 부산에서 제생의원을 운영하던 일본인 의사로부터 우두법을 배운 뒤 전국 각지에 우두법을 보급하는 데 힘썼다. 동서 의학의 헤게모니가 교차하는 시대 조선의 마지막 유의 중 한 사람이었다. 1899년 경성 의학교가 세워졌을 때에는 교장으로 재직했고 경성 의학교가 통감부에 의해 폐지되고 대한의원 의육부로 개편되었을 때에도 학감으로 재직했으나 1910년 합방 이후 사직해 집에서 환자들을 진료하며 지냈다고 한다.

지석영을 서양 의사로 오해하는 사람들이 많으나 그는 동서 의학을 통합하고자 했던 대한제국 의료 정책의 중심에 있던 선각자였고 한의사였다. 실제로 그는 의사 자격증이 아니라 의생 자격증을 갖고 있었다. 1924년에는 동서 의학 연구회의 회장을 지내기도 했다. 지석영 말고도 장기무 등의 한의사들이 한의학의 부흥 논쟁을 언론 매체 등에서 이끌며 한의학의 맥을 이어 갔다.

동서 의학의 병행 발전과 융합을 꿈꿨던 한말 풍운기 우리 한의학의 도전은 아직 끝나지 않았다. 우리 한의학의 새로운 도전에 방대한 기록을 바탕으로 한 왕의 한의학은 막강한 자양분이 되어 줄 것이다.

낮은 한의사와 조선 왕들의 내밀한 대화

의학·건강 담당 기자는 종종 고민에 빠진다. "이명 치료 잘하는 병의원이 어디예요?" "알레르기성 비염 속 시원하게 치료하는 곳 어디 없어요?" 기자에게 이런 질문을 하는 사람들은 이미 웬만한 병의원을 거쳐 온 '찌든' 환자들이다. 이명과 알레르기성 비염은 치명적 질환은 아니지만 삶의 질을 바닥으로 떨어뜨리는 악성 질환이자 치료하기가 힘든 난치성 질환이다. 병의원을 잘못 추천했다가는 이런저런 공박을 각오해야 한다.

이런 곤혹스러운 상황에 처할 때마다 기자는 "치료가 될지 안 될지는 모르지만 믿고 치료를 맡길 수 있는 곳은 있다."라고 말한다. 즉 이 세상에 치료율 100퍼센트를 자랑하는 병의원은 양·한방을 합쳐도 없고, 그런 약도 없으며 다만, 의사가 가진 치료 지식과 논리, 술기, 환자를 대하는 태도가 믿을 만한 곳은 있다는 의미다. 특히 자신이 치료하는 환자와 질병에 겸손한 의사라면 금상첨화다.

이명과 알레르기 비염 치료에 대해 기자가 '믿을 만하다.'고 추천할 수 있는 의사는 서울 서초구에 자리 잡은 갑산 한의원 원장 이상곤 박사다.

대구한의대 이비인후과 교수를 지낸 그는 각 매체의 칼럼니스트로 활약하고 있으며 텔레비전 강연도 몇 번씩 했지만 유난스럽게 자신을 광고하지 않는다. 스테디셀러 반열에 오른 그의 책 제목도 '낮은 한의학'이다.

솔직히 선후배 기자를 비롯해 많은 지인에게 추천했지만 욕을 먹은 적은 단 한 번도 없었다. 10명이 다녀오면 7, 8명은 고맙다는 인사를 전한다. 이명과 알레르기성 질환 같은 난치성 질환에 이만한 성적표라면 대박이다. 실제 이 박사는 "완치할 수 있다."라는 말을 절대 쓰지 않는다. "최선을 다하겠다."라는 말만 한다.

이런 겸손함과 함께 기자가 그에게 신뢰를 보내는 이유는 이 질환들에 대한 이 박사의 해박한 지식과 열성 때문이다. 그는 동서양을 아우르는 치료법뿐 아니라 해당 질환과 치료법이 나오게 된 역사적 맥락과 배경 철학까지 꿰뚫고 있다. 사라진 치료법까지 복원해 내는 그의 철두철미함은 혀를 내두를 정도. 거기에 한방을 과학적으로 증명하려 애쓰고, 한의학과 서양 의학의 접점을 모색하려는 그의 '오픈 마인드'도 믿음을 더한다.

2012년 내가 월간 《신동아》에 이상곤 박사에 대해 쓴 소개 기사 중 일부다. 의학 담당 기자가 어떤 질환에 대한 명의(名醫)를 민원인에게 소개한다는 일은 참으로 힘들다. 인간의 육신 자체가 소우주라 할 만큼 복잡다단하고 관련 질환 또한 엄청나게 많은데다 치료 과정에서 너무나 많은 우연이 개입할 소지가 있기 때문이다. 의사를 잘못 소개했다가 질환이 치료가 되지 않으면 소개해 준 사람만 욕을 먹기 마련이다. 그럼에도 수십만 명이 읽는 기사에 이렇게 대놓고, 그것도 민망스러울 정도로 이 박사를 칭찬한 것은 과학적 분석을 통한 증명이 아니라 그의 인격과 학식에 대한 나의 일방적인 믿음 때문이었다.

이 기사가 나갈 즈음은 인터넷 매체《프레시안》의 '낮은 한의학' 연재가 막을 내리고 책이 나왔을 즈음이었다. 그때 기자는 솔직히 배가 아팠다. '낮은 한의학'이 많은 네티즌들 사이에서 '어려운 한의학을 쉽게 말하는 쉬운 한의학'이라는 칭찬이 자자한 것에 대한 기자의 본능적 질투였다. 조금 과장을 하자면 내가 '발굴(?)'한 보기 드문 한의사 필자를《프레시안》에 빼앗긴 느낌이 들었다. 그러던 2012년 겨울 어느 날, 저녁을 먹다 툭하고 말을 던졌다. 원래 직설 화법밖에 구사하지 못하는 체질이라 말이 막 나갔다.

"이 박사님 너무《프레시안》만 사랑하지 마시고 저희《신동아》에도 원고 좀 써 주세요."

"뭘 쓰지? 어휴 지금 쓰는 원고도 힘들어서 겨우 마감하는데."

"《프레시안》에서 '낮은 한의학'을 썼으니 이번에는 '높은 한의학'을 써 보면 어떨까요?"

"'높은 한의학'이란 게 어디에 있나? 한의학이 원래 민중의 것인데……."

"그럼 '왕의 한의학' 어때요. 평소에 조선의 역사를 꿰고 계시고 왕의 질병들에 대해서도 훤하시니. 한번 써 보시죠."

"말하고 글이 같나. 그러자면『조선왕조실록』도 봐야 하고『승정원일기』도 찾아야 하고. 아무래도 힘에 부칠 것 같은데."

"제가 그래도 대학 다닐 때 공부는 안 했지만 사학과 출신 아닙니까. 도와드릴게요. 한번 해 봅시다."

2013년 1월호부터 월간 잡지《신동아》에 연재되기 시작한 '왕의 한의학'은 이렇게 시작됐다. 단언컨대, 이 박사가 《신동아》연재를 계속하는 동안 도와드린 것? 정말로 없었다! 글로 밥 먹고 사는 직업이라 문장을 조금 다듬어 준 것 외엔, 아무리 찾아내려고 애써도 없다. 원래 좋은 필자를 모시려면 잡지 기자는 '도와주겠다.'라고 호언장담을 한 후 연재가 시작되면 발을 빼는 게 숙명적 직업 의식이라고 할까. 동종 업계 종사자들은 모두 이해해 줄 터이다.

첫 연재 원고가 들어 왔는데 깜짝 놀랐다. 한의학 박사가 아니라 조선 시대를 전공한 역사학자가 쓴 듯한 원고가 들어 왔기 때문이다. 사실 나는 연재를 시작하면서 조선 시대 역대 왕들이 앓았던 질환을 통해 현대인들의 건강법을 알아보자는 가벼운 터치의 원고를 기대했는데 뚜껑을 열어 보니 조선 시대의 주요 사건과 사건에 얽힌 인물들에 대한 이야기가 나오고, 사건과 관련 인물의 철학적 배경까지 등장한다.

'아, 이거 너무 무거운데……. 안 그래도 어려운 잡지에…….'

하지만 연재가 계속 되면서 왕이 살아간 시대적 배경과 당대를 뒤흔들었던 사건에 얽힌 인물들의 개인사, 철학적 배경, 정치적 성향에 대한 설명이 필요한 이유를 알아채기 시작했다. 또한 이 박사가 환자를 치료할 때 왜 그렇게 환자의 개인사와 가족사, 개인적 성향을 꼬치꼬치 캐묻는 이유도 알게 됐다.

환자의 역사, 즉 살아온 이력의 흐름에서 그 질병이 가진 총체적 함의를 통찰하지 않고서는 한의학적 치료와 치유가 있을 수 없음을 알게 된 것이다. 이 박사는 환자, 즉 조선 시대 왕들이 느낀 신체적 고통뿐 아니라 그가 살아간 시대적 상황을 이해함으로써 질병의 발병 원인을 근본적으로 파헤쳤다. 이 박사는 틈만 나면 "환자와의 만남을 통해 질병이

던지는 메시지를 깊이 이해하고 공감한다. 환자와 환자를 둘러싼 현재의 상황뿐 아니라 그 사람이 어떤 인생을 살아왔는지, 그 역사에서 질환의 근본을 파헤친다."라고 말한다.

《신동아》연재 첫 원고에서 이 박사는 이렇게 썼다.

"조선 왕의 질병에는 그가 어떤 인생을 살았는지 그 이력이 담겨 있다. 왕의 인생은 왕조 시대 역사의 큰 흐름을 형성해 왔다. 따라서 왕의 질환은 역사적 상황의 산물이라고 볼 수 있다. 거꾸로 그가 어떻게 살았는지, 어떤 일 때문에 괴로워했는지를 살펴보면 그가 앓은 질병이 왜 생겼는지도 보인다."

이 책은 곧 이 박사가 환자로 만난 조선 시대의 왕들의 이야기이며, 그는 그들과의 대화 속에서 왕뿐 아니라 당대를 괴롭힌 질병들의 실체를 낱낱이 파악한다. 한의학 서적이면서 역사서이기도 하다. 내가 알기로는 이 책은 국내에서 조선 왕들이 앓은 질병의 실체와 치료법, 그의 죽은 이유를 심도 깊게 파헤친 유일무이한 서적이며, 앞으로 조선 시대 질병사를 연구하는 이들에게도 지향점을 제시할 수 있을 것으로 보인다. 『조선왕조실록』과 『승정원일기』에 담긴 왕의 질병 외에 해당 질병을 치료한 치료법이 어떤 한의서에 기초한 것인지도 풍부하게 담겨 있다.

역사학자 E. H 카는 그의 저서 『역사란 무엇인가』에서 역사를 "과거와 현재의 부단한 대화"라고 정의했다. 이 책은 당대 최고의 한의사인 이 박사가 조선 시대 왕들과 그들이 앓은 질병에 대해 나눈 '과거와 현재의 내밀한 대화'다. 그래서 이 책을 읽는 독자는 조선의 왕들이 앓은 은밀한 질환을 들여다보는 재미와 함께 당대의 역사적 현상이 한 인간을 어떻게 병들어가게 하는가를 파악할 수 있다. 그 속에서 독자 자신을 둘러싼 환경이 자신을 어떻게 병들게 할 수 있는지를 파악하고 또한 자신의 건강을 도모하기 위해선 어떻게 행동해야 하는지에 대한 답 또한 얻을 수 있을 것이다.

최영철
동아일보 《주간동아》
의학 담당 기자

조선 역대 왕들의 주요 질병과 사망 원인

구분	묘호	이름	생몰	재위	나이	주요 질병	사망 원인
1	태조	이성계 / 이단	1335-1408	1392-1398	74		중풍
2	정종	이방과 / 이경	1357-1419	1398-1400	63		노환
3	태종	이방원	1367-1422	1400-1418	56	견비통, 경추 디스크	미상
4	세종	이도	1397-1450	1418-1450	54	소갈병, 임질, 안질, 강직성 척주염, 중풍	중풍
5	문종	이향	1414-1452	1450-1452	39	종기	등창
6	단종	이홍위	1441-1457	1452-1455	17		자살(실록)
7	세조	이유	1417-1468	1455-1468	52	풍습(관절병과 신경통), 신경성 질환	미상
추존	덕종	이장	1438-1457	의경세자	20		급사
8	예종	이황	1450-1469	1468-1469	20		급사
9	성종	이혈	1457-1495	1469-1495	38	서증, 기허증, 폐병, 소갈병	소갈증과 배꼽 밑 적취
10	연산군	이융	1476-1506	1494-1506	31	종기, 화병, 역질	역질
11	중종	이역	1488-1544	1506-1544	57	산증, 기침, 치통, 종기, 어깨 통증	심열로 인한 혼수
12	인종	이호	1515-1545	1544-1545	31	심열증, 거식증	이질 합병증
13	명종	이환	1534-1567	1545-1567	34	양기 부족, 심열증, 상열하한, 간열, 비허, 종기	심장 질환
14	선조	이연	1552-1608	1567-1608	57	이명, 편두통, 소화불량, 중풍	급체, 중풍
15	광해군	이혼	1575-1641	1608-1623	67	화증, 심질, 울열증, 노권	노환
추존	원종	이부	1580-1619	정원군	39		미상
16	인조	이종	1595-1649	1623-1649	55	사수, 호매, 외상 후 스트레스장애, 관절 질환, 상한	학질

17	효종	이호	1619-1659	1649-1659	41	감기, 상한, 소갈병, 종기, 오한, 투통, 허증, 소화 불량, 설사, 불면증	소갈 후유증인 종기와 의료 사고로 인한 출혈 과다
18	현종	이연	1641-1674	1659-1674	34	화병, 눈병, 피부병, 나력, 종기, 복통, 설사, 과민성 대장 증후군, 불면증	고열과 설사
19	숙종	이순	1661-1720	1674-1720	60	간염 등의 간질환, 황달, 산증, 눈병, 간경화, 두창	간경화
20	경종	이윤	1688-1724	1720-1724	37	간질, 비만, 심화, 오한과 발열, 복통과 설사, 성기능 장애	간질 치료 후유증으로 인한 복통과 설사
21	영조	이금	1694-1776	1724-1776	83	복통, 소화 불량, 이명, 산증, 홍진, 배뇨장애, 현기증, 화병, 회궐	노환
추존	진종	이행	1719-1728	효장세자	10		병사
추존	장조	이선	1735-1762	사도세자 (장헌세자)	28	화병, 광증, 우울증	아사
22	정조	이산	1752-1800	1776-1800	49	허화증, 소화 부진,	종기
23	순조	이공	1790-1834	1800-1834	45	수두, 홍역, 마마, 신경성 질환, 식욕 부진, 조동, 황홀, 화증, 가위눌림, 다리 종기	종기
추존	문조	이영	1809-1830	효명세자	22		병사
24	헌종	이환	1827-1849	1834-1849	23	두창, 소화 불량, 체증, 설사, 배뇨 장애,	설사 및 부종
25	철종	이변	1831-1864	1849-1864	33	탈영증, 실정증, 기울증, 소화 불량, 체증, 담체, 음허증	기침 및 소화불량
26	고종	이희 / 이재황	1852-1919	1864-1907	68	생활 습관 불량, 불면증, 감기, 소화기 질환, 담증, 담체, 현훈, 체설	뇌일혈로 인한 중풍 발작
27	순종	이척	1874-1926	1907-1910	54		심장병

참고 문헌

논문

강도현, 「『승정원일기』의 의안을 통해 살펴본 효종의 질병과 사인」, 경희대학교 한의학 석사 학위 논문. 2010년.

강진춘, 「조선 선조대왕의 임종시 병상기록에 대한 고찰」, 대구한의대학교 한의학 석사 학위 논문, 1985년.

고대원, 김동율, 김태우, 차웅석, 「숙종의 두창에 관한 『승정원일기』의 의안 연구」, 《한국의사학회지》25(1), 2012년.

김동율, 김남일, 차웅석, 「『승정원일기』의안을 통해 살펴본 경종의 기질에 대한 이해」, 《한국의사학회지》26(1), 2013년.

김동율, 김태우, 차웅석, 「경종의 병력에 대한 연구: 『승정원일기』 약방기록을 중심으로」, 《한국의사학회지》25(1), 2012년.

김선형, 김달래, 「정조의 사망원인에 대한 연구: 『조선왕조실록』과 『승정원일기』를 중심으로」, 《대한한의학회지》30(4), 2009년.

김선형, 김달래, 「영조의 질병력과 사망원인: 『승정원일기』를 중심으로」, 《대한의사학회지》19(2), 2010년.

김인숙, 「인조의 질병과 번침술」, 《대한의사학회지》13(2), 2004년.

김정선, 황상익, 「1898년도 조선왕실의 의료연구: 태의원일기를 중심으로」, 《대한의사학회지》13(2), 2004년.

김정선, 황상익, 「조선후기 내의원에서 나타나는 새로운 의학경향」, 《대한의사학회지》16(2), 2007년.

김혁규, 김남일, 강도현, 차웅석, 「조선 인조의 질병기록에 대한 고찰: 승정원일기 기록을 중심으로」, 《한국의사학회지》25(1), 2012년.

김훈, 「조선시대 인조의 질병에 관한 고찰」, 《한국의사학회지》18(2), 2005년.

김훈, 「조선시대 효종의 질병 및 사인에 관한 고찰」《한국의사학회지》17(2), 2004년.

김훈, 「조선중기 침의의 활동과 이형익의 번침술」, 《한국의사학회지》18(2), 2005년.

김훈, 이해웅, 「조선시대 순조의 질병에 관한 연구」, 《대한한의학원전학회지》22(2), 2009년.

김훈, 이해웅, 「조선시대 헌종의 질병에 관한 고찰」, 《대한한의학원전학회지》23(1), 2010년

김훈, 이해웅, 「조선시대 현종 숙종 경종 영조의 질병에 관한 고찰」, 《대한한의학원전학회지》 19(3), 2006년.

맹웅재, 김훈, 「조선 전기 군왕의 질병에 관한 연구」, 《대한한의학원전학회지》 10(2), 1997년.

방성해, 차웅석, 김남일, 「『조선왕조실록』에 나타난 주요 외용제에 대한 고찰」, 《대한한의학회지》 30(4), 2009년.

변석미 외 4인, 「조선역대왕의 피부병에 대한 고찰」, 《한방안이비인후피부과학회지》 23(3), 2010년.

윤한용, 윤창렬, 「조선왕조실록에 나타난 조선중기제왕들의 질병과 사인연구」, 《한국의사학회지》 14(1), 2001년.

이상원, 「조선 현종의 치병기록에 대한 의사학적 연구」, 경희대학교 한의학 박사 학위 논문, 2010년.

이상원, 김동율, 차웅석, 「조선 현종대왕의 침구치료기록에 대한 연구」, 《경락경혈학회지》 28(2), 2011년.

이상원, 차웅석, 「조선 현종의 질병과 예송논쟁의 관계에 대한 연구」, 《한국의사학회지》 24(1), 2011년.

이해웅, 「조선시대 명종, 선조, 광해군의 질병에 대한 연구」, 동의대학교 한의학 석사 학위 논문, 2002년.

이해웅, 김훈, 「조선시대 고종의 질병에 관한 고찰: 조선왕조실록을 중심으로」, 《한국의사학회지》 24(2), 2011년.

이해웅, 김훈, 「조선시대 선조의 질병에 관한 고찰」, 《대한한의학원전학회지》 15(2), 2002년.

이해웅, 김훈, 「조선시대 철종의 질병에 관한 고찰: 일성록을 중심으로」, 《한국의사학회지》 25(2), 2012년.

정재영, 이준환, 정석희, 「『승정원일기』 기록을 바탕으로 한 조선중기 요통치료의 『동의보감』과의 연관성: 인조, 효종, 현종, 숙종 시대를 중심으로」, 《대한의사학회지》 20(1), 2011년.

홍세영, 차웅석, 김남일, 「『承政院日記』의 진료기록 연구」, 《한국의사학회지》 21(2), 2008년.

단행본

가노우 요시미츠, 한국철학사상연구회 기철학분과 옮김, 『중국의학과 철학』, 여강출판사, 1991년.

규장각 한국학연구원, 『조선 국왕의 일생』, 글항아리, 2009년.

김신근 엮음, 『한국의약사』, 서울대학교출판부, 2001년.

김호, 『허준의 동의보감 연구』, 일지사, 2000년.

박은, 문재곤 옮김, 『한의학과 유교 문화의 만남』, 예문서원, 1999년.

방성혜, 『조선 종기와 사투를 벌이다』, 시대의 창, 2012년.

신동원, 『조선 사람의 생로병사』, 한겨레신문사, 2000년.

신명호, 『조선왕비실록』, 역사의아침(위즈덤하우스), 2007년.

야카즈 도메이(矢數道明), 동남출판사편집부 옮김, 『한방치료백화(漢方治療百話)』(전6권), 동남출판사, 1984년.

에릭 카, 권오석 옮김, 『역사란 무엇인가』, 홍신문화사, 2006년.

유재건, 이상진 옮김, 『이향견문록』(상, 하), 자유문고, 1996년.

이수광, 정해렴 옮김, 『지봉유설 정선(精選)』, 현대실학사, 2000년.

이시진(李時珍), 김종하 옮김, 『(신주해) 본초강목((新註解) 本草綱目)』(전15권), 여일, 2007년.

이재동, 김남일, 『중국 침뜸의학의 역사』, 집문당, 1997년.

이한우, 『성종』, 해냄출판사, 2006년.

이한우, 『세종』, 해냄출판사, 2006년.

이한우, 『왕의 하루』, 김영사, 2012년.

이한우, 『태종』, 해냄출판사, 2006년.

자오양, 홍성화, 이설영 옮김, 『5천년 내력의 중국황실건강법』, 살림출판사, 2009년.

최창록, 『황정경 연구』, 태학사, 1998년.

추주(鄒澍), 임진석 옮김, 『본경소증』(상·하), 대성의학사, 2001년.

한국사상사연구회, 『조선 유학의 개념들』, 예문서원, 2007년.

한명기, 『광해군』, 역사비평사, 2000년.

함규진, 『왕의 밥상』, 21세기북스, 2010년.

허준, 동의보감국역위원회 옮김, 『(대역) 동의보감』(전3권), 법인문화사, 1999년.

황제(黃帝), 김달호, 이종형 옮김, 『(주해보주) 황제내경 소문((注解補注) 黃帝內經 素問)』(전·상·하), 의성당, 2001년.

찾아보기

왕의 한의학

낮은 한의사 이상곤과 조선 왕들의 내밀한 대화

1판 1쇄 펴냄 2014년 12월 10일
1판 3쇄 펴냄 2021년 9월 30일

지은이 이상곤
펴낸이 박상준
펴낸곳 (주)사이언스북스

출판등록 1997. 3. 24.(제16-1444호)
(06027) 서울시 강남구 도산대로1길 62
대표전화 515-2000, 팩시밀리 515-2007
편집부 517-4263, 팩시밀리 514-2329
홈페이지 www.sciencebooks.co.kr

ISBN 978-89-8371-704-7 03510